食品安全法規

資訊工業策進會科技法律研究所　編輯

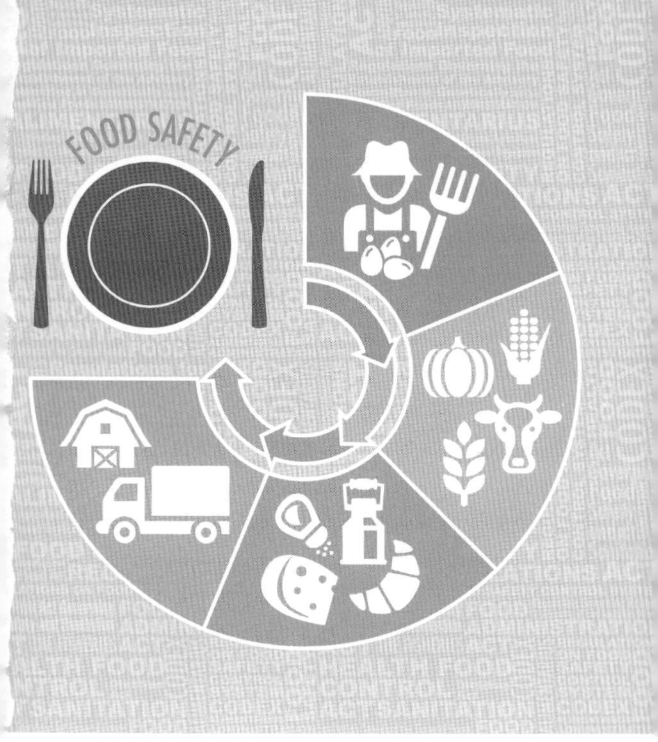

食品安全法規　凡　例

一、全書分爲「食品製造與衛生安全管理」、「食品衛生標準」、「食品標示及廣告」、「食品輸入與查驗登記」、「健康食品」、「基因改造食品」、「農產品（含有機農產品）」、「餐飲衛生」、「營養師」及「附錄」等十章，於各頁標示所屬類別，以利檢索，名爲食品安全法規。

二、本書依循下列方式編印

㈠法規條文內容，悉以總統府公報為準。

㈡法規名稱後詳列制定公布及歷次修正公布日期與條號。

㈢部分法規採節錄方式，擇取與食品安全相關條文編入。

三、本書輕巧耐用，攜帶便利；輯入法規，內容詳實；條文要旨，言簡意賅；字體版面，舒適易讀；項次分明，查閱迅速；法令異動，逐版更新。

食品安全法規　目錄

壹、食品製造與衛生安全管理

貳、食品衛生標準

參、食品標示及廣告

肆、食品輸入與查驗登記

伍、健康食品

陸、基因改造食品

柒、農產品（含有機農產品）

捌、餐飲衛生

玖、營養師

拾、附　錄

壹、食品製造與衛生安全管理

食品安全衛生管理法

①民國64年1月28日總統令制定公布全文32條。

②民國72年11月11日總統令修正公布全文38條。

③民國86年5月7日總統令修正公布第17、38條條文。

④民國89年2月9日總統令修正公布全文40條；並自公布日起施行。

⑤民國91年1月30日總統令修正公布第14、27、29～33、35、36條條文；並增訂第29-1條條文。

⑥民國97年6月11日總統令修正公布第2、11、12、17、19、20、24、29、31～33、36條條文；並增訂第14-1、17-1條條文。

⑦民國99年1月27日總統令修正公布第11條條文。

⑧民國100年6月22日總統令修正公布第31、34條條文。

⑨民國101年8月8日總統令修正公布第11、17-1、31條條文。

⑩民國102年6月19日總統令修正公布全文60條；除第30條申報制度與第33條保證金收取規定及第22條第1項第5款、第26條、第27條，自公布後一年施行外，自公布日施行。

民國102年7月19日行政院公告第6條第1項所列屬「食品藥物管理局」、「疾病管制局」權責事項，自102年7月23日起分別改由「衛生福利部食品藥物管理署」、「衛生福利部疾病管制署」管轄。

⑪民國103年2月5日總統令修正公布名稱及第3、4、6～8、16、21、22、24、25、30、32、37、38、43～45、47、48、49、50、52、56、60條條文；增訂第48-1、49-1、55-1、56-1條條文；除第30條申報制度與第22條第1項第4、5款自103年6月19日施行及第21條第3項自公布後一年施行外，自公布日施行（原名稱：食品衛生管理法）。

⑫民國103年12月10日總統令增訂公布第2-1、42-1、49-2條條文；並修正第5、7、9、10、22、24、32、35、43、44、47、48、49、49-1、56、56-1、60條條文；除第22條第1項第5款應標示可追溯之來源或生產系統規定，自公布後六個月施行；第7條第3項食品業者應設置實驗室規定、第22條第4項、第24條第1項食品添加物之原料應標示事項規定、第24條第3項及第35條第4項規定，自公布後一年施行外，自公布日施行。

⑬民國104年2月4日總統令修正公布第8、25、48條條文。

⑭民國104年12月16日總統令修正公布第41、48條條文；並增訂第15-1條條文。

⑮民國106年11月15日總統令修正公布第9、21、47、48、49-1、56-1條條文。

⑯民國107年1月24日總統令修正公布第28條條文。

第一章　總　則

第一條

爲管理食品衛生安全及品質，維護國民健康，特制定本法。

第二條

本法所稱主管機關：在中央爲衛生福利主管機關；在直轄市爲直轄市政府；在縣（市）爲縣（市）政府。

第二條之一

爲加強全國食品安全事務之協調、監督、推動及查緝，行政院應設食品安全會報，由行政院院長擔任召集人，召集相關部會首長、專家學者及民間團體代表共同組成，職司跨部會協調食品安全風險評估及管理措施，建立食品安全衛生之預警及稽核制度，至少每三個月開會一次，必要時得召開臨時會議。召集人應指定一名政務委員或部會首長擔任食品安全會報執行長，並由中央主管機關負責幕僚事務。

各直轄市、縣（市）政府應設食品安全會報，由各該直轄市、縣（市）政府首長擔任召集人，職司跨局處協調食品安全衛生管理措施，至少每三個月舉行會議一次。

第一項食品安全會報決議之事項，各相關部會應落實執行，行政院應每季追蹤管考對外公告，並納入每年向立法院提出之施政方針及施政報告。

第一項之食品安全會報之組成、任務、議事程序及其他應遵行事項，由行政院定之。

第三條

本法用詞，定義如下：

一　食品：指供人飲食或咀嚼之產品及其原料。

二　特殊營養食品：指嬰兒與較大嬰兒配方食品、特定疾病配方食品及其他經中央主管機關許可得供特殊營養需求者使用之配方食品。

三　食品添加物：指爲食品著色、調味、防腐、漂白、乳化、增加香味、安定品質、促進發酵、增加稠度、強化營養、防止氧化或其他必要目的，加入、接觸於食品之單方或複方物質。複方食品添加物使用之添加物僅限由中央主管機關准用之食品添加物組成，前述准用之單方食品添加物皆應有中央主管機關之准用許可字號。

四　食品器具：指與食品或食品添加物直接接觸之器械、工具或器皿。

五　食品容器或包裝：指與食品或食品添加物直接接觸之容器或包裹物。

六　食品用洗潔劑：指用於消毒或洗滌食品、食品器具、食品容器或包裝之物質。

七　食品業者：指從事食品或食品添加物之製造、加工、調配、包裝、運送、貯存、販賣、輸入、輸出或從事食品器具、食品容器或包裝、食品用洗潔劑之製造、加工、輸入、輸出或販賣之業者。

八　標示：指於食品、食品添加物、食品用洗潔劑、食品器具、食品容器或包裝上，記載品名或爲說明之文字、圖畫、記號或附加之說明書。

九　營養標示：指於食品容器或包裝上，記載食品之營養成分、含量及營養宣稱。

十　查驗：指查核及檢驗。

十一　基因改造：指使用基因工程或分子生物技術，將遺傳物質轉移或轉殖入活細胞或生物體，產生基因重組現象，使表現具外源基因特性或使自身特定基因無法表現之相關技術。但不包括傳統育種、同科物種之細胞及原生質體融合、雜交、誘變、體外受精、體細胞變異及染色體倍增等技術。

第二章　食品安全風險管理

第四條

主管機關採行之食品安全管理措施應以風險評估爲基礎，符合滿足國民享有之健康、安全食品以及知的權利、科學證據原則、事先預防原則、資訊透明原則，建構風險評估以及諮議體系。

前項風險評估，中央主管機關應召集食品安全、毒理與風險評估等專家學者及民間團體組成食品風險評估諮議會爲之。

第一項諮議體系應就食品衛生安全與營養、基因改造食品、食品廣告標示、食品檢驗方法等成立諮議會，召集食品安全、營養學、醫學、毒理、風險管理、農業、法律、人文社會領域相關具有專精學者組成之。

諮議會之組成、議事、程序與範圍及其他應遵行事項之辦法，由中央主管機關定之。

中央主管機關對重大或突發性食品衛生安全事件，必要時得依風險評估或流行病學調查結果，公告對特定產品或特定地區之產品採取下列管理措施：

一　限制或停止輸入查驗、製造及加工之方式或條件。

二　下架、封存、限期回收、限期改製、沒入銷毀。

第五條

各級主管機關依科學實證，建立食品衛生安全監測體系，於監測發現有危害食品衛生安全之虞之事件發生時，應主動查驗，並發布預警或採行必要管制措施。

前項主動查驗、發布預警或採行必要管制措施，包含主管機關應抽樣檢驗、追查原料來源、產品流向、公布檢驗結果及揭露資訊，並令食品業者自主檢驗。

第六條

各級主管機關應設立通報系統，劃分食品引起或感染症中毒，由衛生福利部食品藥物管理署或衛生福利部疾病管制署主管之，蒐集並受理疑似食品中毒事件之通報。

醫療機構診治病人時發現有疑似食品中毒之情形，應於二十四小時內向當地主管機關報告。

第三章　食品業者衛生管理

第七條

食品業者應實施自主管理，訂定食品安全監測計畫，確保食品衛生安全。

食品業者應將其產品原材料、半成品或成品，自行或送交其他檢驗機關（構）、法人或團體檢驗。

上市、上櫃及其他經中央主管機關公告類別及規模之食品業者，應設置實驗室，從事前項自主檢驗。

第一項應訂定食品安全監測計畫之食品業者類別與規模，與第二項應辦理檢驗之食品業者類別與規模、最低檢驗週期，及其他相關事項，由中央主管機關公告。

食品業者於發現產品有危害衛生安全之虞時，應即主動停止製造、加工、販賣及辦理回收，並通報直轄市、縣（市）主管機關。

第八條

食品業者之從業人員、作業場所、設施衛生管理及其品保制度，均應符合食品之良好衛生規範準則。

經中央主管機關公告類別及規模之食品業，應符合食品安全管制系統準則之規定。

經中央主管機關公告類別及規模之食品業者，應向中央或直轄市、縣（市）主管機關申請登錄，始得營業。

第一項食品之良好衛生規範準則、第二項食品安全管制系統準則，及前項食品業者申請登錄之條件、程序、應登錄之事項與申請變更、登錄之廢止、撤銷及其他應遵行事項之辦法，由中央主管機關定之。

經中央主管機關公告類別及規模之食品業者，應取得衛生安全管理系統之驗證。

前項驗證，應由中央主管機關認證之驗證機構辦理；有關申請、撤銷與廢止認證之條件或事由，執行驗證之收費、程序、方式及其他相關事項之管理辦法，由中央主管機關定之。

第九條

食品業者應保存產品原材料、半成品及成品之來源相關文件。

經中央主管機關公告類別與規模之食品業者，應依其產業模式，建立產品原材料、半成品與成品供應來源及流向之追溯或追蹤系統。

中央主管機關爲管理食品安全衛生及品質，確保食品追溯或追蹤系統資料之正確性，應就前項之業者，依溯源之必要性，分階段公告使用電子發票。

中央主管機關應建立第二項之追溯或追蹤系統，食品業者應以電子方式申報追溯或追蹤系統之資料，其電子申報方式及規格由中央主管機關定之。

第一項保存文件種類與期間及第二項追溯或追蹤系統之建立、應記錄之事項、查核及其他應遵行事項之辦法，由中央主管機關定之。

第一〇條

食品業者之設廠登記，應由工業主管機關會同主管機關辦理。

食品工廠之建築及設備，應符合設廠標準；其標準，由中央主管機關會同中央工業主管機關定之。

食品或食品添加物之工廠應單獨設立，不得於同一廠址及廠房同時從事非食品之製造、加工及調配。但經中央主管機關查核符合藥物優良製造準則之藥品製造業兼製食品者，不在此限。

本法中華民國一百零三年十一月十八日修正條文施行前，前項之工廠未單獨設立者，由中央主管機關於修正條文施行後六個月內公告，並應於公告後一年內完成辦理。

第一一條

經中央主管機關公告類別及規模之食品業者，應置衛生管理人員。

前項衛生管理人員之資格、訓練、職責及其他應遵行事項之辦法，由中央主管機關定之。

第一二條

經中央主管機關公告類別及規模之食品業者，應置一定比率，並領有專門職業或技術證照之食品、營養、餐飲等專業人員，辦理食品衛生安全管理事項。

前項應聘用專門職業或技術證照人員之設置、職責、業務之執行及管理辦法，由中央主管機關定之。

第一三條

經中央主管機關公告類別及規模之食品業者，應投保產品責任保險。

前項產品責任保險之保險金額及契約內容，由中央主管機關定之。

第一四條

公共飲食場所衛生之管理辦法，由直轄市、縣（市）主管機關依中央主管機關訂定之各類衛生標準或法令定之。

第四章　食品衛生管理

第一五條

食品或食品添加物有下列情形之一者，不得製造、加工、調配、包裝、運送、貯存、販賣、輸入、輸出、作爲贈品或公開陳列：
一　變質或腐敗。
二　未成熟而有害人體健康。
三　有毒或含有害人體健康之物質或異物。
四　染有病原性生物，或經流行病學調查認定屬造成食品中毒之病因。
五　殘留農藥或動物用藥含量超過安全容許量。
六　受原子塵或放射能污染，其含量超過安全容許量。
七　攙僞或假冒。
八　逾有效日期。
九　從未於國內供作飲食且未經證明爲無害人體健康。
十　添加未經中央主管機關許可之添加物。
前項第五款、第六款殘留農藥或動物用藥安全容許量及食品中原子塵或放射能污染安全容許量之標準，由中央主管機關會商相關機關定之。
第一項第三款有害人體健康之物質，包括雖非疫區而近十年內有發生牛海綿狀腦病或新型庫賈氏症病例之國家或地區牛隻之頭骨、腦、眼睛、脊髓、絞肉、內臟及其他相關產製品。
國內外之肉品及其他相關產製品，除依中央主管機關根據國人膳食習慣爲風險評估所訂定安全容許標準者外，不得檢出乙型受體素。
國內外如發生因食用安全容許殘留乙型受體素肉品導致中毒案例時，應立即停止含乙型受體素之肉品進口；國內經確認有因食用致中毒之個案，政府應負照護責任，並協助向廠商請求損害賠償。

第一五條之一

中央主管機關對於可供食品使用之原料，得限制其製造、加工、調配之方式或條件、食用部位、使用量、可製成之產品型態或其他事項。
前項應限制之原料品項及其限制事項，由中央主管機關公告之。

第一六條

食品器具、食品容器或包裝、食品用洗潔劑有下列情形之一，不得製造、販賣、輸入、輸出或使用：
一　有毒者。
二　易生不良化學作用者。
三　足以危害健康者。
四　其他經風險評估有危害健康之虞者。

第一七條

販賣之食品、食品用洗潔劑及其器具、容器或包裝，應符合衛生安全及品質之標準；其標準由中央主管機關定之。

第一八條

食品添加物之品名、規格及其使用範圍、限量標準，由中央主管機關定之。

前項標準之訂定，必須以可以達到預期效果之最小量為限制，且依據國人膳食習慣為風險評估，同時必須遵守規格標準之規定。

第一九條

第十五條第二項及前二條規定之標準未訂定前，中央主管機關為突發事件緊急應變之需，於無法取得充分之實驗資料時，得訂定其暫行標準。

第二〇條

屠宰場內畜禽屠宰及分切之衛生查核，由農業主管機關依相關法規之規定辦理。

運送過程之屠體、內臟及其分切物於交付食品業者後之衛生查核，由衛生主管機關為之。

食品業者所持有之屠體、內臟及其分切物之製造、加工、調配、包裝、運送、貯存、販賣、輸入或輸出之衛生管理，由各級主管機關依本法之規定辦理。

第二項衛生查核之規範，由中央主管機關會同中央農業主管機關定之。

第二一條

經中央主管機關公告之食品、食品添加物、食品器具、食品容器或包裝及食品用洗潔劑，其製造、加工、調配、改裝、輸入或輸出，非經中央主管機關查驗登記並發給許可文件，不得為之；其登記事項有變更者，應事先向中央主管機關申請審查核准。

食品所含之基因改造食品原料非經中央主管機關健康風險評估審查，並查驗登記發給許可文件，不得供作食品原料。

經中央主管機關查驗登記並發給許可文件之基因改造食品原料，其輸入業者應依第九條第五項所定辦法，建立基因改造食品原料供應來源及流向之追溯或追蹤系統。

第一項及第二項許可文件，其有效期間為一年至五年，由中央主管機關核定之；期滿仍需繼續製造、加工、調配、改裝、輸入或輸出者，應於期滿前三個月內，申請中央主管機關核准展延。但每次展延，不得超過五年。

第一項及第二項許可之廢止、許可文件之發給、換發、補發、展延、移轉、註銷及登記事項變更等管理事項之辦法，由中央主管機關定之。

第一項及第二項之查驗登記，得委託其他機構辦理；其委託辦法，由中央主管機關定之。

本法中華民國一百零三年一月二十八日修正前，第二項未辦理查驗登記之基因改造食品原料，應於公布後二年內完成辦理。

第五章　食品標示及廣告管理

第二二條

食品及食品原料之容器或外包裝，應以中文及通用符號，明顯標示下列事項：

一　品名。
二　內容物名稱；其爲二種以上混合物時，應依其含量多寡由高至低分別標示之。
三　淨重、容量或數量。
四　食品添加物名稱；混合二種以上食品添加物，以功能性命名者，應分別標明添加物名稱。
五　製造廠商或國內負責廠商名稱、電話號碼及地址。國內通過農產品生產驗證者，應標示可追溯之來源；有中央農業主管機關公告之生產系統者，應標示生產系統。
六　原產地（國）。
七　有效日期。
八　營養標示。
九　含基因改造食品原料。
十　其他經中央主管機關公告之事項。

前項第二款內容物之主成分應標明所占百分比，其應標示之產品、主成分項目、標示內容、方式及各該產品實施日期，由中央主管機關另定之。

第一項第八款及第九款標示之應遵行事項，由中央主管機關公告之。

第一項第五款僅標示國內負責廠商名稱者，應將製造廠商、受託製造廠商或輸入廠商之名稱、電話號碼及地址通報轄區主管機關；主管機關應開放其他主管機關共同查閱。

第二三條

食品因容器或外包裝面積、材質或其他之特殊因素，依前條規定標示顯有困難者，中央主管機關得公告免一部之標示，或以其他方式標示。

第二四條

食品添加物及其原料之容器或外包裝，應以中文及通用符號，明顯標示下列事項：

一　品名。
二　「食品添加物」或「食品添加物原料」字樣。
三　食品添加物名稱；其爲二種以上混合物時，應分別標明。其標示應以第十八條第一項所定之品名或依中央主管機關公告之通用名稱爲之。
四　淨重、容量或數量。
五　製造廠商或國內負責廠商名稱、電話號碼及地址。
六　有效日期。
七　使用範圍、用量標準及使用限制。
八　原產地（國）。
九　含基因改造食品添加物之原料。
十　其他經中央主管機關公告之事項。

食品添加物之原料，不受前項第三款、第七款及第九款之限制。

前項第三款食品添加物之香料成分及第九款標示之應遵行事項，由中央主管機關公告之。

第一項第五款僅標示國內負責廠商名稱者，應將製造廠商、受託製造廠商或輸入廠商之名稱、電話號碼及地址通報轄區主管機關；主管機關應開放其他主管機關共同查閱。

第二五條

中央主管機關得對直接供應飲食之場所，就其供應之特定食品，要求以中文標示原產地及其他應標示事項；對特定散裝食品販賣者，得就其販賣之地點、方式予以限制，或要求以中文標示品名、原產地（國）、含基因改造食品原料、製造日期或有效日期及其他應標示事項。國內通過農產品生產驗證者，應標示可追溯之來源；有中央農業主管機關公告之生產系統者，應標示生產系統。

前項特定食品品項、應標示事項、方法及範圍；與特定散裝食品品項、限制方式及應標示事項，由中央主管機關公告之。

第一項應標示可追溯之來源或生產系統規定，自中華民國一百零四年一月二十日修正公布後六個月施行。

第二六條

經中央主管機關公告之食品器具、食品容器或包裝，應以中文及通用符號，明顯標示下列事項：

一　品名。
二　材質名稱及耐熱溫度；其爲二種以上材質組成者，應分別標明。
三　淨重、容量或數量。
四　國內負責廠商之名稱、電話號碼及地址。
五　原產地（國）。
六　製造日期；其有時效性者，並應加註有效日期或有效期間。
七　使用注意事項或微波等其他警語。
八　其他經中央主管機關公告之事項。

第二七條

食品用洗潔劑之容器或外包裝，應以中文及通用符號，明顯標示下列事項：

一　品名。
二　主要成分之化學名稱；其爲二種以上成分組成者，應分別標明。
三　淨重或容量。
四　國內負責廠商名稱、電話號碼及地址。
五　原產地（國）。
六　製造日期；其有時效性者，並應加註有效日期或有效期間。
七　適用對象或用途。
八　使用方法及使用注意事項或警語。

九　其他經中央主管機關公告之事項。

第二八條

食品、食品添加物、食品用洗潔劑及經中央主管機關公告之食品器具、食品容器或包裝，其標示、宣傳或廣告，不得有不實、誇張或易生誤解之情形。

食品不得爲醫療效能之標示、宣傳或廣告。

中央主管機關對於特殊營養食品、易導致慢性病或不適合兒童及特殊需求者長期食用之食品，得限制其促銷或廣告；其食品之項目、促銷或廣告之限制與停止刊播及其他應遵行事項之辦法，由中央主管機關定之。

第一項不實、誇張或易生誤解與第二項醫療效能之認定基準、宣傳或廣告之內容、方式及其他應遵行事項之準則，由中央主管機關定之。

第二九條

接受委託刊播之傳播業者，應自廣告之日起六個月，保存委託刊播廣告者之姓名或名稱、國民身分證統一編號、公司、商號、法人或團體之設立登記文件號碼、住居所或事務所、營業所及電話等資料，且於主管機關要求提供時，不得規避、妨礙或拒絕。

第六章　食品輸入管理

第三〇條

輸入經中央主管機關公告之食品、基因改造食品原料、食品添加物、食品器具、食品容器或包裝及食品用洗潔劑時，應依海關專屬貨品分類號列，向中央主管機關申請查驗並申報其產品有關資訊。

執行前項規定，查驗績效優良之業者，中央主管機關得採取優惠之措施。

輸入第一項產品非供販賣，且其金額、數量符合中央主管機關公告或經中央主管機關專案核准者，得免申請查驗。

第三一條

前條產品輸入之查驗及申報，中央主管機關得委任、委託相關機關（構）、法人或團體辦理。

第三二條

主管機關爲追查或預防食品衛生安全事件，必要時得要求食品業者、非食品業者或其代理人提供輸入產品之相關紀錄、文件及電子檔案或資料庫，食品業者、非食品業者或其代理人不得規避、妨礙或拒絕。

食品業者應就前項輸入產品、基因改造食品原料之相關紀錄、文件及電子檔案或資料庫保存五年。

前項應保存之資料、方式及範圍，由中央主管機關公告之。

第三三條

輸入產品因性質或其查驗時間等條件特殊者，食品業者得向查驗機關申請具結先行放行，並於特定地點存放。查驗機關審查後認定應繳納保證金者，得命其繳納保證金後，准予具結先行放行。
前項具結先行放行之產品，其存放地點得由食品業者或其代理人指定；產品未取得輸入許可前，不得移動、啓用或販賣。
第三十條、第三十一條及本條第一項有關產品輸入之查驗、申報或查驗、申報之委託、優良廠商輸入查驗與申報之優惠措施、輸入產品具結先行放行之條件、應繳納保證金之審查基準、保證金之收取標準及其他應遵行事項之辦法，由中央主管機關定之。

第三四條
中央主管機關遇有重大食品衛生安全事件發生，或輸入產品經查驗不合格之情況嚴重時，得就相關業者、產地或產品，停止其查驗申請。

第三五條
中央主管機關對於管控安全風險程度較高之食品，得於其輸入前，實施系統性查核。
前項實施系統性查核之產品範圍、程序及其他相關事項之辦法，由中央主管機關定之。
中央主管機關基於源頭管理需要或因個別食品衛生安全事件，得派員至境外，查核該輸入食品之衛生安全管理等事項。
食品業者輸入食品添加物，其屬複方者，應檢附原產國之製造廠商或負責廠商出具之產品成分報告及輸出國之官方衛生證明，供各級主管機關查核。但屬香料者，不在此限。

第三六條
境外食品、食品添加物、食品器具、食品容器或包裝及食品用洗潔劑對民衆之身體或健康有造成危害之虞，經中央主管機關公告者，旅客攜帶入境時，應檢附出產國衛生主管機關開具之衛生證明文件申報之；對民衆之身體或健康有嚴重危害者，中央主管機關並得公告禁止旅客攜帶入境。
違反前項規定之產品，不問屬於何人所有，沒入銷毀之。

第七章　食品檢驗

第三七條
食品、食品添加物、食品器具、食品容器或包裝及食品用洗潔劑之檢驗，由各級主管機關或委任、委託經認可之相關機關（構）、法人或團體辦理。
中央主管機關得就前項受委任、委託之相關機關（構）、法人或團體，辦理認證；必要時，其認證工作，得委任、委託相關機關（構）、法人或團體辦理。
前二項有關檢驗之委託、檢驗機關（構）、法人或團體認證之條件與程序、委託辦理認證工作之程序及其他相關事項之管理辦法，由中央主管機關定之。

第三八條

各級主管機關執行食品、食品添加物、食品器具、食品容器或包裝及食品用洗潔劑之檢驗，其檢驗方法，經食品檢驗方法諮議會諮議，由中央主管機關定之；未定檢驗方法者，得依國際間認可之方法為之。

第三九條

食品業者對於檢驗結果有異議時，得自收受通知之日起十五日內，向原抽驗之機關（構）申請複驗；受理機關（構）應於三日內進行複驗。但檢體無適當方法可資保存者，得不受理之。

第四〇條

發布食品衛生檢驗資訊時，應同時公布檢驗方法、檢驗單位及結果判讀依據。

第八章　食品查核及管制

第四一條

直轄市、縣（市）主管機關為確保食品、食品添加物、食品器具、食品容器或包裝及食品用洗潔劑符合本法規定，得執行下列措施，業者應配合，不得規避、妨礙或拒絕：

一　進入製造、加工、調配、包裝、運送、貯存、販賣場所執行現場查核及抽樣檢驗。

二　為前款查核或抽樣檢驗時，得要求前款場所之食品業者提供原料或產品之來源及數量、作業、品保、販賣對象、金額、其他佐證資料、證明或紀錄，並得查閱、扣留或複製之。

三　查核或檢驗結果證實為不符合本法規定之食品、食品添加物、食品器具、食品容器或包裝及食品用洗潔劑，應予封存。

四　對於有違反第八條第一項、第十五條第一項、第四項、第十六條、中央主管機關依第十七條、第十八條或第十九條所定標準之虞者，得命食品業者暫停作業及停止販賣，並封存該產品。

五　接獲通報疑似食品中毒案件時，對於各該食品業者，得命其限期改善或派送相關食品從業人員至各級主管機關認可之機關（構），接受至少四小時之食品中毒防治衛生講習；調查期間，並得命其暫停作業、停止販賣及進行消毒，並封存該產品。

中央主管機關於必要時，亦得為前項規定之措施。

第四二條

前條查核、檢驗與管制措施及其他應遵行事項之辦法，由中央主管機關定之。

第四二條之一

為維護食品安全衛生，有效遏止廠商之違法行為，警察機關應派員協助主管機關。

第四三條

主管機關對於檢舉查獲違反本法規定之食品、食品添加物、食品器具、食品容器或包裝、食品用洗潔劑、標示、宣傳、廣告或食品業者，除應對檢舉人身分資料嚴守秘密外，並得酌予獎勵。公務員如有洩密情事，應依法追究刑事及行政責任。

前項主管機關受理檢舉案件之管轄、處理期間、保密、檢舉人獎勵及其他應遵行事項之辦法，由中央主管機關定之。

第一項檢舉人身分資料之保密，於訴訟程序，亦同。

第九章　罰　則

第四四條

有下列行爲之一者，處新臺幣六萬元以上二億元以下罰鍰；情節重大者，並得命其歇業、停業一定期間、廢止其公司、商業、工廠之全部或部分登記事項，或食品業者之登錄；經廢止登錄者，一年內不得再申請重新登錄：

一　違反第八條第一項或第二項規定，經命其限期改正，屆期不改正。

二　違反第十五條第一項、第四項或第十六條規定。

三　經主管機關依第五十二條第二項規定，命其回收、銷毀而不遵行。

四　違反中央主管機關依第五十四條第一項所爲禁止其製造、販賣、輸入或輸出之公告。

前項罰鍰之裁罰標準，由中央主管機關定之。

第四五條

違反第二十八條第一項或中央主管機關依第二十八條第三項所定辦法者，處新臺幣四萬元以上四百萬元以下罰鍰；違反同條第二項規定者，處新臺幣六十萬元以上五百萬元以下罰鍰；再次違反者，並得命其歇業、停業一定期間、廢止其公司、商業、工廠之全部或部分登記事項，或食品業者之登錄；經廢止登錄者，一年內不得再申請重新登錄。

違反前項廣告規定之食品業者，應按次處罰至其停止刊播爲止。

違反第二十八條有關廣告規定之一，情節重大者，除依前二項規定處分外，主管機關並應命其不得販賣、供應或陳列；且應自裁處書送達之日起三十日內，於原刊播之同一篇幅、時段，刊播一定次數之更正廣告，其內容應載明表達歉意及排除錯誤之訊息。

違反前項規定，繼續販賣、供應、陳列或未刊播更正廣告者，處新臺幣十二萬元以上六十萬元以下罰鍰。

第四六條

傳播業者違反第二十九條規定者，處新臺幣六萬元以上三十萬元以下罰鍰，並得按次處罰。

直轄市、縣（市）主管機關爲前條第一項處罰時，應通知傳播業者及其直轄市、縣（市）主管機關或目的事業主管機關。傳播業者自收到該通知之次日起，應即停止刊播。

傳播業者未依前項規定停止刊播違反第二十八條第一項或第二項規定，或違反中央主管機關依第二十八條第三項所為廣告之限制或所定辦法中有關停止廣告之規定者，處新臺幣十二萬元以上六十萬元以下罰鍰，並應按次處罰至其停止刊播為止。

傳播業者經依第二項規定通知後，仍未停止刊播者，直轄市、縣（市）主管機關除依前項規定處罰外，並通知傳播業者之直轄市、縣（市）主管機關或其目的事業主管機關依相關法規規定處理。

第四七條

有下列行為之一者，處新臺幣三萬元以上三百萬元以下罰鍰；情節重大者，並得命其歇業、停業一定期間、廢止其公司、商業、工廠之全部或部分登記事項，或食品業者之登錄；經廢止登錄者，一年內不得再申請重新登錄：

一　違反中央主管機關依第四條所為公告。

二　違反第七條第五項規定。

三　食品業者依第八條第三項、第九條第二項或第四項規定所登錄、建立或申報之資料不實，或依第九條第三項開立之電子發票不實致影響食品追溯或追蹤之查核。

四　違反第十一條第一項或第十二條第一項規定。

五　違反中央主管機關依第十三條所為投保產品責任保險之規定。

六　違反直轄市或縣（市）主管機關依第十四條所定管理辦法中有關公共飲食場所衛生之規定。

七　違反第二十一條第一項及第二項、第二十二條第一項或依第二項及第三項公告之事項、第二十四條第一項或依第二項公告之事項、第二十六條或第二十七條規定。

八　除第四十八條第九款規定者外，違反中央主管機關依第十八條所定標準中有關食品添加物規格及其使用範圍、限量之規定。

九　違反中央主管機關依第二十五條第二項所為之公告。

十　規避、妨礙或拒絕本法所規定之查核、檢驗、查扣或封存。

十一　對依本法規定應提供之資料，拒不提供或提供資料不實。

十二　經依本法規定命暫停作業或停止販賣而不遵行。

十三　違反第三十條第一項規定，未辦理輸入產品資訊申報，或申報之資訊不實。

十四　違反第五十三條規定。

第四八條

有下列行為之一者，經命限期改正，屆期不改正者，處新臺幣三萬元以上三百萬元以下罰鍰；情節重大者，並得命其歇業、停業一定期間、廢止其公司、商業、工廠之全部或部分登記事項，或食品業者之登錄；經廢止登錄者，一年內不得再申請重新登錄：

一　違反第七條第一項規定未訂定食品安全監測計畫、第二項或第三項規定未設置實驗室。

二　違反第八條第三項規定，未辦理登錄，或違反第八條第五項規定，未取得驗證。

三　違反第九條第一項規定，未保存文件或保存未達規定期限。

四　違反第九條第二項規定，未建立追溯或追蹤系統。

五　違反第九條第三項規定，未開立電子發票致無法為食品之追溯或追蹤。

六　違反第九條第四項規定，未以電子方式申報或未依中央主管機關所定之方式及規格申報。

七　違反第十條第三項規定。

八　違反中央主管機關依第十七條或第十九條所定標準之規定。

九　食品業者販賣之產品違反中央主管機關依第十八條所定食品添加物規格及其使用範圍、限量之規定。

十　違反第二十二條第四項或第二十四條第三項規定，未通報轄區主管機關。

十一　違反第三十五條第四項規定，未出具產品成分報告及輸出國之官方衛生證明。

十二　違反中央主管機關依第十五條之一第二項公告之限制事項。

第四八條之一

有下列情形之一者，由中央主管機關處新臺幣三萬元以上三百萬元以下罰鍰；情節重大者，並得暫停、終止或廢止其委託或認證；經終止委託或廢止認證者，一年內不得再接受委託或重新申請認證：

一　依本法受託辦理食品業者衛生安全管理驗證，違反依第八條第六項所定之管理規定。

二　依本法認證之檢驗機構、法人或團體，違反依第三十七條第三項所定之認證管理規定。

三　依本法受託辦理檢驗機關（構）、法人或團體認證，違反依第三十七條第三項所定之委託認證管理規定。

第四九條

有第十五條第一項第三款、第七款、第十款或第十六條第一款行為者，處七年以下有期徒刑，得併科新臺幣八千萬元以下罰金。情節輕微者，處五年以下有期徒刑、拘役或科或併科新臺幣八百萬元以下罰金。

有第四十四條至前條行為，情節重大足以危害人體健康之虞者，處七年以下有期徒刑，得併科新臺幣八千萬元以下罰金；致危害人體健康者，處一年以上七年以下有期徒刑，得併科新臺幣一億元以下罰金。

犯前項之罪，因而致人於死者，處無期徒刑或七年以上有期徒刑，得併科新臺幣二億元以下罰金；致重傷者，處三年以上十年以下有期徒刑，得併科新臺幣一億五千萬元以下罰金。
因過失犯第一項、第二項之罪者，處二年以下有期徒刑、拘役或科新臺幣六百萬元以下罰金。
法人之代表人、法人或自然人之代理人、受僱人或其他從業人員，因執行業務犯第一項至第三項之罪者，除處罰其行爲人外，對該法人或自然人科以各該項十倍以下之罰金。
科罰金時，應審酌刑法第五十八條規定。

第四九條之一

犯本法之罪，其犯罪所得與追徵之範圍及價額，認定顯有困難時，得以估算認定之；其估算辦法，由行政院定之。

第四九條之二

經中央主管機關公告類別及規模之食品業者，違反第十五條第一項、第四項或第十六條之規定；或有第四十四條至第四十八條之一之行爲致危害人體健康者，其所得之財產或其他利益，應沒入或追繳之。
主管機關有相當理由認爲受處分人爲避免前項處分而移轉其財物或財產上利益於第三人者，得沒入或追繳該第三人受移轉之財物或財產上利益。如全部或一部不能沒入者，應追徵其價額或以其財產抵償之。
爲保全前二項財物或財產上利益之沒入或追繳，其價額之追徵或財產之抵償，主管機關得依法扣留或向行政法院聲請假扣押或假處分，並免提供擔保。
主管機關依本條沒入或追繳違法所得財物、財產上利益、追徵價額或抵償財產之推估計價辦法，由行政院定之。

第五〇條

雇主不得因勞工向主管機關或司法機關揭露違反本法之行爲、擔任訴訟程序之證人或拒絕參與違反本法之行爲而予解僱、調職或其他不利之處分。
雇主或代表雇主行使管理權之人，爲前項規定所爲之解僱、降調或減薪者，無效。
雇主以外之人曾參與違反本法之規定且應負刑事責任之行爲，而向主管機關或司法機關揭露，因而破獲雇主違反本法之行爲者，減輕或免除其刑。

第五一條

有下列情形之一者，主管機關得爲處分如下：

一　有第四十七條第十三款規定情形者，得暫停受理食品業者或其代理人依第三十條第一項規定所爲之查驗申請；產品已放行者，得視違規之情形，命食品業者回收、銷毀或辦理退運。
二　違反第三十條第三項規定，將免予輸入查驗之產品供販賣者，得停止其免查驗之申請一年。

三　違反第三十三條第二項規定，取得產品輸入許可前，擅自移動、啓用或販賣者，或具結保管之存放地點與實際不符者，沒收所收取之保證金，並於一年內暫停受理該食品業者具結保管之申請；擅自販賣者，並得處販賣價格一倍至二十倍之罰鍰。

第五二條

食品、食品添加物、食品器具、食品容器或包裝及食品用洗潔劑，經依第四十一條規定查核或檢驗者，由當地直轄市、縣（市）主管機關依查核或檢驗結果，爲下列之處分：

一　有第十五條第一項、第四項或第十六條所列各款情形之一者，應予沒入銷毀。

二　不符合中央主管機關依第十七條、第十八條所定標準，或違反第二十一條第一項及第二項規定者，其產品及以其爲原料之產品，應予沒入銷毀。但實施消毒或採行適當安全措施後，仍可供食用、使用或不影響國人健康者，應通知限期消毒、改製或採行適當安全措施；屆期未遵行者，沒入銷毀之。

三　標示違反第二十二條第一項或依第二項及第三項公告之事項、第二十四條第一項或依第二項公告之事項、第二十六條、第二十七條或第二十八條第一項規定者，應通知限期回收改正，改正前不得繼續販賣；屆期未遵行或違反第二十八條第二項規定者，沒入銷毀之。

四　依第四十一條第一項規定命暫停作業及停止販賣並封存之產品，如經查無前三款之情形者，應撤銷原處分，並予啓封。

前項第一款至第三款應予沒入之產品，應先命製造、販賣或輸入者立即公告停止使用或食用，並予回收、銷毀。必要時，當地直轄市、縣（市）主管機關得代爲回收、銷毀，並收取必要之費用。

前項應回收、銷毀之產品，其回收、銷毀處理辦法，由中央主管機關定之。

製造、加工、調配、包裝、運送、販賣、輸入、輸出第一項第一款或第二款產品之食品業者，由當地直轄市、縣（市）主管機關公布其商號、地址、負責人姓名、商品名稱及違法情節。

輸入第一項產品經通關查驗不符合規定者，中央主管機關應管制其輸入，並得爲第一項各款、第二項及前項之處分。

第五三條

直轄市、縣（市）主管機關經依前條第一項規定，命限期回收銷毀產品或爲其他必要之處置後，食品業者應依所定期限將處理過程、結果及改善情形等資料，報直轄市、縣（市）主管機關備查。

第五四條

食品、食品添加物、食品器具、食品容器或包裝及食品用洗潔劑，有第五十二條第一項第一款或第二款情事，除依第五十二條規定處理外，中央主管機關得公告禁止其製造、販賣、輸入或輸出。

前項公告禁止之產品爲中央主管機關查驗登記並發給許可文件者，得一併廢止其許可。

第五五條

本法所定之處罰，除另有規定外，由直轄市、縣（市）主管機關爲之，必要時得由中央主管機關爲之。但有關公司、商業或工廠之全部或部分登記事項之廢止，由直轄市、縣（市）主管機關於勒令歇業處分確定後，移由工、商業主管機關或其目的事業主管機關爲之。

第五五條之一

依本法所爲之行政罰，其行爲數認定標準，由中央主管機關定之。

第五六條

食品業者違反第十五條第一項第三款、第七款、第十款或第十六條第一款規定，致生損害於消費者時，應負賠償責任。但食品業者證明損害非由於其製造、加工、調配、包裝、運送、貯存、販賣、輸入、輸出所致，或於防止損害之發生已盡相當之注意者，不在此限。

消費者雖非財產上之損害，亦得請求賠償相當之金額，並得準用消費者保護法第四十七條至第五十五條之規定提出消費訴訟。

如消費者不易或不能證明其實際損害額時，得請求法院依侵害情節，以每人每一事件新臺幣五百元以上三十萬元以下計算。

直轄市、縣（市）政府受理同一原因事件，致二十人以上消費者受有損害之申訴時，應協助消費者依消費者保護法第五十條之規定辦理。

受消費者保護團體委任代理消費者保護法第四十九條第一項訴訟之律師，就該訴訟得請求報酬，不適用消費者保護法第四十九條第二項後段規定。

第五六條之一

中央主管機關爲保障食品安全事件消費者之權益，得設立食品安全保護基金，並得委託其他機關（構）、法人或團體辦理。

前項基金之來源如下：

一　違反本法罰鍰之部分提撥。

二　依本法科處並繳納之罰金，及因違反本法規定沒收或追徵之現金或變賣所得。

三　依本法或行政罰法規定沒入、追繳、追徵或抵償之不當利得部分提撥。

四　基金孳息收入。

五　捐贈收入。
六　循預算程序之撥款。
七　其他有關收入。

前項第一款及第三款來源，以其處分生效日在中華民國一百零二年六月二十一日以後者適用。

第一項基金之用途如下：

一　補助消費者保護團體因食品衛生安全事件依消費者保護法之規定，提起消費訴訟之律師報酬及訴訟相關費用。
二　補助經公告之特定食品衛生安全事件，有關人體健康風險評估費用。
三　補助勞工因檢舉雇主違反本法之行為，遭雇主解僱、調職或其他不利處分所提之回復原狀、給付工資及損害賠償訴訟之律師報酬及訴訟相關費用。
四　補助依第四十三條第二項所定辦法之獎金。
五　補助其他有關促進食品安全之相關費用。

中央主管機關應設置基金運用管理監督小組，由學者專家、消保團體、社會公正人士組成，監督補助業務。

第四項基金之補助對象、申請資格、審查程序、補助基準、補助之廢止、前項基金運用管理監督小組之組成、運作及其他應遵行事項之辦法，由中央主管機關定之。

第十章　附　則

第五七條

本法關於食品器具或容器之規定，於兒童常直接放入口內之玩具，準用之。

第五八條

中央主管機關依本法受理食品業者申請審查、檢驗及核發許可證，應收取審查費、檢驗費及證書費；其費額，由中央主管機關定之。

第五九條

本法施行細則，由中央主管機關定之。

第六〇條

本法除第三十條申報制度與第三十三條保證金收取規定及第二十二條第一項第五款、第二十六條、第二十七條，自公布後一年施行外，自公布日施行。

第二十二條第一項第四款自中華民國一百零三年六月十九日施行。

本法一百零三年一月二十八日修正條文第二十一條第三項，自公布後一年施行。

本法一百零三年十一月十八日修正條文，除第二十二條第一項第五款應標示可追溯之來源或生產系統規定，自公布後六個月施行；第七條第三項食品業者應設置實驗室規定、第二十二條第四項、第二十四條第一項食品添加物之原料應標示事項規定、第二十四條第三項及第三十五條第四項規定，自公布後一年施行外，自公布日施行。

食品安全衛生管理法施行細則

①民國70年11月20日行政院衛生署令訂定發布全文24條。
②民國74年12月20日行政院衛生署令修正發布全文25條。
③民國83年9月7日行政院衛生署令修正發布全文26條。
④民國89年5月15日行政院衛生署令修正發布第17、19、20條條文；並刪除第2條條文。
⑤民國90年5月3日行政院衛生署令修正發布全文20條；並自發布日起實施。
⑥民國91年6月12日行政院衛生署令發布刪除第4～8、17條條文。
⑦民國98年4月1日行政院衛生署令修正發布第2、3、11、13、18～20條條文；並自發布日施行，但第11條第1項第2～4款自100年1月1日施行。
⑧民國103年8月13日衛生福利部令修正發布名稱及全文28條；並自發布日施行（原名稱：食品衛生管理法施行細則）。
⑨民國106年7月13日衛生福利部令修正發布全文31條；除第22條自發布後一年施行外，其餘條文自發布日施行。

第一條
本細則依食品安全衛生管理法（以下簡稱本法）第五十九條規定訂定之。

第二條
本法第三條第二款所定嬰兒與較大嬰兒配方食品，包括嬰兒配方食品、較大嬰兒配方輔助食品及特殊醫療用途嬰兒配方食品。

第三條
本法第三條第三款所稱中央主管機關之准用許可字號，指下列情形之一：
一　依本法第八條第三項規定完成登錄，取得之登錄字號及產品登錄碼。
二　依本法第十八條所定食品添加物使用範圍及限量暨規格標準附表一食品添加物使用範圍及限量所定之編號。
三　依本法第二十一條第一項規定，取得之查驗登記許可字號。

第四條
本法第八條第五項所稱衛生安全管理系統，指本法第八條第一項或第二項規定之食品良好衛生規範準則或食品安全管制系統準則。

第五條
本法第十五條第一項第三款所稱有毒，指食品或食品添加物含有天然毒素或化學物品，而其成分或含量對人體健康有害或有害之虞者。

第六條

本法第十五條第一項第四款所稱染有病原性生物者，指食品或食品添加物受病因性生物或其產生之毒素污染，致對人體健康有害或有害之虞者。

第七條

本法第二十二條第一項第一款及第二十五條第一項所定品名，其標示應依下列規定辦理：

一　名稱與食品本質相符。

二　經中央主管機關規定者，依中央主管機關規定之名稱；未規定者，得使用中華民國國家標準所定之名稱或自定其名稱。

第八條

本法第二十二條第一項第三款所定淨重、容量，應以法定度量衡單位或其代號標示之，並依下列規定辦理：

一　內容物中液汁與固形物混合者，分別標明內容量及固形量。但其為均勻混合且不易分離者，得僅標示內容物淨重。

二　內容物含量，得視食品性質，註明最低、最高或最低與最高含量。

第九條

本法第二十二條第一項第四款所定食品添加物名稱，應以食品添加物使用範圍及限量暨規格標準附表一食品添加物使用範圍及限量所定之品名，或一般社會通用之名稱標示之，並依下列規定辦理：

一　屬甜味劑、防腐劑、抗氧化劑者，應同時標示其功能性名稱。

二　屬複方食品添加物者，應標示各別原料名稱。

食品中之食品添加物係透過合法原料之使用而帶入食品，且其含量明顯低於直接添加於食品之需用量，對終產品無功能者，得免標示之。

第一〇條

本法第二十二條第一項第五款及第二十四條第一項第五款所稱製造廠商，指下列各款情形之一者：

一　製造、加工、調配製成終產品之廠商。

二　委託製造、加工或調配者，其受託廠商。

三　經分裝、切割、裝配、組合等改裝製程，且足以影響產品衛生安全者，其改裝廠商或前二款之廠商。

前項製造廠商之標示，應依下列規定辦理：

一　輸入食品或食品添加物之製造廠商名稱、地址，以中文標示之。但難以中文標示者，得以國際通用文字或符號標示之。

二　食品或食品添加物係由同一公司所屬之工廠製造，且其設立地皆屬同一國家者，製造廠商得以總公司或所屬製造工廠擇一為之；其名稱、地址及電話，應與標示之總公司或工廠一致。但其設立地屬不同國家者，仍應以實際製造工廠標示之。

三　前項第三款之改裝廠商，以「改裝製造廠商」標示之。

第一一條

本法第二十二條第一項第五款、第二十四條第一項第五款、第二十六條第四款及第二十七條第四款所稱國內負責廠商，指對該產品於國內直接負法律責任之食品業者。

本法第二十二條第一項第五款及第二十四條第一項第五款所稱應標示製造廠商或國內負責廠商名稱、電話號碼及地址，屬輸入之食品或食品添加物，指應標示國內負責廠商之名稱、電話號碼及地址，並得另標示國外製造廠商之名稱、電話號碼及地址；屬國內製造之食品或食品添加物，指應標示製造廠商之名稱、電話號碼及地址，或標示國內負責廠商之名稱、電話號碼及地址，或二者均標示。

第一二條

本法第二十二條第一項第六款所稱原產地（國），指製造、加工或調配製成終產品之國家或地區。

前項原產地（國）之標示，應依下列規定辦理：

一　輸入食品之原產地（國），依進口貨物原產地認定標準認定之。

二　輸入食品依進口貨物原產地認定標準，屬不得認定為實質轉型之混裝食品，應依各食品混裝含量多寡由高至低標示各別原產地（國）。

三　中文標示之食品製造廠商地址足以表徵為原產地（國）者，得免為標示。

第一三條

本法第二十二條第一項第七款所定有效日期之標示，應印刷於容器或外包裝之上，並依習慣能辨明之方式標明年月日。但保存期限在三個月以上者，其有效日期得僅標明年月，並以當月之末日為終止日。

第一四條

本法第二十四條第一項第一款所定品名，其為單方食品添加物者，應以食品添加物使用範圍及限量暨規格標準附表一食品添加物使用範圍及限量所定之品名，或中央主管機關公告之通用名稱標示之；其為複方食品添加物者，得自定其名稱。

依前項規定自定品名者，其名稱應能充分反映其性質或功能。

本細則中華民國一百零六年七月十三日修正施行前，經中央主管機關查驗登記，取得許可文件之食品添加物，其品名未能符合前二項規定者，應於一百零七年七月一日前，依本法第二十一條第一項規定申請品名變更登記；一百零八年一月一日以後製造者，應以變更後之品名標示於容器或外包裝。

第一五條

本法第二十四條第一項第三款所定食品添加物名稱，應以食品添加物使用範圍及限量暨規格標準附表一食品添加物使用範圍及限量所定之品名，或中央主管機關公告之通用名稱標示之。

第一六條

本法第二十四條第一項第四款所定淨重、容量，應以法定度量衡單位或其代號標示之。

第一七條

本法第二十四條第一項第六款所定有效日期之標示，應印刷於容器或外包裝之上，並依習慣能辨明之方式標明年月日。但保存期限在三個月以上者，其有效日期得僅標明年月，並以當月之末日爲終止日。

第一八條

本法第二十四條第一項第八款所稱原產地（國），指製造、加工或調配製成終產品之國家或地區。

前項原產地（國）之標示，應依下列規定辦理：

一　輸入食品添加物之原產地（國），依進口貨物原產地認定標準認定之；其產品經於我國進行產品之分類、分級、分裝、包裝、加作記號或重貼標籤者，不得認定爲實質轉型，仍應標示實際製造、加工或調配製成終產品之國家或地區。

二　中文標示之食品添加物製造廠商地址足以表徵爲原產地（國）者，得免爲標示。

第一九條

有容器或外包裝之食品、食品原料、食品添加物及食品添加物原料之標示，應依下列規定辦理：

一　標示字體之長度及寬度各不得小於二毫米。但最大表面積不足八十平方公分之小包裝，除品名、廠商名稱及有效日期外，其他項目標示字體之長度及寬度各得小於二毫米。

二　在國內製造者，其標示如兼用外文時，應以中文爲主，外文爲輔。

三　輸入者，應依本法第二十二條及第二十四條規定加中文標示，始得輸入。但需再經改裝、分裝或其他加工程序者，輸入時應有品名、廠商名稱、日期等標示，或其他能達貨證相符目的之標示或資訊，並應於販賣前完成中文標示。

第二〇條

本法第二十五條第一項所稱散裝食品，指陳列販賣時無包裝，或有包裝而有下列情形之一者：

一　不具啓封辨識性。

二　不具延長保存期限。

三　非密封。

四　非以擴大販賣範圍為目的。

第二一條

依本法第二十六條公告之食品器具、食品容器或包裝，應依下列規定標示：

一　標示之位置：以印刷、打印、壓印或貼標於最小販賣單位之包裝或本體上，標示內容並應於販賣流通時清晰可見。經中央主管機關規定者，其主要本體之材質名稱及耐熱溫度二項標示，應以印刷、打印或壓印方式，標示於主要本體上。

二　標示之方式：其以印刷或打印為之者，以不褪色且不脫落為準。

三　標示之日期：依習慣能辨明之方式標明年月日或年月；標示年月者，以當月之末日為終止日，或以當月之末日為有效期間之終止日。

四　標示之字體：其長度及寬度，各不得小於二毫米。

第二二條

食品用洗潔劑之標示，應依下列規定辦理：

一　標示之位置：以印刷、打印、壓印或貼標於最小販賣單位之包裝上，標示內容並應於販賣流通時清晰可見。

二　標示之方式：其以印刷或打印為之者，以不褪色且不脫落為準。

三　標示之日期：依習慣能辨明之方式標明年月日或年月；標示年月者，以當月之末日為終止日，或以當月之末日為有效期間之終止日。

四　標示之字體：其長度及寬度，各不得小於二毫米。

五　輸入者，應依本法第二十七條規定加中文標示，始得輸入。但需再經改裝、分裝或其他加工程序者，輸入時應有品名、廠商名稱、日期等標示，或其他能達貨證相符目的之標示或資訊，並應於販賣前完成中文標示。

第二三條

本法第二十六條第一款及第二十七條第一款所定品名，應與產品本質相符。

第二四條

本法第二十六條第三款及第二十七條第三款所定淨重、容量，應以法定度量衡單位或其代號標示之。

第二五條

本法第二十六條第五款及第二十七條第五款所稱原產地（國），指製造、加工或調配製成終產品之國家或地區。

前項原產地（國）之標示，應依下列規定辦理：

一　輸入產品之原產地（國），依進口貨物原產地認定標準認定之；其產品經於我國進行產品之分類、分級、分裝、包裝、加作記號或重貼標籤者，不得認定為實質轉型，仍應標示實際製造、加工或調配製成終產品之國家或地區。

二　中文標示之製造廠商地址足以表徵為原產地（國）者，得免為標示。

第二六條

本法第二十七條第二款所稱主要成分或成分，指食品用洗潔劑中具消毒、清潔作用者。

第二七條

食品、食品添加物、食品器具、食品容器或包裝及食品用洗潔劑專供外銷者，其標示事項得免依本法第二十二條、第二十四條、第二十六條及第二十七條規定辦理。

第二八條

本法第四十條所定檢驗方法、檢驗單位及結果判讀依據，其內容如下：

一　檢驗方法：包括方法依據、實驗流程、儀器設備及標準品。

二　檢驗單位：包括實驗室名稱、地址、聯絡方式及負責人姓名。

三　結果判讀依據：包括檢體之抽樣方式、產品名稱、來源、包裝、批號或製造日期或有效日期、最終實驗數據、判定標準及其出處或學理依據。

第二九條

食品、食品添加物、食品器具、食品容器或包裝及食品用洗潔劑，經依本法第五十二條第一項第一款至第三款規定沒入銷毀或通知限期消毒、改製或採行安全措施者，其範圍及於相同有效日期或批號之產品；未標示有效日期或批號無法辨識者，其範圍及於全部產品；其為來源不明而無法通知限期消毒、改製或採行安全措施者，沒入銷毀之。

第三〇條

經營食品、食品添加物、食品器具或食品容器輸出之業者，為應出具證明文件之需要，得向主管機關申請辦理檢驗或查驗；其符合規定者，核發衛生證明、檢驗報告或自由銷售證明等外銷證明文件。

第三一條

本細則除第二十二條自發布後一年施行外，自發布日施行。

食品衛生安全與營養諮議會設置辦法

民國103年8月14日衛生福利部令訂定發布全文11條；並自發布日施行。

第一條

本辦法依食品安全衛生管理法第四條第四項規定訂定之。

第二條

食品衛生安全與營養諮議會（以下簡稱本會）之任務，爲就下列食品衛生安全與營養相關事項之諮詢或建議：

一　食品衛生安全及營養政策。

二　食品衛生安全及營養調查及研究計畫。

三　食品衛生安全及營養各種標準。

四　食品衛生安全及營養科學技術交流。

五　食品衛生安全及營養重大案件之處理。

六　其他有關食品衛生安全及營養事項。

第三條

本會置委員十八人至二十三人，由衛生福利部（以下簡稱本部）部長就食品科學、營養學、毒理學、醫學等學者專家聘兼之。

前項委員，其中任一性別，不得少於委員總數三分之一。

本部部長就第一項委員中聘請一人爲召集人，另一人爲副召集人。

委員任期二年，期滿得續聘之。委員因故無法完成任期者，得另遴聘兼之，其繼任者任期至原委員任期屆滿之日止。

第四條

本會置執行秘書一人，工作人員若干人，辦理本會業務，由本部部長就衛生福利部食品藥物管理署（以下簡稱食藥署）相關業務人員派兼之。

第五條

本會會議以每年召開二次爲原則，必要時得召開臨時會議，應有全體委員過半數出席，始得開會。

第六條

本會會議由召集人擔任主席；召集人不克出席時，由副召集人代理之；召集人及副召集人均未能出席時，由召集人指定委員一人爲主席；不克指定時，由出席委員互相推舉之。

第七條

本會委員之迴避事項，依行政程序法之規定。

第八條

本會開會時，得視需要，邀請相關專家學者、機關代表及食藥署相關單位人員列席。

第九條

本會委員及列席人員對會議資料、委員意見或會議結論應予保密，不得洩漏。

前項會議結論經依行政程序核定後，得由食藥署公開之。

第一〇條

本會委員應獨立行使職權，不受任何干涉。

第一一條

本辦法自發布日施行。

食品檢驗方法諮議會設置辦法

民國103年6月17日衛生福利部令訂定發布全文10條；並自發布日施行。

第一條

本辦法依食品安全衛生管理法（以下簡稱本法）第四條第四項規定訂定之。

第二條

食品檢驗方法諮議會（以下簡稱本會）之任務，爲就本法第三十八條所定食品、食品添加物、食品器具、食品容器或包裝及食品用洗潔劑檢驗方法之諮詢及建議。

第三條

本會置委員十五人至十九人，由衛生福利部（以下簡稱本部）部長就食品科學、分析化學、分子生物學及微生物學等學者專家聘兼之。

前項委員，其中任一性別不得少於委員總數三分之一。

本部部長就第一項委員中聘請一人爲召集人，另一人爲副召集人。

委員任期三年，期滿得續聘之。委員因故無法完成任期者，得另遴聘兼之，其繼任者任期至原委員任期屆滿之日止。

第四條

本會置執行秘書一人，工作人員若干人，辦理本會業務，由本部部長就衛生福利部食品藥物管理署（以下簡稱食藥署）相關業務人員派兼之。

第五條

本會會議以每年召開四次爲原則，必要時得召開臨時會議，應有全體委員過半數出席，始得開會。

第六條

本會會議由召集人擔任主席；召集人不克出席時，由副召集人代理之；召集人及副召集人均未能出席時，由召集人指定委員一人爲主席；不克指定時，由出席委員互相推舉之。

第七條

本會委員之迴避事項，依行政程序法之規定。

第八條

本會開會時，得視需要，邀請相關專家學者、機關代表及食藥署相關單位人員列席。

第九條

本會委員及會議列席人員對會議資料、委員意見或會議結論應予保密，不得洩漏。

前項會議結論經依行政程序核定後，得由食藥署公開之。

第一〇條

本辦法自發布日施行。

食品風險評估諮議會設置辦法

①民國103年1月10日衛生福利部令訂定發布全文11條；並自發布日施行。
②民國103年7月24日衛生福利部令修正發布名稱及全文12條；並自發布日施行（原名稱：食品安全風險評估諮議會設置辦法）。

第一條
本辦法依食品安全衛生管理法（以下簡稱本法）第四條第四項規定訂定之。

第二條
本辦法所稱風險評估，指以科學爲基礎，並依危害鑑定、危害特徵描述、暴露評估及風險特徵描述四步驟，所爲食品之風險評估。

第三條
食品風險評估諮議會（以下簡稱本會）之任務，爲依科學證據、事先預防及資訊透明原則，就下列食品風險評估相關事項之諮詢或建議：
一　食品安全及相關有害物質之風險評估。
二　風險評估政策及策略之訂定。
三　風險評估計畫之研定。
四　風險評估指引之增修。
五　風險評估作業之執行。
六　其他有關風險評估事項之推動。

第四條
本會置委員十五人至十九人，由衛生福利部（以下簡稱本部）部長就食品安全、毒理與風險評估等專家學者及相關民間團體代表聘兼之。
前項委員，其中任一性別，不得少於委員總數三分之一。
本部部長就第一項委員中聘請一人爲召集人，另一人爲副召集人。
委員任期三年，期滿得續聘之。委員因故無法完成任期者，得另聘委員兼之，其繼任者任期至原委員任期屆滿之日止。

第五條
本會置執行秘書一人，工作人員若干人，辦理本會業務，由本部部長就衛生福利部食品藥物管理署（以下簡稱食藥署）相關業務人員派兼之。

第六條
本會每半年開會一次；必要時得召開臨時會議。開會應有全體委員過半數出席，始得爲之。

第七條

本會會議由召集人擔任主席；召集人不克出席時，由副召集人代理之；召集人及副召集人均未能出席時，由召集人指定委員一人爲主席；不克指定時，由出席委員互推之。

第八條

本會委員之迴避事項，依行政程序法之規定。

第九條

本會開會時，得視需要，邀請相關專家學者、機關、團體代表及食藥署相關單位人員列席。

第一〇條

本會委員及列席人員對會議資料、委員意見或會議結論應予保密，不得洩漏。

前項會議結論，經依行政程序核定後，得由食藥署公開之。

第一一條

本會委員應獨立行使職權，不受任何干涉。

第一二條

本辦法自發布日施行。

食品業者登錄辦法

①民國102年12月3日衛生福利部令訂定發布全文10條；並自發布日施行。

②民國104年6月23日衛生福利部令修正發布第1、4條條文。

第一條

本辦法依食品安全衛生管理法（以下簡稱本法）第八條第四項規定訂定之。

第二條

本辦法之適用對象，為中央主管機關依本法第八條第三項公告類別及規模之食品業者。

第三條

食品業者應依中央主管機關規定之格式及內容，以書面或使用電子憑證網路傳輸方式，向直轄市、縣（市）主管機關申請登錄、變更登錄、廢止登錄及確認登錄內容之定期申報。

食品業者應指定人員（以下簡稱填報人），負責前項之登錄及申報事項。

第四條

各產業類別之食品業者應登錄之事項如下：

一　製造及加工業：

㈠填報人基本資料。

㈡公司或商業登記資料。

㈢工廠登記資料。

㈣工廠或製作場所基本資料。

㈤委託或受託代工情形。

㈥製造及加工之產品資訊。

㈦其他有關製造行為之說明。

二　餐飲業：

㈠填報人基本資料。

㈡食品業者基本資料。

㈢工廠或餐飲場所基本資料。

㈣連鎖店資料。

㈤其他有關餐飲行為之說明。

三　輸入業：

㈠填報人基本資料。

㈡公司或商業登記資料。

㈢輸入類別。

㈣輸入之產品資訊。

㈤分裝及其他有關輸入行爲之說明。

四　販售業：

㈠塡報人基本資料。

㈡食品業者基本資料。

㈢販售之產品資訊。

㈣其他有關販售行爲之說明。

食品業者同時從事不同產業類別之營業行爲者，應分別辦理登錄。

第一項第一款第六目登錄事項，其內容應符合附表一之規定；第三款第四目登錄事項，其內容應符合附表二之規定；第四款第三目登錄事項，其內容應符合附表三之規定。

本辦法中華民國一百零四年六月二十三日修正施行前，已完成登錄之食品添加物業者，應於一百零四年七月三十一日前，依第一項及第三項規定完成登錄。

第五條

食品業者未依中央主管機關規定之格式或內容申請登錄者，直轄市、縣（市）主管機關應命其限期改正；屆期不改正者，駁回其申請。

直轄市、縣（市）主管機關對於完成登錄之食品業者，應給予登錄字號。

第六條

直轄市、縣（市）主管機關爲確認登錄內容，依本法第四十一條規定，得進入食品業者作業場所查核及要求其提供相關證明文件，食品業者不得規避、妨礙或拒絕。

第七條

登錄內容如有變更，食品業者應自事實發生之日起三十日內，申請變更登錄。

食品業者完成登錄後，應於每年七月申報確認登錄內容。

第八條

食品業者歇業或其應登錄之營業類別經廢止公司、商業或工廠登記者，應向直轄市、縣（市）主管機關申報，直轄市、縣（市）主管機關應廢止其登錄。未申報經查獲者，直轄市、縣（市）主管機關應逕行廢止其登錄。

第九條

非食品業者取得登錄字號者，直轄市、縣（市）主管機關應撤銷其登錄。

第一〇條

本辦法自發布日施行。

應申請登錄始得營業之食品業者類別、規模及實施日期

①民國103年10月16日衛生福利部公告訂定發布全文3點；並自即日生效。
②民國104年9月18日衛生福利部公告修正發布全文3點；並自即日生效。

一　應申請登錄始得營業之食品業者類別、規模及實施日期：

㈠食品業者類別：

1. 製造、加工業：食品製造、加工業、食品器具、食品容器或包裝製造、加工業、食品用洗潔劑製造、加工業。
2. 餐飲業。
3. 輸入業：依食品安全衛生管理法第三十條第一項公告應申請查驗產品之輸入業。
4. 販售業。

㈡食品業者規模及實施日期：

1. 製造、加工業：

(1) 依據衛生福利部一百零三年十月十六日部授食字第一〇三一三〇一八八四號公告之食品製造、加工業，以一百零三年十月十六日爲基準：

甲、新辦理工廠登記、商業登記或公司登記業者，自一百零三年十月十六日起實施。

乙、已辦理工廠登記、商業登記、公司登記業者，自一百零三年十二月三十一日起實施。

丙、已辦理工廠登記之食用油脂製造、加工業者，自一百零三年十月三十一日實施。

(2) 非屬前目一百零三年公告範圍之其他食品製造、加工業：

甲、新辦理營業登記業者，自公告日起實施。

乙、已辦理營業登記業者，自一百零四年十二月三十一日起實施。

(3) 依據衛生福利部一百零三年十月十六日部授食字第一〇三一三〇一八八四號公告食品器具、食品容器或包裝製造、加工業，以一百零三年十月十六日爲基準：

甲、新辦理工廠登記、商業登記或公司登記之含塑膠類材質食品器具、食品容器或包裝製造、加工業者，自一百零三年十月十六日起實施。

乙、已辦理工廠登記、商業登記、公司登記之含塑膠類材質食品器具、食品容器或包裝製造、加工業者，

自一百零三年十二月三十一日起實施。

(4) 非屬前目一百零三年公告範圍之其他食品器具、食品容器或包裝製造、加工業：

甲、新辦理工廠登記、商業登記或公司登記業者，自公告日起實施。

乙、已辦理工廠登記、商業登記、公司登記業者，自一百零四年十二月三十一日起實施。

(5) 食品用洗潔劑製造、加工業：

甲、新辦理工廠登記、商業登記或公司登記業者，自公告日起實施。

乙、已辦理工廠登記、商業登記、公司登記業者，自一百零四年十二月三十一日起實施。

2. 餐飲業：

(1) 依據衛生福利部一百零三年十月十六日部授食字第一〇三一三〇一八八四號公告之餐飲業，以一百零三年十月十六日爲基準：

甲、新辦理工廠登記、商業登記或公司登記業者，自一百零三年十月十六日起實施。

乙、已辦理工廠登記、商業登記、公司登記業者，自一百零三年十二月三十一日起實施。

(2) 非屬前目一百零三年公告範圍之其他餐飲業：

甲、新辦理營業登記業者或新經地方經建主管機關許可營業之攤（鋪）位使用人及攤販，自公告日起實施。

乙、已辦理營業登記業者或已經地方經建主管機關許可營業之攤（鋪）位使用人及攤販，自一百零四年十二月三十一日起實施。

3. 輸入業：

(1) 一百零三年十月十六日部授食字第一〇三一三〇一八八四號公告之食品輸入業、含塑膠類材質之食品器具、食品容器或包裝輸入業，以一百零三年十月十六日爲基準：

甲、新辦理工廠登記、商業登記或公司登記業者，自一百零三年十月十六日起實施。

乙、已辦理工廠登記、商業登記、公司登記業者，自一百零三年十二月三十一日起實施。

丙、已辦理工廠登記、商業登記或公司登記之食用油脂輸入業者，自一百零三年十月三十一日實施。

(2) 非屬前目一百零三年公告範圍之其他輸入業：

甲、新辦理工廠登記、商業登記或公司登記業者，自公告日起實施。

乙、已辦理工廠登記、商業登記、公司登記業者，自一百零四年十二月三十一日起實施。

4. 販售業：

(1) 依據衛生福利部一百零三年十月十六日部授食字第一〇三一三〇一八八四號公告之販售業，以一百零三年十月十六日為基準：

甲、新辦理工廠登記、商業登記或公司登記業者，自一百零三年十月十六日起實施。

乙、已辦理工廠登記、商業登記、公司登記業者，自一百零三年十二月三十一日起實施。

(2) 非屬前目一百零三年公告範圍之其他販售業：

甲、新辦理營業登記業者或新經地方經建主管機關許可營業之攤（鋪）位使用人及攤販，自公告日起實施。

乙、已辦理營業登記業者或已經地方經建主管機關許可營業之攤（鋪）位使用人及攤販，自一百零四年十二月三十一日起實施。

二　食品添加物製造、加工、輸入及販售業者，應依衛生福利部一百零三年四月二十四日部授食字第一〇三一三〇〇七六三號公告規定登錄。

三　自公告日起，受理食品業者之登錄。

應建立食品追溯追蹤系統之食品業者

①民國104年7月31日衛生福利部公告訂定發布全文4點。
②民國106年3月1日衛生福利部公告修正發布全文4點，並自即日生效。

一　應建立食品追溯追蹤系統之食品業者如下：
(一)食用油脂之製造、加工、調配及輸入業者。
(二)肉類加工食品之輸入業者及經公告應符合「食品安全管制系統準則」之該類食品製造、加工、調配業者。
(三)乳品加工食品之輸入業者及經公告應符合「食品安全管制系統準則」之該類食品製造、加工、調配業者（市售包裝乳粉及調製乳粉除外）。
(四)水產品食品之輸入業者及經公告應符合「食品安全管制系統準則」之該類食品製造、加工、調配業者。
(五)餐盒食品之製造、加工、調配業者。
(六)食品添加物之製造、加工、調配及輸入業者。
(七)基因改造食品原料之輸入業者。
(八)黃豆之製造、加工、調配及輸入業者。
(九)小麥之製造、加工、調配及輸入業者。
(十)玉米之製造、加工、調配及輸入業者。
(十一)麵粉之製造、加工、調配及輸入業者。
(十二)澱粉之製造、加工、調配及輸入業者。
(十三)食鹽之輸入業者及「氯化鈉含量達百分之九十五以上食鹽」之製造、加工、調配業者。
(十四)糖之製造、加工、調配及輸入業者。
(十五)茶葉之輸入業者。
(十六)包裝茶葉飲料之製造、加工、調配業者。
(十七)黃豆製品之製造、加工、調配及輸入業者。
(十八)嬰兒與較大嬰兒配方食品之製造、加工、調配、輸入及販售業者。
(十九)市售包裝乳粉及調製乳粉產品之製造、加工、調配、輸入及販售業者。
(二十)蛋製品之製造、加工、調配業者。
(二十一)食用醋之製造、加工、調配業者。
(二十二)嬰幼兒食品之輸入業者。

二　前點之食品業者規模及實施日期如下：
(一)第一款之製造、加工、調配業者：辦有工廠登記者，自中華民國一百零三年十月三十一日實施。

㈡第一款之輸入業者：辦有商業登記、公司登記或工廠登記者，自中華民國一百零三年十月三十一日實施。

㈢第二款至第五款及第十九款之製造、加工、調配業者：辦有工廠登記者，自中華民國一百零四年二月五日實施。

㈣第六款之製造、加工、調配及輸入業者、第二款至第四款、第七款及第十九款之輸入業者：辦有商業登記、公司登記或工廠登記者，自中華民國一百零四年二月五日實施。

㈤第八款至第十四款、第十六款及第十七款之製造、加工、調配業者：辦有工廠登記且資本額新臺幣三千萬元以上者，自中華民國一百零四年七月三十一日實施。

㈥第八款至第十五款及第十七款之輸入業者：辦有商業登記、公司登記或工廠登記者，自中華民國一百零四年七月三十一日實施。

㈦第十八款之製造、加工、調配業者：辦有工廠登記且資本額新臺幣三千萬元以上者，自中華民國一百零五年一月一日實施；辦有工廠登記且資本額低於新臺幣三千萬元者，自中華民國一百零五年七月一日實施。

㈧第十八款之輸入業者：辦有商業登記、公司登記或工廠登記者，自中華民國一百零五年一月一日實施。

㈨第十八款及第十九款之販售業者：辦有商業登記、公司登記或工廠登記者，且資本額新臺幣三千萬元以上者，自中華民國一百零六年一月一日實施。

㈩第二十款及第二十一款之製造、加工、調配業者：辦有工廠登記且資本額新臺幣三千萬元以上者，自中華民國一百零六年七月三十一日實施。

⑪第二十二款之輸入業者：辦有商業登記、公司登記或工廠登記者，自中華民國一百零六年七月三十一日實施。

三　第一點之食品業者，應於每月十日前至「食品追溯追蹤管理資訊系統（非追不可）」（http://ftracebook.fda.gov.tw），以電子方式申報前一個月之追溯或追蹤系統之資料，其實施日期及規模如下：

㈠第一款之製造、加工、調配業者：辦有工廠登記且資本額新臺幣三千萬元以上者，自中華民國一百零三年十月三十一日實施；辦有工廠登記且資本額低於新臺幣三千萬元者，自中華民國一百零六年一月一日實施。

㈡第一款之輸入業者：辦有商業登記、公司登記或工廠登記者，自中華民國一百零三年十月三十一日實施。

㈢第二款、第三款及第五款之製造、加工、調配業者：辦有工廠登記且資本額新臺幣三千萬元以上者，自中華民國一百零五年一月一日實施；辦有工廠登記且資本額低於新臺幣三千萬元者，自中華民國一百零六年一月一日實施。

㈣第二款、第三款、第七款至第十五款、第十八款及第十九款之輸入業者：辦有商業登記、公司登記或工廠登記者，自中華民國一百零五年一月一日實施。

㈤第四款之製造、加工、調配業者：辦有工廠登記且資本額新臺幣三千萬元以上者，自中華民國一百零五年三月一日實施；辦有工廠登記且資本額低於新臺幣三千萬元者，自中華民國一百零六年一月一日實施。

㈥第四款之輸入業者：辦有商業登記、公司登記或工廠登記者，自中華民國一百零六年一月一日實施。

㈦第六款之製造、加工、調配及輸入業者：辦有商業登記、公司登記或工廠登記者，自中華民國一百零六年一月一日實施。

㈧第八款至第十四款及第十六款之製造、加工、調配業者：辦有工廠登記且資本額新臺幣三千萬元以上者，自中華民國一百零五年一月一日實施。

㈨第十七款之製造、加工、調配業者：辦有工廠登記且資本額新臺幣三千萬元以上者，自中華民國一百零五年三月一日實施。

㈩第十七款之輸入業者：辦有商業登記、公司登記或工廠登記者，自中華民國一百零五年三月一日實施。

⑪第十八款及第十九款之製造、加工、調配業者：辦有工廠登記且資本額新臺幣三千萬元以上者，自中華民國一百零五年一月一日實施；辦有工廠登記且資本額低於新臺幣三千萬元者，自中華民國一百零五年七月一日實施。

⑫第十八款及第十九款之販售業者：辦有商業登記、公司登記或工廠登記者，且資本額新臺幣三千萬元以上者，自中華民國一百零六年一月一日實施。

⑬第二十款及二十一款之製造、加工、調配業者：辦有工廠登記且資本額新臺幣三千萬元以上者，自中華民國一百零七年一月一日實施。

⑭第二十二款之輸入業者：辦有商業登記、公司登記或工廠登記者，自中華民國一百零七年一月一日實施。

四　第一點之食品業者，依「加值型及非加值型營業稅法」規定應使用統一發票者，應使用電子發票，其實施日期如下：

㈠第一款之製造、加工、調配業者：辦有工廠登記且資本額新臺幣三千萬元以上者，自中華民國一百零三年十二月三十一日實施；辦有工廠登記且資本額低於新臺幣三千萬元者，自中華民國一百零七年一月一日實施。

㈡第一款之輸入業者：辦有商業登記、公司登記或工廠登記者，自中華民國一百零三年十二月三十一日實施。

㈢第二款、第三款及第五款之製造、加工、調配業者：辦有工廠登記且資本額新臺幣三千萬元以上者，自中華民國一百零六年一月一日實施；辦有工廠登記且資本額低於新臺幣三千萬元者，自中華民國一百零七年一月一日實施。

㈣第二款、第三款、第七款至第十五款及第十七款之輸入業者：

辦有商業登記、公司登記或工廠登記者，自中華民國一百零六年一月一日實施。

㈤第四款之製造、加工、調配業者：辦有工廠登記者，自中華民國一百零七年一月一日實施。

㈥第四款之輸入業者：辦有商業登記、公司登記或工廠登記者，自中華民國一百零七年一月一日實施。

㈦第六款之製造、加工、調配及輸入業者：辦有商業登記、公司登記或工廠登記自中華民國一百零八年一月一日實施。

㈧第八款至第十四款、第十六款及第十七款之製造、加工、調配業者：辦有工廠登記且資本額新臺幣三千萬元以上者，自中華民國一百零六年一月一日實施。

㈨第十八款及第十九款之製造、加工、調配、輸入及販售業者：符合公告事項二之規模及業務型態者，自中華民國一百零四年九月一日實施。

㈩第二十款及第二十一款之製造、加工、調配業者：辦有工廠登記且資本額新臺幣三千萬元以上者，自中華民國一百零九年一月一日實施。

⑪第二十二款之輸入業者：辦有商業登記、公司登記或工廠登記，自中華民國一百零九年一月一日實施。

食品安全管制系統準則

①民國103年3月11日衛生福利部令訂定發布全文13條；並自發布日施行。
②民國104年6月5日衛生福利部令修正發布第12條條文。

第一條
本準則依食品安全衛生管理法（以下簡稱本法）第八條第四項規定訂定之。

第二條
本準則所稱食品安全管制系統（以下簡稱本系統），指為鑑別、評估及管制食品安全危害，使用危害分析重要管制點原理，管理原料、材料之驗收、加工、製造、貯存及運送全程之系統。
前項系統，包括下列事項：
一　成立食品安全管制小組（以下簡稱管制小組）。
二　執行危害分析。
三　決定重要管制點。
四　建立管制界限。
五　研訂及執行監測計畫。
六　研訂及執行矯正措施。
七　確認本系統執行之有效性。
八　建立本系統執行之文件及紀錄。

第三條
中央主管機關依本法第八條第二項公告之食品業者（以下簡稱食品業者），應成立管制小組，統籌辦理前條第二項第二款至第八款事項。
管制小組成員，由食品業者之負責人或其指定人員，及品保、生產、衛生管理人員或其他幹部人員組成，至少三人，其中負責人或其指定人員為必要之成員。
前項成員中，至少一人應為食品業者專門職業或技術證照人員設置及管理辦法規定之專門職業人員，並負責規劃及管理本系統執行之文件及紀錄。

第四條
管制小組成員，應曾接受中央主管機關認可之食品安全管制系統訓練機關（構）（以下簡稱訓練機關（構））辦理之相關課程至少三十小時，並領有合格證明書；從業期間，應持續接受訓練機關（構）或其他機關（構）辦理與本系統有關之課程，每三年累計至少十二小時。
前項其他機關（構）辦理之課程，應經中央主管機關認可。

第五條

管制小組應以產品之描述、預定用途及加工流程圖所定步驟爲基礎，確認生產現場與流程圖相符，並列出所有可能之生物性、化學性及物理性危害物質，執行危害分析，鑑別足以影響食品安全之因子及發生頻率與嚴重性，研訂危害物質之預防、去除及降低措施。

第六條

管制小組應依前條危害分析獲得之資料，決定重要管制點。

第七條

管制小組應對每一重要管制點建立管制界限，並進行驗效。

第八條

管制小組應訂定監測計畫，其內容包括每一重要管制點之監測項目、方法、頻率及操作人員。

第九條

管制小組應對每一重要管制點，研訂發生系統性變異時之矯正措施；其措施至少包括下列事項：

一　引起系統性變異原因之矯正。

二　食品因變異致違反本法相關法令規定或有危害健康之虞者，其回收、處理及銷毀。

管制小組於必要時，應對前項變異，重新執行危害分析。

第一〇條

管制小組應確認本系統執行之有效性，每年至少進行一次內部稽核。

第一一條

食品業者應每年至少一次對執行本系統之人員，辦理內部教育訓練。

第一二條

管制小組應就第五條至前條之執行，作成書面紀錄，連同相關文件，彙整爲檔案，妥善保存至少五年。

前項書面紀錄，應經負責人或其指定人員簽署，並註記日期。

第一三條

本準則自發布日施行。

附件　食品安全管制系統

一　食品安全管制系統（以下簡稱本系統）依食品衛生管理法（以下簡稱本法）第二十條第一項之規定訂定之。

二　本系統爲一鑑別、評估及控制食品安全危害之系統，援引危害分析重要管制點原理，管理原料驗收，加工、製造及貯運等全程之食品安全危害。

三　本系統專有名詞定義如下：

(一)矯正措施：係指當監測結果顯示重要管制點失控時，所採取的行動。

(二)重要管制點：係指一個點、步驟、或程序，若施予控制，則可預防、去除或減低危害至可接受之程度。

(三)管制界限：係指爲防止、去除或降低重要管制點之危害至可接受的程度，所建立之物理、生物或化學之最高及（或）最低值。

(四)變異：變異係指管制界限失控。

(五)危害分析重要管制點計畫：爲控制食物鏈中之重要管制點之食品安全危害，依危害分析重要管制點制度原理，所定需遵循之文件。

(六)危害：係指食品中可能引起消費者不安全之生物、化學或物理性質。

(七)危害分析：係指收集或評估危害的過程，以決定那些危害爲顯著食品安全危害及必須在危害分析重要管制點計畫書中說明。

(八)監測：係指觀察或測試控制危害分析重要管制點之活動，以評估重要管制點是否在控制之下，並產生供確認之正確紀錄。

(九)防制措施：係指可用以預防、去除或降低顯著危害所使用之物理性、化學性、生物性之任何活動。

(十)食品相關科系（所）：指依本法第二十二條規定之食品衛生管理人員適用之科系（所）。

(十一)驗效：以科學與技術爲根據，來判定安全危害分析重要管制點計畫，若正確執行時，是否能有效控制危害，驗效爲確認之一部分。

(十二)確認：係指除監測外之活動，包括驗效危害分析重要管制點計畫及決定危害分析重要管制點計畫是否被確實遵行。

四　食品業者應設立食品安全管制系統工作小組（以下簡稱管制小組）：

(一)成員至少三人，包括負責人或其授權人、品保、生產、衛生管理人員及其它幹部人員。

(二)管制小組中至少一人爲食品技師或食品相關科系（所）畢業人員，並經中央主管機關認可之訓練機構辦理之食品良好衛生規範及危害分析重要管制點相關訓練合格者。

五　管制小組之職責：

(一)鑑別及管理食品良好衛生規範相關紀錄。

(二)制訂、執行及確認危害分析重要管制點計畫。

(三)負責食品安全管制系統實施之溝通及鑑別所需資源。

六　危害分析：

(一)食品業者應列出所有危害，並執行危害分析，以鑑別危害管制系統計畫書危害，決定危害之預防措施。

(二)危害分析應依據已查證之產品描述、產品預定用途與現場相符之加工流程圖爲基礎。

(三)危害分析應鑑別危害之發生頻率及嚴重性，並考慮下列各種危害：

1. 天然毒素危害。
2. 微生物污染危害。
3. 化學性污染危害。
4. 殺蟲劑危害。
5. 藥物殘留危害。
6. 動物疾病危害。
7. 分解或劣變物質危害。
8. 寄生蟲危害。
9. 食品添加物危害。
10. 物理性危害危害。
11. 其他食品安全危害。

七　決定重要管制點：

(一)重要管制點之決定，應依據危害分析所獲得資料加以判定。

(二)每一加工廠若其食品安全之危害、重要管制點、管制界限等基本上是相同時，則可歸爲同一危害分析重要管制點計畫。

八　管制界限：每一重要管制點應建立管制界限。若可能時，管制界限應予驗效。

九　監測：應列出監測每一重要管制點之項目、方法、頻率及執行人，以即時防止管制界限失控。

十　矯正措施：

(一)應針對每一重要管制點，制定偏離管制界限時對應之矯正措施，管制措施應確保：

1. 引起變異之原因已被矯正。
2. 因異常所致危害健康或品質不良之產品未流入市面。

(二)如發現無適合之矯正措施時，食品業者應執行下列事項：

1. 隔離且留存受影響產品。
2. 由授權具專業知識人員查核，以決定受影響產品出貨之可行性。
3. 針對受影響的產品，應確保無異常所致危害健康或品質不良之產品流入市面；已流入市面者，應回收並採取矯正措施。

4. 引起變異之原因已被矯正。

㈢必要時管制小組人員應重新評估危害分析重要管制點計畫，決定是否必須將新確定之內容列入危害分析重要管制點計畫。

十一　確認：

㈠確認程序應予建立。

㈡如可能時，應對危害分析重要管制點計畫進行驗效。

㈢藉由確認及內稽活動以決定食品安全管制系統是否有效執行。

1. 內稽食品安全管制系統及其紀錄。
2. 內稽變異及產品變異。
3. 確定重要管制點在控制中。

㈣對於所建立之危害分析重要管制點計畫必需實施確認，並確保有效執行。

㈤當危害分析或危害分析計畫改變時，應對系統再確認。

十二　文件及紀錄：

㈠危害分析重要管制點計畫應予文件化。

㈡文件之發行、更新及廢止，必須經負責人或其授權人簽署，並核准實施。

㈢紀錄應確實簽署，並註記日期。

㈣文件與紀錄應保存至產品有效日期後六個月以上。

十三　訓練：

㈠食品業者應鑑別各部門人員執行食品安全管制系統之訓練需求，據以執行，並做成紀錄。

㈡管制小組成員每人至少每三年應接受中央主管機關認可之機構辦理本系統有關之專業訓練、研討、講習等課程，或會議或中央主管機關認可之課程，累計十二小時以上。

乳品加工食品業應符合食品安全管制系統準則之規定

①民國99年7月2日行政院衛生署公告訂定發布全文3點；並自100年7月1日生效。

②民國102年8月5日衛生福利部公告修正發布。

③民國103年8月8日衛生福利部公告修正發布名稱及全文3點；並自即日生效（原名稱：乳品加工食品業應符合食品安全管制系統之規定）。

一　乳品加工食品業應符合食品安全管制系統之實施日期如下：

(一)鮮乳、保久乳及調味乳：自中華民國一〇〇年七月一日實施。

(二)乳粉、發酵乳及煉乳：自中華民國一〇一年七月一日實施。

(三)乳油、乳酪、再製乾酪及其他液態乳：自中華民國一〇二年七月一日實施。

(四)其他乳製品類：由中央主管機關另定之。

二　本公告之相關名詞定義如下：

(一)乳品加工食品業：指具有工廠登記證之乳品加工廠製造業者。

(二)乳品加工廠：指以生乳或乳製品爲原料，進行製造、加工、調配、包裝、運送、貯存等之生產工廠。

(三)生乳：直接由乳牛、乳羊擠出，未經處理之生乳汁。

(四)鮮乳：以生乳經加溫殺菌包裝後冷藏供飲用之乳汁。

(五)保久乳：以生乳或鮮乳經高壓滅菌或高溫滅菌，以無菌包裝後供飲用之乳汁；或以瓶（罐）裝生乳，經高壓滅菌或高溫滅菌後供飲用之乳汁。

(六)乳粉，包括以下三項：

1. 全脂乳粉：以生乳除去水分製成之粉末狀產品。
2. 脫脂乳粉：以生乳除去脂肪及水分所製成之粉末狀產品。
3. 調製乳粉：以生乳、鮮乳、乳粉或乳清粉爲主要原料，添加其他營養與風味或各種之必要其他添加物，予以調和製成之粉末狀產品。

(七)調味乳：以生乳、鮮乳或保久乳爲主要原料，添加調味料等加工製成之調味乳。

(八)發酵乳：以生乳、鮮乳或其他乳製品爲主原料，經乳酸菌、酵母菌或其他對人體健康無害之菌種發酵而成之製品。

(九)煉乳：以乳或乳製品爲原料，經脫除部分水份、加糖、濃縮製成之產品。

(十)乳油：以生乳或鮮乳加工或由乳酪還原加工製成之半固狀油脂。

(十一)乳酪：以乳油加工製成之半固狀產品。
(十二)再製乾酪：由一種或多種天然乾酪加工製成之半固狀產品。
(十三)其他液態乳：以生乳、鮮乳、保久乳或乳粉還原液態乳為主要原料，加工調配製成之液態乳。

三　其他非屬乳品加工廠之乳品業，不適用本公告規定。

肉類加工食品業應符合食品安全管制系統準則之規定

①民國96年8月15日行政院衛生署公告訂定發布全文2點。

②民國102年8月5日衛生福利部公告修正發布。

③民國103年8月8日衛生福利部公告修正發布名稱及全文2點；並自即日生效（原名稱：肉類加工食品業應符合食品安全管制系統相關規定）。

一　肉類加工食品業應符合食品安全管制系統之實施日期如下：

㈠冷藏冷凍畜禽生鮮肉品、醃漬肉品、香腸、乾燥肉品、調理肉品、肉類罐頭：作業員工二十人以上者，公告後一年實施；作業員工未滿二十人者，公告後二年實施。

㈡其他畜禽肉品類：由中央主管機關另訂之。

二　本公告之相關名詞定義如下：

㈠肉類加工食品：以畜禽肉類或其雜碎類爲主成分，製造成可供人類食用之食品；所稱主成分係指畜禽肉類或其雜碎類之含量達百分之五十以上者。

㈡肉類加工食品業：從事畜禽肉類原料供應、製造、調配、加工、包裝、運送、貯存等之業者。

㈢畜禽類：可供人類食用之家畜類（包括牛、羊、馬、豬、鹿、兔等）或家禽類（包括雞、鴨、鵝、火雞、鴕鳥等）。

㈣肉類加工包括：

1. 生鮮處理：含原料肉貯存（冷藏冷凍）、解凍、分切、分級、選別、機械去骨（肉）、低溫保藏之運送、貯存過程。
2. 肉品加工：含切片、切絲、絞碎、細切、醃漬、充塡、成型、蒸煮、煙燻、乾燥、脫水、調理冷凍（藏）、萃取、發酵、製罐等。

㈤冷藏、冷凍畜禽生鮮肉品，包括：

1. 冷藏生鮮肉類：原料肉未經調理，直接於凍結點以上低溫貯藏者。
2. 冷凍生鮮肉類：原料肉未經調理，直接凍結貯藏者。

㈥醃漬肉品：原料肉使用食鹽、亞硝酸鹽及（或）硝酸鹽醃漬而成之產品，如火腿、臘肉、培根等。

㈦香腸：原料肉經絞碎、混合並充塡於腸衣內所製成之可即食或未熟煮產品。亦可以模具成形或充塡於罐裝容器內，但不屬於肉類罐頭，如中式香腸、熱狗等。

㈧乾燥肉品：原料肉經乾燥製成者，如肉乾、肉絨、肉酥、乾燥肉等產品。

(九)調理肉品：原料肉經調理後冷藏或冷凍者，如醬漬肉排、漢堡肉餅、丸類、烤炸類等。

(十)肉類罐頭：原料肉於馬口鐵罐、鋁罐、玻璃瓶或其他容器中經脫氣密封加熱滅菌製成，可常溫貯存者。

水產食品業應符合食品安全管制系統準則之規定

①民國92年12月23日行政院衛生署令訂定發布全文3點。

②民國102年8月5日衛生福利部令修正發布。

③民國103年8月8日衛生福利部令修正發布名稱及全文3點；並自即日生效（原名稱：水產食品業實施食品安全管制系統）。

壹　水產食品業實施食品安全管制系統，須符合「食品安全管制系統」相關規定。

貳　本公告所稱「水產食品業」之名詞定義如下：

一　水產食品業：從事水產食品製造、調配、加工、包裝及運送、貯存等之業者，包括：

㈠生鮮處理：含卸貨、分級、選別、去頭、去尾、去內臟、去鱗、去皮（去殼）、分切低溫保藏之製造及運送、貯存過程。

㈡二次加工：含製罐、蒸煮、脫水、醃燻、鹽製、調理冷凍（藏）、萃取、發酵等。

二　魚貝類：可供人類食用之淡水或鹹水魚類、軟體類、貝類、甲殼類和其他除鳥類外之水生動物（包括鱷魚、蛙、甲魚、水母、海參及海膽等）。

三　水產食品：以魚貝類爲主成分，製造成可供人類食用之食品。

四　水產罐頭食品類：將原料於鐵罐、鋁罐、玻璃瓶或其他容器中經脫氣密封加熱殺菌製成者，分水煮、油漬、調味等三種。

㈠水煮：指原料未加調味，以水充填者。

㈡油漬：指原料未加調味，以植物油充填者。

㈢調味：指將原料使用蕃茄醬、糖、醋、醬油、咖哩等調味製成者，包括魚醬類、蕃茄醬漬類、調味類及烤炸類等。

五　冷凍冷藏水產食品類，包括：

㈠冷藏品：原料未經調理，直接於凍結點以上低溫貯藏者。

㈡冷凍品：原料未經調理，直接凍結貯藏者。

㈢調理冷凍品：原料經調理後凍結貯藏者。

六　水產調味乾製食品類：經調味製成之乾製品，如魚鬆等。

七　其他水產品類：原料經過脫水乾燥或添加食鹽，其水分含量或水活性低於原料而能延長保存期限之製品，包括：

㈠鹽藏品：指將食鹽散布於原料魚體，或浸漬於鹽液中加壓而後製成者，如鹽煙仔、鹽鯖、鹽鮭等。

㈡鹽乾品：指將新鮮之原料先鹽漬後再乾燥者，如鹽乾鯖、鹽乾鯧、鹽乾飛魚等。

㈢素乾品：指將生鮮原料直接乾燥製成者，如魷魚、乾鰈、扁魚干、海參等。

㈣煮乾品：指將新鮮原料先煮熟再行乾燥製成者，如鮑魚、干貝、蝦米等。

參 「水產食品業實施食品安全管制系統」之實施日如下：

一 水產罐頭食品類：發布後一年。

二 冷凍冷藏水產食品類、水產調味乾製品類：員工十人（含）以上者，發布後一年實施；員工十人以下者，發布後二年實施。

三 其他水產乾製食品類：員工十人（含）以上者，發布後二年實施；員工十人以下者，發布後三年實施。

四 其他水產食品類：由中央主管機關另訂之。

餐盒食品工廠應符合食品安全管制系統準則之規定

①民國96年9月12日行政院衛生署公告訂定發布全文3點；並自96年9月15日生效。

②民國103年8月11日衛生福利部公告修正發布名稱及全文3點；並自即日生效（原名稱：餐盒食品工廠應符合食品安全管制系統相關規定）。

一　餐盒食品工廠應符合食品安全管制系統之實施日期如下：

㈠每日供應餐食三千份以上之工廠：自本公告生效日後一年。

㈡每日供應餐食二千份以上未滿三千份之工廠：自本公告生效日後二年。

㈢每日供應餐食未滿二千份之工廠：自本公告生效日後三年。

二　本公告相關名詞定義如下：

㈠食品工廠：係指具有工廠登記證之食品製造業者。

㈡餐盒食品工廠：係指經調理包裝成盒，或不經小包裝而直接以大容器運送供團體食用之餐食生產工廠（包括盒餐與團膳）。

㈢供應餐食份：係以人份數計。

三　其他非屬餐盒食品工廠之餐飲業，不適用本公告規定。

食品及其相關產品追溯追蹤系統管理辦法

①民國102年11月19日衛生福利部令訂定發布全文10條；並自發布日施行。

②民國105年6月8日衛生福利部令修正發布第1、4～6、8條條文。

第一條

本辦法依食品安全衛生管理法（以下簡稱本法）第九條第四項規定訂定之。

第二條

本辦法所稱食品及相關產品，指本法第三條第一項第一款至第六款之食品、特殊營養食品、食品添加物、食品器具、食品容器或包裝及食品用洗潔劑。

第三條

本辦法所稱之追溯追蹤系統，指食品業者於食品及其相關產品供應過程之各個環節，經由標記得以追溯產品供應來源或追蹤產品流向，建立其資訊及管理之措施。

第四條

食品業者從事食品及其相關產品製造、加工、調配業務時建立之追溯追蹤系統，至少應包含下列各管理項目：

一　原材料資訊：

(一)原材料供應商之名稱、食品業者登錄字號、地址、聯絡人及聯絡電話。

(二)原材料名稱。

(三)淨重、容量、數量或度量。

(四)批號。

(五)有效日期、製造日期，或其他可辨識該原材料來源之日期或資訊。

(六)收貨日期。

(七)原料原產地（國）資訊。

二　產品資訊：

(一)產品名稱。

(二)主副原料。

(三)食品添加物。

(四)包裝容器。

(五)儲運條件。

(六)製造廠商。

㈦國內負責廠商之名稱、食品業者登錄字號、地址、聯絡人及聯絡電話。
㈧淨重、容量、數量或度量。
㈨有效日期及製造日期。
三　標記識別：包含產品原材料、半成品及成品上任何可供辨識之獨特記號、批號、文字、圖像等。
四　產品流向資訊：
㈠產品運送之物流業者其名稱、食品業者登錄字號、地址、聯絡人及聯絡電話。
㈡非屬自然人之直接產品買受者之名稱、地址、聯絡人及聯絡電話；其爲食品業者，並應包含食品業者登錄字號。
㈢產品名稱。
㈣淨重、容量、數量或度量。
㈤批號。
㈥有效日期或製造日期。
㈦交貨日期。
五　其他具有效串聯產品來源及流向之必要性內部追溯追蹤管理資訊或紀錄。
前項第一款第一目、第二款第七目及第四款第一目、第二目之食品業者登錄字號，指該業者屬中央主管機關公告應申請登錄始得營業者，應留存該業者之食品業者登錄字號之資訊。
第一項第一款第七目之原料原產地（國）資訊，其原料屬中央主管機關公告應標示原料原產地者，須留存原料原產地（國）資訊。
第一項第二款第六目製造廠商與第七目國內負責廠商，若爲相同者可擇一記錄。
第五條
食品業者從事食品及其相關產品輸入業務時建立之追溯追蹤系統，至少應包含下列各管理項目：
一　產品資訊：
㈠產品中、英（外）文名稱。
㈡主副原料。
㈢食品添加物。
㈣包裝容器。
㈤儲運條件。
㈥報驗義務人名稱之統一編號、食品業者登錄字號。
㈦國外出口廠商及製造（屠宰或產品國外負責）廠商之名稱或代號、地址、聯絡人及聯絡電話。
㈧淨重、容量、數量或度量。
㈨批號。
㈩有效日期、製造日期，或其他可辨識該產品來源之日期或資訊。
⑴海關放行日期。
⑵輸入食品查驗機關核發之食品及相關產品輸入查驗申請書號碼。
⑶原料原產地（國）資訊。

二 標記識別：包含產品上任何可供辨識之獨特記號、批號、文字、圖像等。
三 產品流向資訊：
㈠產品運送之物流業者其名稱、食品業者登錄字號、地址、聯絡人及聯絡電話。
㈡非屬自然人之直接產品買受者之名稱、地址、聯絡人及聯絡電話；其為食品業者，並應包含食品業者登錄字號。
㈢產品名稱。
㈣淨重、容量、數量或度量。
㈤批號。
㈥有效日期、製造日期，或其他可辨識該產品來源及流向之日期或資訊。
㈦交貨日期。
四 其他具有效串聯產品來源及流向之必要性內部追溯追蹤管理資訊或紀錄。

前項第一款第六目及第三款第一目、第二目之食品業者登錄字號，指該業者屬中央主管機關公告應申請登錄始得營業者，應留存該業者之食品業者登錄字號之資訊。
第一項第一款第十三目之原料原產地（國）資訊，其產品之原料屬中央主管機關公告應標示原料原產地者，須留存原料原產地（國）資訊。

第六條

食品業者從事食品及其相關產品販賣、輸出業務時建立之追溯追蹤系統，至少應包含下列各管理項目：
一 產品資訊：
㈠產品供應商之名稱、食品業者登錄字號、地址、聯絡人及聯絡電話。
㈡產品名稱。
㈢淨重、容量、數量或度量。
㈣批號。
㈤有效日期、製造日期，或其他可辨識該產品來源之日期或資訊。
㈥收貨日期。
㈦原料原產地（國）資訊。
二 標記識別：產品上任何可供辨識之獨特記號、批號、文字、圖像等。

三　產品流向資訊：

㈠產品運送之物流業者其名稱、食品業者登錄字號、地址、聯絡人及聯絡電話。

㈡非屬自然人之直接產品買受者之名稱、地址、聯絡人及聯絡電話；其爲食品業者，並應包含食品業者登錄字號。

㈢產品名稱。

㈣淨重、容量、數量或度量。

㈤批號。

㈥有效日期、製造日期，或其他可辨識該產品來源及流向之日期或資訊。

㈦交貨日期。

四　其他具有效串聯產品來源及流向之必要性內部追溯追蹤管理資訊或紀錄。

前項第一款第一目及第三款第一目、第二目之食品業者登錄字號，指該業者屬中央主管機關公告應申請登錄始得營業者，應留存該業者之食品業者登錄字號之資訊。

第一項第一款第七目之原料原產地（國）資訊，其產品之原料屬中央主管機關公告應標示原料原產地者，須留存原料原產地（國）資訊。

第七條

食品業者從事食品及其相關產品包裝業務時，應符合第四條規定。其原料進行組合後未改變原包裝型態者，則應符合前條規定。

第八條

食品業者對第四條至第六條管理項目，應詳實記錄。

食品業者應以書面或電子文件，完整保存食品追溯追蹤憑證、文件等紀錄至少五年。

第九條

直轄市、縣（市）主管機關爲確認追溯追蹤系統紀錄，得進入食品業者作業場所查核及要求其提供相關證明文件，食品業者不得規避、妨礙或拒絕。

第一〇條

本辦法自發布日施行。

食品工廠建築及設備設廠標準

①民國90年5月3日行政院衛生署令訂定發布全文20條；並自發布日施行。
②民國101年11月21日行政院衛生署令修正發布第1、3、4條條文；並增訂第19-1條條文。
③民國102年9月5日衛生福利部令修正發布第1條條文。
④民國103年3月5日衛生福利部令修正發布第19-1條條文。

第一章　通　則

第一條
本標準依食品衛生管理法第十條第二項規定訂定之。

第二條
食品工廠建築及設備之設置，除法令另有規定外，依本標準之規定。

第三條
本標準所定之食品工廠，應依法辦理工廠登記。

第四條
食品工廠設廠，應符合第二章之規定，下列專業食品工廠並應符合第三章之相關規定：
一　罐頭食品工廠。
二　冷凍食品工廠。
三　蜜餞鹽漬工廠。
四　飲料工廠。
五　醬油工廠。
六　乳品工廠。
七　味精工廠。
八　食用油脂工廠。
九　脫水蔬果工廠。
十　餐盒食品工廠。
十一　速食麵工廠。
十二　食品添加物工廠（味精工廠除外）。
前項專業食品工廠之類別，依中華民國行業標準分類及經濟部工業產品分類認定。

第二章　食品工廠之基本共同標準

第五條
食品工廠之廠區環境應符合下列規定：

一　廠區內應築有通暢之排水溝，空地應舖設混凝土、柏油或予以綠化，不得有塵土飛揚，環境應隨時保持清潔，地面應隨時清掃、保持清潔。
二　排水系統應經常清理，保持暢通，不得有異味。
三　禽畜、寵物等應予管制，並有適當的措施以避免污染食品，員工宿舍應與作業場所完全隔離並分別設置出入口。
四　應實施有效之病媒防治措施。

第六條

食品工廠得包括辦公室、原料處理場、加工或調理場、檢驗或研究室、包裝室、倉庫、機電室、鍋爐室、修護室、更衣室、洗手消毒室、餐廳、員工休息室、員工宿舍及廁所等。

凡使用性質或清潔程度要求不同之場所，應個別設置或有效隔離及管理，其建築並應符合下列規定：

一　牆壁與支柱：原料處理場、加工或調理場等建築物之牆壁與支柱面應爲白色或淺色，離地面至少一公尺以內之部分應使用非吸收性、不透水、易清洗之材料舖設，其表面應平滑無裂縫並經常保持清潔，不得有納垢侵蝕等情形。
二　地面：原料處理場、加工或調理場、內包裝室建築物之地面，應採非吸收性、不透水且耐酸鹼、耐磨之材料舖設。地面應有良好之排水斜度及排水系統，無積水之虞。
三　樓板或天花板：應爲白色或淺色、易清掃、可防止灰塵積儲之構築，且不得有長黴納垢或成片剝落等情形發生。食品暴露之正上方樓板或天花板不得有結露現象，並保持清潔、良好維修之狀態。
四　光線：食品工廠之廠房除倉庫以外，其他各項建築物應有足夠的光線，工作台面或調理台面應保持二百米燭光以上，機器設備台面應保持一百米燭光以上，使用之光源應不致改變食品之顏色，照明設備應保持清潔以避免污染食品。
五　通風：廠房建築物應通風良好，視需要裝設風扇、抽風機等有效換氣設備。且通風口應有防止病媒侵入之設施。如有密閉之加工室或包裝室，則應有空調設備。
六　出入口、門窗及其他孔道：應以非吸收性、易清洗、不透水堅固材料製作，並應設置防止病媒侵入之設施。
七　排水系統：應有完整暢通之排水系統，排水溝應有攔截固體廢棄物之設施，出口處並應有防止病媒侵入之設施。
八　倉庫：原料倉庫及成品倉庫應分別設置或予獨立，庫內地面應較庫外爲高，並採用不透水材料建築，庫內所設之棧板須足以配合存貨及生產作業之需要。
九　廁所：
　㈠廁所之設置地點應防止污染水源。
　㈡廁所不得正面開向食品作業場所，但如有緩衝設施及有效控制空氣流向以防止污染者，不在此限。

㈢應有良好之通風、採光、防蟲、防鼠等設施，並備有流動自來水、清潔劑、烘手器或擦手紙巾等之洗手、乾手設施及垃圾桶。

㈣應有如廁後應洗手之標示。

十　更衣室：食品工廠視其需要得設置更衣室，更衣室應設於加工調理場旁適當位置並與食品作業場所隔離，男女更衣室應分開，室內應備有更衣鏡、潔塵設備及數量足夠之個人用衣物櫃及鞋櫃等。

十一　洗手消毒室：食品工廠視其需要得設置洗手消毒室，其應與加工調理場或內包裝室相鄰，並設置數量足夠之洗手及乾手設施。洗手設施應符合第七條第一項第八款之規定。

十二　病媒防治：不得發現有病媒或其出沒之痕跡。

第七條

食品工廠之設備、用具及用水、用冰應符合下列規定：

一　食品在製造過程中可能接觸食品之容器、器具及有關食品製造之設備，不可使用鉛、銅及有毒化學材料之物品。

二　廠內各種食品製造之設備應有系統排列，保持適當距離和足夠操作之工作空間。容器、器械等用具，應有清潔衛生之存放場所。

三　食品工廠應具備足夠數量之工作服、工作帽或髮網、手套等供給製造人員穿戴。

四　原料處理場、加工或調理場、廁所、洗手消毒室、員工休息室及餐廳等進出口處或適當位置，應設有洗手台及足夠數量之水龍 頭供員工洗手使用。其最低數不得少於該工作場所最高工作人員之十分之一。凡人數超過二百人時，其超過部分爲二十分之一。洗手台內外應使用易清洗不透水材料 構築。

五　食品工廠直接用於食品製造之用水、用冰之水質應符合飲用水標準，非使用自來水者，應設置淨水或消毒設施。食品工廠使用地下水源者，應與化糞池、廢棄物堆置場所等污染源保持至少十五公尺以上之距離。食品工廠之蓄（受）水池應爲不透水構造物，其設置地點應距污穢場所、化糞池 三公尺以上。

六　食品工廠不得使用多氯聯苯或含有多氯聯笨之化學物質及任何有毒之熱媒。

七　飲用水與與非飲用水之管路系統應完全分離，出水口並應明顯區分。

八　洗手設施應符合下列規定：

㈠洗手及乾手設備之設置地點應適當，數目足夠，且備有流動自來水、清潔劑、乾手器或擦手紙巾。必要時，應設置適當的消毒設施。

㈡洗手消毒設施之設計，應能於使用時防止已清洗之手部再度遭受污染，並於明顯之位置懸掛簡明易懂的洗手方法標示。

第八條

食品工廠應具備下列其他處理設施及設備：

一　洗手消毒室、原料處理場、加工或調理場、包裝室等場所內，應設置足夠數量之不透水垃圾桶。廠區內並應設置具有分類功能之固體廢棄物貯存設施。

二　凡有直接危害人體健康及食品安全衛生之化學藥品、放射性物質、有害微生物、腐敗物等，應設專用貯存設施。

三　凡因製造食品所產生之廢氣、異臭等不良氣味，應妥善處理排放。

第三章　專業食品工廠之生產設備、檢驗設備及基本設施標準

第九條

罐頭食品工廠應具備下列生產及檢驗設備：

一　生產設備：

㈠鍋爐：鍋爐間應與加工場所隔離，燃料堆放應有固定場所。

㈡原料洗滌設備。

㈢殺菁設備（附冷卻設備）。

㈣調理台及調理工具。

㈤脫氣設備：產品須有真空度者，應有可形成罐（瓶）內真空之脫氣設備，如脫氣箱、真空封蓋機等。

㈥封蓋設備：封蓋設備應能確保封蓋之安全性，其種類應符合產品之需要設置。

㈦殺菌設備。

㈧清洗消毒設備。

㈨殺菌後冷卻設備。

㈩填充液調配設備。

⑪批號及日期標示設備。

⑫空罐（瓶）噴洗設備：應有使用熱水或蒸氣噴洗之空罐（瓶）噴洗機（金屬罐或玻璃裝罐頭食品工廠必備）。

⑬冷凍（藏）庫：原料儲存應視需要設置冷凍（藏）庫，冷凍庫之溫度應能保持品溫在攝氏負十八度以下，冷藏庫之溫度應能保持品溫在攝氏七度以下凍結點以上。

⑭線上真空檢測器或打檢棒。

二　檢驗設備：

㈠定溫保溫箱。

㈡固定之開罐器。

㈢秤量器（感度一毫克及○．一公克以下）

㈣罐頭眞空測定器及耐壓測定器（金屬罐裝罐頭食品工廠必備）。
㈤溫度計。
㈥糖度計。
㈦餘氯測定器。
㈧pH測定器。
㈨捲封測微器（金屬罐裝罐頭食品工廠必備）。
㈩一般化學分析用玻璃儀器。
⑾給水裝置及洗滌等設備。
⑿袋內殘留空氣量測定裝置（殺菌袋裝罐頭食品工廠必備）。
⒀耐壓強度測定裝置（殺菌袋裝罐頭食品工廠必備）。
⒁罐頭檢漏設備（金屬罐裝罐頭食品工廠必備）。
⒂尖頭型鐵皮厚度測微器（金屬罐裝罐頭食品工廠必備）。

第一〇條

冷凍食品工廠之基本設施、生產設備、檢驗設備及安全措施

一　基本設施：

㈠原料處理場：原料處理場應與加工調理場相連，且與原料遞送口相通。冷凍肉類工廠之原料場應有預冷室，附吊掛設備，室內溫度在攝氏零至五度間，並備有溫度計。
㈡加工調理場：應與凍結室相鄰，場內有調理台或自動調理台。場內並具有冷、熱水管及水龍頭裝置。若產製調理食品，應設置調理室，並有良好之排氣設備。
㈢凍結室：室溫在攝氏負四十度以下，並有自動溫度記錄設備，惟設置有急速凍結設備者得免設置凍結室。
㈣內包裝室：凍結前經加熱處理過或解凍後供生食用之產品，應獨立設置內包裝室。
㈤凍藏室：凍藏室溫度，在裝滿時，應保持在攝氏負二十度以下，並有自動溫度記錄設備。室內應設有足夠數量之棧板或貨架。
㈥更衣室：更衣室應設於加工調理場旁適當位置，並與食品作業場所隔離。男女更衣室應分開，室內應備有更衣鏡、潔塵設備及數量足夠之個人用衣物櫃及鞋櫃等。更衣室應與洗手消毒室相鄰。
㈦洗手消毒室：應與加工調理場或內包裝室相鄰，室內應有泡鞋池（冷凍麵糰及冷凍麵包工廠得免設），並設置數量足夠之洗手及乾手設備。洗手設備附近應備有液體清潔劑，必要時（如手部不經消毒有污染食品之虞者），應設置手部消毒設備。乾手設備應採用烘手器或擦手紙巾。

(八)冷凍食品分冷凍蔬果、水產、肉類及調理食品（含冷凍麵糰及蛋品）等四類，應有個別之場所及設備，不得同時混合使用。冷凍水產工廠兼製冷凍烤鰻者，其調理及包 裝場所，應分別獨立設置。冷凍蔬果、水產或肉類之工廠，以其所產產品爲主要原料，產製調理食品時，原料處理場得共同使用。

(九)金屬檢出器。

二 生產設備：

(一)原料洗滌設備（冷凍調理食品工廠得免設置）。

(二)殺菁及冷卻設備（冷凍蔬菜工廠必備）。

(三)自動烤鰻機（冷凍烤鰻工廠必備）。

(四)禦寒衣帽。

(五)冷凍車：如有設置，其溫度應能維持品溫在攝氏負十八度以下。

(六)清洗消毒設備。

(七)急速凍結設備。

三 檢驗設備：

(一)餘氯測定器（冷凍麵糰及冷凍麵包工廠，得免設置）。

(二)微生物檢驗設備。

(三)產品品溫測定儀器。

(四)秤量器（感度一毫克以下）。

(五)取樣用電鑽及檢針（冷凍水產及冷凍肉類工廠必備）。

(六)氧化酵素測定設備、pH測定計、糖度計（冷凍蔬果工廠必備）。

(七)藥物殘留測定儀器（冷凍烤鰻及冷凍肉類工廠必備）。

(八)揮發性鹽基態氮定量裝置（冷凍肉類及冷凍水產工廠必備）。

(九)粗脂肪定量裝置（冷凍蔬果工廠得免設置）。

(十)組織胺定量裝置（冷凍漁產品工廠必備）。

四 安全設施：

(一)作業指示燈：在凍結室及冷藏室室外裝置。

(二)警鈴：應裝在冷凍機房或其他適當地點，警鈴開關應裝在凍結室及冷藏室內，以備作業人員求救之用。

第一一條

蜜餞鹽漬工廠之基本設施及檢驗設備

一 基本設施：

(一)原料處理場應與加工場及包裝場等隔離，其地面應用水泥等不透水材料構築。

(二)加工及包裝場所如爲密閉者，應有空氣調節設備。未產蜜餞之工廠免設包裝專用室

(三)鹽漬池應爲遮蓋設施，糖漬槽或缸桶等均應設在室內並有遮蓋設施。

㈣需用曬場乾燥者，其曬場應以水泥等不透水材料構築。

㈤蒸汽雙層牆、湯煮桶、糖漬槽或桶、匙槳、盤、刀、叉等用具，均應用不銹鋼材料製作，未產蜜餞之工廠免設。

二　檢驗設備：

㈠餘氯測定器。

㈡糖度計或糖度折射計（未產蜜餞之工廠免設）。

㈢鹽度計。

㈣二氧化硫定量裝置（鹽漬工廠不使用二氧化硫者免設）。

㈤水銀溫度計。

㈥pH測定器或試紙。

㈦秤量器（感度一毫克以下）。

㈧一般化學分析用玻璃儀器。

㈨顯微鏡（未產蜜餞之工廠免設）。

第一二條

飲料工廠之基本設施、生產及檢驗設備

一　基本設施：

㈠原料堆置場：產製果汁工廠必備。

㈡容器堆置場：產製瓶裝飲料應有空瓶堆置場。產製盒裝及罐裝飲料工廠應有空盒或空罐儲存場所。

㈢容器洗滌消毒設備：製造瓶裝飲料工廠，應有蘇打浸瓶槽、洗瓶槽、洗瓶機及加壓噴水消毒設備。上開設備如非一貫作業者，其場所應與加工場隔開。製造罐裝飲料工廠，應有空罐洗滌設備。

㈣礦泉水（已包裝）及包裝飲用水工廠之水源環境，應符合飲用水管理條例規定。

二　生產設備：

㈠一般飲料工廠生產設備：

1. 貯水槽：其容量應足供當日加工用水量。
2. 不銹鋼調和器及不銹鋼槽（包裝飲用水及礦泉水工廠除外）。
3. 瓶裝飲料檢查設備、浸水槽及燈光透視檢查台等。
4. 瓶裝飲料自動裝瓶機及打蓋機。
5. 罐裝飲料動力封蓋機。
6. 碳酸氣混合機（碳酸飲料工廠必備）。
7. 殺菌或細菌過濾設備：礦泉水工廠除以物理方式過濾除菌外，不得以其他方式如添加氯等殺菌或滅菌。
8. 冷凍機（碳酸飲料工廠必備）。

㈡果蔬汁飲料工廠生產設備：

1. 洗滌槽或迴轉式洗滌機。
2. 破碎機。

3. 榨汁機（以濃縮果汁爲原料者免設）。
4. 精濾機、離心機或均質機。
5. 殺菌設備。
6. 冷卻設備。
7. 凡產製瓶裝之果蔬汁工廠，應具備前目一般飲料工廠生產設備之2、3、4、5項設備。

三　檢驗設備：

㈠顯微鏡：倍率應爲一五〇〇倍以上。
㈡微生物檢驗設備。
㈢定溫保溫箱。
㈣pH測定器。
㈤糖度計或糖度折射計（包裝飲用水及礦泉水工廠除外）。
㈥秤量器（感度一毫克及〇・一公克以下）。
㈦餘氯測定器。
㈧一般化學分析用玻璃儀器。
㈨離心分離器及眞空測定器（果蔬汁製造工廠必備）。
㈩壓力測定器（汽水製造工廠必備）。
⑾濁度及色度測定設備（包裝飲用水及礦泉水工廠必備）。

第一三條

醬油工廠之生產及檢驗設備

一　生產設備：

㈠原料選別設備（使用經選別之原料者得免設置）。
㈡蒸煮設備。
㈢炒麥設備（不加麥者免設）。
㈣混合設備。
㈤製麴設備。
㈥食鹽溶解設備。
㈦發酵設備。
㈧壓榨設備。
㈨過濾設備。
㈩澄清槽。
⑾殺菌設備。
⑿洗瓶設備（玻璃瓶裝醬油工廠必備）。
⒀充填設備（包括封瓶機）。

二　檢驗設備：

㈠pH測定器。
㈡秤量器（感度一毫克及〇・一公克以下）。
㈢顯微鏡。
㈣無菌室或無菌箱。
㈤總氮測定裝置。

㈥氨基態氮測定設置。
㈦食鹽測定分析設備。
㈧水份測定器。
㈨酸度檢驗設備。
㈩保溫箱。
⑪乾燥箱。
⑫餘氯測定器。
⑬一般化學分析用玻璃儀器。
⑭色度分析設備。

第一四條

乳品工廠之基本設施、生產及檢驗設備

一　基本設施：

㈠更衣及洗手消毒室：更衣室及洗手消毒室應設於加工處理場旁，洗手消毒室與加工處理場有門相通。男女更衣室應分開，室內分設有工作衣帽架、衣櫃、鞋架、洗手臺及消毒小盒或槽、刷子、液體肥皂、消毒劑、毛巾及毛巾架、手套架、刷鞋槽、固定泡鞋池等。更衣室及洗手消毒室之面積視需要設置。

㈡乳品工廠貯乳、加工、分裝、或調配等過程必需在調理場內進行，所有之加工設備必須具備優良之衛生條件，乳液或乳粉流經之管道，及與乳液或乳粉接觸之設備，應爲內壁光滑、無針孔、無直角、無狹縫之不銹鋼製品。

㈢乳品工廠應具備供應冷卻水（或其他冷卻液）之設備，此等設備並應與加工調理場隔離（乳粉調配除外）。

㈣收乳及貯乳設備（非使用生乳爲原料之乳製品除外）：秤量槽、收乳槽、乳桶洗滌殺菌設備、牛乳幫浦、過濾器或雜質離心分離機、乳液冷卻設備、具冷卻設備之貯乳槽、生乳檢查設備（包括酒精試驗、塵埃檢定器及取樣工具等）一套、冷藏運輸車。

二　生產設備：

㈠鮮乳及調味乳處理工廠應具備下列設備：

1. 牛乳幫浦。
2. 均質機。
3. 乳脂肪分離機。
4. 洗瓶機（包括殺菌設備）及裝瓶機或自動紙器包裝機。
5. 成品低溫（攝氏七度以下凍結點以上）貯存室（保久乳除外）。

㈡濃縮乳（奶水及煉乳）製造應具備下列設備：

1. 均質機。
2. 預熱設備。

3. 濃縮設備。
4. 冷卻設備。
5. 調合處理設備。
6. 牛乳幫浦。
7. 空罐清洗及殺菌設備。
8. 奶水及煉乳自動裝罐封罐機。

㈢乳粉製造應具備下列設備：

1. 牛乳幫浦。
2. 乳脂肪分離機。
3. 均質機。
4. 貯乳槽。
5. 乳液預熱設備。
6. 濃縮設備。
7. 乾燥製粉設備。
8. 集粉處理設備。
9. 乳粉貯槽。
10. 添加物混合設備。
11. 空罐殺菌、清潔設備。
12. 乳粉自動充填、封蓋設備。

㈣醱酵乳製造應具備下列設備：

1. 牛乳幫浦。
2. 乳脂肪分離機。
3. 醱酵液調和槽。
4. 醱酵槽。
5. 均質機。
6. 稀釋調合設備。
7. 洗瓶機及裝瓶機、或紙器包裝機、或其他容器包裝設備。
8. 菌種培養室及研究室。
9. 成品低溫（攝氏七度以下凍結點以上）貯存室。

㈤乳粉調配應具備下列設備：

1. 空調設備（調配及包裝場所必備）。
2. 眞空吸塵設備。
3. 充氮設備。
4. 檢重機。
5. 金屬檢出機。
6. 空罐殺菌、清潔設備。
7. 乳粉自動充填、封蓋設備。
8. 秤量設備。
9. 攪拌混合設備。
10. 篩粉機。
11. 儲粉槽。

㈥其他乳製品製造應有之必要專用生產設備。

三　檢驗設備：

㈠桶裝生乳取樣器（乳粉調配除外）。

㈡酸度滴定裝置或滴定管。

㈢生乳比重計（乳粉調配除外）。

㈣溫度計。

㈤水分測定用乾燥器。

㈥乳脂肪測定用測定瓶及離心機。

㈦沉澱物檢查器（眞空型、壓力型或吸引型均可）。

㈧檢驗細菌數之設備。

1. 乾熱滅菌器及高壓殺菌釜。
2. 冰箱。
3. 恆溫水浴箱（美藍液還原試驗用）。
4. 平底培養皿。
5. 稀釋瓶。
6. 培養箱。
7. 菌落計算器。
8. 顯微鏡。
9. 乾燥箱或乾燥板。
10. 毛細管。

㈨一般化學分析用玻璃儀器。

㈩秤量器（感量器一毫克及〇．一公克以下）。

⑾餘氯測定器。

⑿餘氧測定器（乳粉調配或製造必備）。

⒀抗生素殘留檢驗設備及體細胞數測定設備。

第一五條

味精工廠之基本設施及檢驗設備

一　基本設施：

㈠應具備從基本原料至結晶味精一貫作業之整套設備（包括原料處理場、發酵工廠、麩酸工廠、精製工廠及包裝室等）。

㈡自結晶罐排出之味精中間製品，應以密閉式之脫水機、輸送機、乾燥機、篩選機等連貫設備，完成作業。

㈢微生物培養室及設備。

㈣包裝室，其設施應符合本標準第六條相關規定，包裝室外應有洗手設備。

二　檢驗設備：

㈠餘氯測定器。

㈡Warburg檢壓麩酸測定器。

㈢秤量器（感度一毫克及〇．一公克以下）。

㈣pH測定器。

㈤顯微鏡。

(六)總氮測定裝置。
(七)氨基態氮測定裝置。
(八)水分測定器。
(九)保溫箱。
(十)乾燥箱。
(十一)光電比色計。
(十二)粒度篩別機。
(十三)菌體量測定器。
(十四)一般化學分析用玻璃儀器。
(十五)微生物檢驗設備。

第一六條

食用油脂工廠之基本設施、生產及檢驗設備

一 基本設施：

(一)溶劑提油廠應設置溶劑貯桶及其貯藏場所，溶劑廠應有防爆裝置、滅火器、消防設備、及消防砂等。
(二)內包裝室：生產小包裝（三公斤以下包裝）產品工廠，應獨立設置內包裝室，並裝設紗窗、紗門或空氣簾、天花板、空氣清淨器及殺菌裝置。
(三)動物性油脂工廠應設有攝氏零度以下之凍藏庫。
(四)各種食用油貯槽應為不銹鋼材料製成，並有原料貯槽及成品貯槽。

二 生產設備：

(一)大豆油工廠應具設備：

1. 原油製煉廠應具設備：
(1) 篩別機。
(2) 乾燥機。
(3) 粉碎機。
(4) 壓扁機。
(5) 烘焙機。
(6) 提油機（附Miscella 蒸餾器、脫脂粕之脫溶劑器、溶劑蒸氣回收器）。

2. 精製油煉製應具設備：
(1) 一級大豆油工廠應具設備：
脫酸機。
水洗機。
離心分離機。
脫色設備。
壓濾機。
眞空幫浦。
預熱槽。
脫臭設備。
冷卻槽。

(2) 大豆沙拉油工廠應具設備：同一級大豆油工廠應具之各種設備外，另應增加冷凍室、脫臘設備及氮氣充塡設備。

㈡動物油脂工廠應具設備：

熱炸法原油煉製廠應具設備：

(1) 切（碎）肉機。

(2) 炸油鍋。

(3) 油壓機。

(4) 冷卻槽。

精製動物油脂廠應具設備：同一級大豆油工廠應具之各種設備。

㈢人造奶油（Margarine）烤酥油（Shortening）工廠應具設備：

一貫作業人造奶油、烤酥油工廠製造應具設備：

(1) 同一級大豆油工廠應具之各種設備。

(2) 乳化槽（間接加熱式）。

(3) 滅菌槽（間接加熱式）。

(4) 急冷捏和機（附設冷凍機）。

(5) 計量器。

購用精製油爲原料之加工廠應具設備：同一貫作業人造奶油、烤酥油工廠應具之各種設備。

三　檢驗設備：

㈠原油製煉廠檢驗設備：應能化驗酸價、水份及夾雜物等項之儀器、器具及化學藥品外，另應購置秤量器、乾燥箱及乾燥器。

㈡精製油製煉廠檢驗設備：除應具備原油製煉廠檢驗設備外，尙應能化驗皀化價、不皀化物、碘價、過氧化價、折射率、冷卻試驗及顏色等，其主要設備如下：

(1) 比重計（瓶）。

(2) 折射計。

(3) 水份測定計。

(4) 顏色測定器。

(5) pH測定器。

(6) 秤量器（感度一毫克及〇・一公克以下）。

(7) 恒溫箱。

(8) 乾燥箱。

(9) 活性氧法（A.O.M.）測定裝置。

㈢溶劑提油廠應購置溶劑殘留測定器。

㈣人造奶油及烤酥油工廠之檢驗設備：

一貫作業人造奶油、烤酥油工廠之檢驗設備，應具有精製油煉製廠檢驗設備外，尙應能檢驗融點、凍點、大腸桿菌、雜菌、含皀份等項，其主要設備如下：

(1) 細菌培養及檢驗設備。

(2) 無菌室或無菌箱。

(3) 融點、凍點測定裝置。

購用精製油為原料之加工廠應具檢驗設備：同本款第一目原油製煉廠檢驗設備之規定及本款第四目之一貫作業人造奶油、烤酥油工廠檢驗設備(1)至(3)之各種設備外，尚應具備可供一般化學分析用玻璃儀器。

第一七條

脫水蔬果工廠之生產及檢驗設備

一　生產設備

㈠蔬菜工廠設備：

1. 洗滌機。
2. 殺菁機。
3. 除頭尾機。
4. 切條或切片機。
5. 熱風或冷凍乾燥設備。
6. 磨粉機（製粉工廠必備）。
7. 包裝設備。

㈡果實工廠設備：

1. 去皮機。
2. 除芯機。
3. 批次糖漬設備或連續糖漬設備。
4. 洗滌機。
5. 切角機。
6. 磨粉機（製粉工廠必備）。
7. 切片機。
8. 殺菁機。
9. 熱風或冷凍乾燥設備。
10. 包裝設備。

以上1至3項設備未產製鳳梨片之工廠免設。

二　檢驗設備：

㈠餘氯測定器

㈡糖度計或糖度折射計（未產脫水果實之工廠免設）。

㈢水銀溫度計。

㈣pH測定器。

㈤水份測定器。

㈥灰份測定裝置（製粉工廠必備）。

㈦一般用化學分析用玻璃儀器。

㈧秤量器（感度一毫克以下）。

㈨放大鏡。

㈩乾燥箱。

第一八條

餐盒食品工廠（適用於經調理包裝成盒或不經小包裝而直接以大容器運送供團體食用之餐食生產工廠）之基本設施、生產設備及檢驗設備

一　基本設施：

㈠原料處理場。

㈡加工調理場。

㈢冷凍庫、冷藏庫：冷凍庫溫度應在攝氏負十八度以下，冷藏庫溫度應在攝氏七度以下凍結點以上。

㈣包裝場所：產品之配膳包裝應有獨立或專用之場所與設備。

㈤更衣室：更衣室應設於加工調理場旁，與加工調理場有門相通。男女更衣室應分開，室內應備有更衣鏡、潔塵設備及數量足夠之個人用衣物櫃及鞋櫃等。更衣室應與洗手消毒室相鄰。

㈥洗手消毒室：應與加工調理場及包裝場所相鄰，室內應有泡鞋池，並設置數量足夠之洗手及乾手設備。洗手設備附近應備有液體清潔劑及手部消毒設備。乾手設備應採用烘手器或擦手紙巾。

㈦餐盒洗滌、殺菌設備：回收餐盒之工廠必需具備。

二　生產設備：

㈠洗米煮飯設備或其他主食加工設備。

㈡切菜切肉機及專用刀具。

㈢煎、煮、炒、油炸等烹飪設備。

㈣輸送帶或不銹鋼調理台。

㈤輸送車。

㈥食品器具容器洗滌消毒設備。

㈦刀具砧板保管箱（內附紫外線殺菌燈）。

㈧蒸汽或加壓水洗滌槍。

㈨加工調理場在發生蒸汽、熱氣、煙臭或油炸等油脂加熱處理之機器或設備上應裝設排氣罩裝置。

㈩包裝作業場所應有空氣過濾及換氣設施。

⑪成品應有適當之運送設備及運送專用車輛。

三　檢驗設備：

㈠微生物檢驗設備：

1. 顯微鏡（一、〇〇〇倍以上）。
2. 無菌操作箱。
3. 定溫保溫箱。
4. 高壓殺菌釜。
5. 乾熱滅菌器。
6. 水浴槽。
7. 秤量器（感度一毫克以下）。

8. PH測定器。

9. 檢驗微生物所必需之器具。

10. 培養基及藥品。

(二)一般品質檢驗設備（測中心溫度之不銹鋼探針溫度計及餘氯檢測設備等）。

第一九條

速食麵工廠之生產設備及檢驗設備

一　生產設備：

(一)鍋爐。

(二)麵條製造設備。

(三)蒸煮機。

(四)連續式油炸設備或蒸麵乾燥機。

(五)冷卻設備。

(六)包裝設備。

(七)金屬檢出器。

二　檢驗設備：

(一)水份測定設備。

(二)秤量器（感度一毫克以下）。

(三)粗脂肪測定設備。

(四)油脂性質檢驗設備（含水份、酸價、過氧化價、碘價等）。

第一九條之一

食品添加物工廠作業場所之基本設施、生產及檢驗設備，應符合下列規定：

一　基本設施：

(一)倉庫：應依原料、材料、半成品及成品等性質之不同，區分貯存場所，必要時應設有冷（凍）藏庫。

(二)機器設備設計：用於食品添加物產製用機器設備之設計和構造應能防止危害食品添加物品質衛生，易於清洗消毒，並容易檢查。應有使用時可避免潤滑油、金屬碎屑、污水或其他可能引起污染之物質混入產品之結構。若屬進行溶劑提煉或產製粉劑者，應設有防止有害物質外洩或預防塵爆等裝置。

(三)機器設備材質：所有用於食品添加物處理區及可能接觸食品添加物之設備與器具，應由不會產生或溶出毒素、無臭味或異味、非吸收性、耐腐蝕且可承受重複清洗和消毒之材料製造，同時應避免使用會發生接觸腐蝕的材料。

二　生產設備：食品添加物工廠視需要應具備下列生產設備：

(一)粉碎機。

(二)篩粉機。

(三)混合或煉合機。

㈣乾燥機或乾燥箱。
㈤噴霧、送風、乾燥設備。
㈥集粉處理設備。
㈦攪拌及混合設備。
㈧過濾設備。
㈨加熱反應設備。
㈩濃縮設備。
⑪電解設備。
⑫溶解設備。
⑬儲存設備。
⑭充填設備。
三　檢驗設備：食品添加物工廠應具備下列檢驗設備：
㈠一般化學分析用玻璃儀器。
㈡秤量器（感度在一毫克以下）。
㈢pH測定器。
㈣水分測定器。
㈤另應視需要具備下列檢驗設備：
1. 光電比色計。
2. 氣相層析儀。
3. 液相層析儀。
4. 分光光度計。
5. 微生物檢驗設備。
6. 比重計。
7. 原子吸收光譜儀。
8. 濁度計。
9. 導電度計。
10. 比旋光度計。
11. 折射計。

生產過程中使用非屬於食品添加物之觸媒、溶劑或化學物質，不得殘留於最後產製之成品中。

第一項食品添加物工廠作業場所，如生產項目兼具工業用化工原料或化學品者，其生產過程或建築設備，應具備可有效隔離或區隔之設施或措施，以防止交叉污染。隔離，指場所與場所之間以有形之方式隔開者；區隔，指以下列一種或多種有形或無形方式隔開者：

一　不同場所。
二　不同時間。
三　控制空氣流向。
四　採用密閉系統。
五　其他有效方法。

第四章　附　則

第二〇條

本標準自發布日施行。

應置衛生管理人員之食品製造工廠類別

①民國91年1月25日行政院衛生署公告。
②民國100年7月21日行政院衛生署公告修正第2點；並自即日生效。
③民國102年8月5日衛生福利部公告修正名稱及第1點（原名稱：指定應設置衛生管理人員之食品製造工廠類別）。

一　訂定依據：食品衛生管理法第十一條第一項。
二　應設置衛生管理人員之食品製造工廠類別為：
㈠乳品製造業。
㈡罐頭食品製造業。
㈢冷凍食品製造業。
㈣即食餐食製造業。
㈤特殊營養食品製造業。
㈥食品添加物製造業。
㈦水產食品業。
㈧肉類加工食品業。
㈨健康食品製造業。
前項食品製造工廠之類別及產品業別分類之認定，依中華民國行業標準分類、經濟部工業產品分類及食品衛生相關法規之規定認定。

食品業者專門職業或技術證照人員設置及管理辦法

民國103年2月24日衛生福利部令訂定發布全文10條；並自發布日施行。

第一條

本辦法依食品安全衛生管理法（以下簡稱本法）第十二條第二項規定訂定之。

第二條

本辦法適用於中央主管機關依本法第十二條第一項經公告類別及規模之食品業者。

第三條

本辦法所稱專門職業人員，指經考試院專門職業及技術人員高等考試及格，並領有證書者；所稱技術證照人員，指領有中央勞動主管機關所核發之技能檢定之技術士證者，或經其認可之專業認證機構所核發之具有技術士證同等效力之技能職類證書者。

第四條

經中央主管機關依本法第八條第二項公告實施食品安全管制系統之食品業者，應依其類別置專任專門職業人員至少一人，其範圍如下：

一　肉類加工業：食品技師、畜牧技師或獸醫師。

二　水產品加工業：食品技師、水產養殖技師或水產技師。

三　乳品加工業：食品技師或畜牧技師。

四　餐飲業：食品技師或營養師。

前項各款人員，應曾接受中央主管機關認可之食品安全管制系統訓練機關（構）（以下簡稱訓練機關（構））辦理之課程六十小時以上，且領有合格證書；從業期間，應每年至少八小時接受訓練機關（構）或其他機關（構）辦理與該系統有關之課程。

前項其他機關（構）辦理之課程，應經中央主管機關認可。

第五條

食品業者應依其類別置專任之技術證照人員，其範圍如下：

一　餐飲業：中餐烹調技術士、西餐烹調技術士或烹調相關之技術士。

二　烘焙業：烘焙食品技術士。

前項食品業者所聘用調理烘焙從業人員中，其技術證照人員比率如下：

一　觀光旅館之餐飲業：百分之八十五。

二　承攬機構餐飲之餐飲業：百分之七十五。

三　供應學校餐飲之餐飲業：百分之七十五。
四　承攬筵席餐廳之餐飲業：百分之七十五。
五　外燴飲食餐飲業：百分之七十五。
六　中央廚房式之餐飲業：百分之七十。
七　自助餐飲業：百分之六十。
八　一般餐館餐飲業：百分之五十。
九　前店後廠小型烘焙業：百分之三十。
依前項比率計算，小數點後未滿一人者，以一人計。

第六條

技術證照人員從業期間，每年至少八小時應接受各級主管機關或其認可之衛生講習機關（構）辦理之衛生講習。

第七條

第四條專門職業人員，其職責如下：
一　食品安全管制系統之規劃及執行。
二　食品追溯或追蹤系統之規劃及執行。
三　食品衛生安全事件緊急應變措施之規劃及執行。
四　食品原材料衛生安全之管理。
五　食品品質管制之建立及驗效。
六　食品衛生安全風險之評估、管控及與機關、消費者之溝通。
七　實驗室品質保證之建立及管控。
八　食品衛生安全教育訓練之規劃及執行。
九　國內外食品相關法規之研析。
十　其他經中央主管機關指定之事項。

第八條

第五條技術證照人員，其職責如下：
一　食品之良好衛生規範準則相關規定之執行及監督。
二　其他經中央主管機關指定之事項。

第九條

食品業者依本辦法置專門職業人員或技術證照人員時，應檢具下列文件，報直轄市、縣（市）主管機關備查；異動時，亦同：
一　專門職業或技術證照人員名冊。
二　前款人員之資格證明及在職證明。
三　公司、商業或工廠登記文件。

第一〇條

本辦法自發布日施行。

學校餐廳廚房員生消費合作社衛生管理辦法

①民國92年5月2日教育部令、行政院衛生署令會銜訂定發布全文20條；並自發布日施行。

②民國104年1月29日教育部、衛生福利部令會銜修正發布全文22條；並自發布日施行。

③民國105年7月6日教育部、衛生福利部令會銜修正發布第3、5、6、20條條文。

第一條

本辦法依學校衛生法（以下簡稱本法）第二十二條第六項規定訂定之。

第二條

本法第二十二條第一項所稱餐廳、廚房、員生消費合作社（以下簡稱餐飲場所）及本辦法所稱餐飲從業人員之定義如下：

一　餐廳：指提供食品供教職員工、學生進食之固定場所。

二　廚房：指具烹飪設施及進行食品原材料驗收、洗滌、切割、貯存、調理、加工、烹飪、配膳、包裝行為之固定場所或移動設施。

三　員生消費合作社：指各級學校（以下簡稱學校）教職員工、學生依合作社法成立之法人組織。

四　餐飲從業人員：指廚房內參與食品製作，與食品直接接觸之人員。

第三條

學校餐廳、廚房、員生消費合作社之飲食安全衛生（以下簡稱餐飲安全衛生）管理項目如下：

一　餐飲安全衛生、健康飲食之規劃、教育及宣導事項。

二　餐飲安全衛生之維護事項。

三　餐飲場所之衛生管理事項。

四　餐飲從業人員及督導人員之訓練進修及研習事項。

五　其他有關餐飲安全衛生管理事項。

第四條

學校辦理餐飲衛生業務，應指定專人擔任督導人員。

前項督導人員，應具下列資格之一：

一　領有營養師執業執照者。

二　大專校院餐飲、食品、營養、生活應用、醫事、公共衛生等相關科、系、所畢業，並曾修習餐飲衛生相關課程至少二學分者。

三　大專校院畢業或具同等學力，並具烹調技術士技能檢定監評人員資格者。

四　大專校院畢業，曾接受教育、衛生福利主管機關或其認可機構所舉辦之餐飲衛生講習課程達三十二小時以上，持有證明者。

第五條

學校餐飲從業人員應於每學年開學前二週內或新進用前接受健康檢查，合格者始得從事餐飲工作；每學年並應參加衛生（健康飲食）講習至少八小時。

第六條

各級主管機關應督導考核學校建立餐飲衛生自主管理機制，落實自行檢查管理。

學校每週應至少檢查餐飲場所一次，並予記錄；其紀錄應保存三年。

前項檢查項目，由主管機關定之。

各級主管機關應依本法第二十二條第五項規定會同農業及衛生福利主管機關抽查所轄學校餐飲衛生，每學年至少一次。

直轄市、縣（市）政府主管機關應會同衛生福利及農業主管機關聯合稽查學校午餐供餐之團膳廠商及食材供應商，每學年應至少稽查轄區內辦理學校午餐之團膳廠商一次。

第七條

學校餐飲衛生管理，應符合食品安全衛生管理法第八條第一項所定食品之良好衛生規範準則。

高級中等以下學校應依本法第二十三條之二第二項規定，成立學校午餐供應會或相當性質之組織，管理學校供餐品質。

大專校院得比照前項規定辦理。

第八條

學校餐廳業務採外製方式、外購盒餐食品或團體膳食者，廠商應聘僱具第四條第二項第一款或第二款資格之一者，擔任餐飲衛生督導工作。

前項廠商，屬中央衛生福利主管機關依食品安全衛生管理法公告類別及規模之食品業者，應依該法之規定，辦理產品之檢驗、食品業者登錄及建立追溯或追蹤系統。

第九條

供售學校食品之廠商，應至中央主管機關指定之系統平臺登載當日供餐之主食材原料、品名、供應商等資訊。

學校設有廚房並自行製備餐食者，應由學校或供應商至前項平臺登載食品相關資訊。

第一〇條

學校餐廳之供餐方式應儘量採分食方式，若採合菜進食方式，應提供公筷公匙。

學校採盒餐供餐者，應保留盒餐樣本至少一份；採非盒餐供餐者，每餐供應之菜式，屬高水活性、低酸性之菜餚應至少各保留一份。保留之食品應標示日期、餐別，置於攝氏七度以下，冷藏保存四十八小時，以備查驗。

第一一條

學校炊、餐具管理，應遵行下列事項：

一　餐具應洗滌乾淨，並經有效殺菌，置於餐具存放櫃，存放櫃應足夠容納所有餐具，並存放在清潔區域。

二　凡有缺口或裂縫之炊、餐具，應丟棄，不得存放食品或供人使用。

三　使用全自動高溫洗碗機洗滌餐具者，應使用洗碗機專用之洗潔劑；該洗碗機並應具備溫度及壓力指示器。

四　採用人工洗滌炊、餐具時，應具合乎標準之三槽式人工餐具洗滌設備，並依三槽式洗滌餐具流程，使用符合食品衛生相關洗滌規定之食品用洗潔劑。

五　每週應抽檢各餐廳餐具之澱粉性及脂肪性殘留，並記錄之，不合格者應改善及追蹤管理。

六　設置截油設施。

第一二條

學校食品製作，應遵行下列事項：

一　製備、烹調、配膳等區域之地板應保持乾燥清潔。

二　禁止在室溫下解凍。

三　所有用具、刀具、砧板、容器、冷凍冷藏庫，應依生、熟食完全區隔。其中刀具及砧板須明顯標示顏色，以利區分。

四　刀具及砧板使用後，應立即清洗消毒。

五　生、熟食食品嚴禁交互污染。

六　熟食食品應立即加蓋熱存或迅速冷藏。加蓋熱存食品中心溫度在攝氏六十度以上，迅速冷藏食品溫度在攝氏七度以下。

七　剩餘沾料禁止再供應使用。剩菜、剩飯未於三十分鐘內妥善冷藏貯存者，禁止隔餐食用。隔餐食用者應再復熱。非當日製作之菜餚應丟棄。

八　備有足夠且經殺菌消毒完全之抹布，不得用同一條抹布擦拭二種以上之用具或物品。

九　食品驗收、洗滌、餐具洗滌及殘餘物回收作業等區域，應與食品製備、烹調、配膳等區域有效區隔。

第一三條

學校廚房出入口應設置防止病媒侵入之紗窗、紗門、空氣簾、正壓系統設施或其他設施。

第一四條

學校內供售之食品，應符合食品安全衛生管理法等相關法令，並具政府或公正專業機構認、驗證之標章；無驗證標章者，應具有工廠登記食品業者產製或檢附一年內有效之食品衛生標準檢驗、來源或合格證明。

第一五條

高級中等以下學校供售之食品，以正餐、飲品、點心、水果爲限。每份零售單位包裝僅限一份供應量，每份供應之熱量應適當。

前項所定飲品及點心，應符合食品安全衛生管理法等相關法令及下列規定：

一　具有營養成分及含量標示。
二　使用鮮度良好之天然食材。
三　不得使用甜味劑或代脂。
四　取得經驗證之優良食品。但新鮮、當日供應之麵包、饅頭等，不在此限。

第一項所定飲品及點心之範圍，由中央主管機關會同中央衛生福利主管機關公告之。

第一六條

學校辦理外購盒餐食品或團體膳食，應遵行下列事項：

一　注意食品暫存保管之場所衛生，不得直接置於地面、太陽直接照射、病媒出沒或塵污、積水、濕滑等處。
二　於每學年開學後半個月內或訂購之廠商資料異動時，將廠商名稱、地址、電話、負責人及訂購份量等資料，送當地主管機關及當地衛生主管機關，並由當地衛生主管機關加強稽查。
三　將當日訂購之食品各隨機抽存一份，包覆保鮮膜，標示日期，餐別及廠商名稱，立即置於攝氏七度以下，冷藏四十八小時，以備查驗，並應防範遭受污染。
四　指導學生如發現所進食之食品有異味或異樣時，應立即向學校行政人員報告，俾採必要措施。

第一七條

學校外購盒餐食品或團體膳食之廠商，應取得政府機關優良食品標誌驗證或經衛生福利主管機關稽查、抽驗、評鑑爲衛生優良者。學校得隨時派員或委託代表到廠瞭解食品衛生管理作業，發現有衛生不良之情形，應立即通知當地衛生主管機關處理。

第一八條

學校應提供二家以上外購盒餐食品之廠商，以利學生選擇。但情形特殊報經當地主管機關核准提供一家者，不在此限。

第一九條

學校供售食品應依相關法令與供應食品之廠商訂定書面契約，載明供應之食品應安全衛生，並依第九條規定登載詳實供餐資訊及違約罰則。外購盒餐食品及團體膳食之廠商，並應依規定投保產品責任險。

第二〇條

學校供售食品之盈餘，得用於協助辦理下列事項：

一　推動餐飲衛生安全教育。

二　推動健康飲食教育。

三　改善餐飲設施。

四　其他有關推動餐飲衛生事項。

第二一條

學校發現有疑似食品中毒情形時，應採緊急救護措施，必要時，將患者送醫檢查治療，並儘速通知其家屬或緊急聯絡人。

前項情形並應同時通報、聯繫及協助當地衛生主管機關處理，並儘速向主管機關提出處理報告。

第二二條

本辦法自發布日施行。

食品製造工廠衛生管理人員設置辦法

①民國74年12月20日行政院衛生署令訂定發布全文7條。
②民國88年11月22日行政院衛生署令修正發布第5條條文。
③民國90年8月20日行政院衛生署令修正發布全文10條。
④民國102年8月20日衛生福利部令修正發布第1、3、6條條文。
⑤民國104年8月10日衛生福利部令修正發布第1條條文。

第一條
本辦法依食品安全衛生管理法（以下簡稱本法）第十一條第二項規定訂定之。

第二條
本辦法所稱食品製造工廠，係指具有食品工廠登記證之食品製造業者。

第三條
食品製造工廠應設置專任衛生管理人員（以下簡稱衛生管理人員）。
前項衛生管理人員應於工廠實際執行本法第八條第一項所定食品良好衛生規範或食品安全管制系統之工作。

第四條
具下列資格之一者，得任衛生管理人員：
一　公立或經政府立案之私立專科以上學校，或經教育部承認之國外專科以上學校食品、營養、家政、生活應用科學、畜牧、獸醫、化學、化工、農業化學、生物化學、生物、藥學、公共衛生等相關科系所畢業者。
二　應前款科系所相關類科之高等考試或相當於高等考試之特種考試及格者。
三　應第一款科系所相關類科之普通考試或相當於普通考試之丙等特種考試及格，並從事食品或食品添加物製造相關工作三年以上，持有證明者。

第五條
中央廚房食品工廠或餐盒食品工廠設置之衛生管理人員，得由領有中餐烹調乙級技術士證並接受衛生講習一百二十小時以上，持有經中央主管機關認可之食品衛生相關機構核發之證明文件者擔任。

第六條
中央主管機關依本法第十一條第一項公告指定之食品業者，其設置之衛生管理人員應符合下條件之一，並持有經中主管機關認可之食品衛生相關機構核發之證明文件：
一　經食品安全管制系統訓練六十小時以上。
二　領有食品技師證書，經食品安全管制系統訓練三十小時以上。

第七條

食品製造工廠設置衛生管理人員時，應檢具下列文件送請直轄市、縣（市）衛生主管機關核備，異動時亦同：
一　申報書一份及資料卡一式三份。
二　衛生管理人員之資格證件文件、身分證、契約書影本一份。
三　工廠登記證影本一份。

第八條

衛生管理人員執行工作如下：
一　食品良好衛生規範之執行與監督。
二　食品安全管制系統之擬訂、執行與監督。
三　其他有關食品衛生管理及員工教育訓練工作。

第九條

衛生管理人員於從業期間，每年至少應接受主管機關或經中央主管機關認可之食品衛生相關機構舉辦之衛生講習八小時。

第一〇條

本辦法自發布日施行。

食品業者投保產品責任保險

①民國96年5月2日行政院衛生署公告訂定發布全文4點。
②民國102年8月5日衛生福利部公告修正發布第1點，並自即日生效。
③民國104年11月4日衛生福利部公告修正發布第2點；並自即日生效。
④民國106年6月8日衛生福利部公告修正發布第1、2、4點，自即日生效。

一　具有商業登記、公司登記或工廠登記之食品或食品添加物之製造、加工、調配、輸入或委託製造、加工或調配者，應事先完成其產品責任保險之投保，並保存該保險文件，維持保險單有效性，以備查核。
前項委託及受託製造、加工或調配者，應以委託者優先投保。但雙方以契約另行約定者，不在此限。

二　「食品業者投保產品責任保險」保險契約之項目及內容：
(一)最低保險金額：
1. 每一個人身體傷害之保險金額：新臺幣一百萬元整。
2. 每一意外事故身體傷害之保險金額：新臺幣四百萬元整。
3. 每一意外事故財物損失之保險金額：新臺幣零元整。
4. 保險期間內之累計保險金額：新臺幣一千萬元整。
(二)保險範圍，係指具有商業登記、公司登記或工廠登記之食品或食品添加物之製造、加工、調配、輸入或委託製造、加工或調配者，因被保險產品未達合理之安全期待，具有瑕疵、缺點、不可預料之傷害或毒害性質等缺陷，致第三人遭受身體傷害、殘廢、死亡者。
(三)對於本保險每一突發事故賠償，須先負擔保險單所訂自負額，其自負額度由要保人及保險人視實際情況逐案議定。
(四)損害賠償之扣除：保險人依本保險規定所為之保險給付，視為要保人損害賠償之一部分；要保人受賠償請求時，得扣除之。
(五)本保險之保險費，依保險產品視實際情況逐案議定。
(六)本保險之承保範圍，不得排除全民健康保險已承保之部分。
(七)本保險理賠時，保險人應給付受害人部分，不包括全民健康保險之醫療給付。
(八)本保險所涉及全民健康保險保險人之醫療給付代位求償權，不受受害人和解、拋棄或其他約定之拘束。

三　食品業者屬跨國企業者，若已有投保跨國保險，且符合「食品業者投保產品責任保險」之規定者，則無須再於我國重複投保。

四　「食品業者投保產品責任保險」施行日期：

(一)具商業登記或公司登記者：自公告日施行。

(二)具工廠登記但未有公司登記或商業登記者：中華民國一百零六年七月一日。

食品及其相關產品回收銷毀處理辦法

①民國101年2月16日行政院衛生署令訂定發布全文15條；並自發布日施行。

②民國102年8月20日衛生福利部令修正發布第1、6條條文。

③民國104年8月10日衛生福利部令修正發布第1條條文。

第一條

本辦法依食品安全衛生管理法（以下簡稱本法）第五十二條第三項規定訂定之。

第二條

食品及其相關產品（以下簡稱物品）之回收銷毀作業，由各該物品之製造、加工、調配、販賣、運送、貯存、輸入、輸出食品業者（以下簡稱責任廠商）為之。

第三條

責任廠商執行物品之回收銷毀作業，應以書面或其他足以查證方式訂定物品回收銷毀程序之計畫書，其內容應包括下列資料：

一　回收物品之品名、包裝、型態或可供辨識之特徵或符號。

二　回收物品所標示之日期、批號或代號等識別資料與編號。

三　回收物品完整之產銷紀錄，其內容包括物品之名稱、重量或容量、批號、受貨者之名稱及地址、出貨日期及數量。

四　回收物品之負責廠商名稱、地址及電話。

五　回收之原因及其可能產生之危害。

六　回收物品之總量。

七　回收物品在銷售通路中之產品總量。

八　回收物品之配銷資料紀錄。

九　採行之回收措施，包括回收層面、停止銷售該物品之指示及其他應執行之行動、回收執行完成之期限等。

十　後續之消毒、改製或改正等安全措施。

十一　對消費者所需提出之警示及其內容。

十二　回收物品為應銷毀者，應於回收計畫中明訂銷毀程序；銷毀程序有污染環境之虞，應依環保相關法規進行銷毀。

十三　其他經主管機關指定執行回收銷毀事項。

第四條

本辦法所定之回收銷毀處理作業，由直轄市、縣（市）主管機關監督執行。

直轄市、縣（市）主管機關應查核責任廠商實施回收能力及監督執行回收措施，其作業包括下列事項：

一　稽查違規物品，依法處理，並通知責任廠商進行回收。
二　審核責任廠商所提出回收計畫之回收等級及回收層面，並核定其回收計畫。
三　監督回收計畫內容不完善之責任廠商限期改善。
四　依據案件之急迫程度，指示廠商通報回收狀況之頻率，並追蹤責任廠商之回收進度。
五　定期進行查核，確認廠商回收計畫執行之達成度。
六　監督責任廠商完成回收計畫。
七　查核責任廠商之回收報告。
八　對責任廠商進行後續輔導。
九　回收物品為應銷毀者，監督責任廠商限期完成銷毀行動。
十　相關回收案例資料之建檔及必要之新聞發布。
十一　其他經中央主管機關指定事項。

應回收之物品跨越不同縣市或對衛生安全有重大影響者，中央主管機關得指示直轄市、縣（市）主管機關為一定之處理，必要時得統一指揮。

第五條

物品因違反食品衛生或其他相關法令規定，責任廠商應自行實施物品回收，不為自行回收者，主管機關應限期命其回收。

第六條

物品如有下列情形之一者，應予沒入銷毀：

一　違反本法第五十二條第一項第三款規定，經通知限期改善，屆期未改善者。
二　依本法第五十二條規定應予沒入銷毀者。

第七條

責任廠商應建立適當之編組，負責回收與銷毀時機評估、計畫研擬、執行監控及完成後彙總報告。

前項編組應置召集人一人，於物品回收原因發生時，召集相關部門為之。

第八條

責任廠商應依回收物品對民眾健康可能造成之危害程度，依下列三個等級，自行訂定回收級別，辦理回收，但主管機關得變更級別：

一　第一級：指物品對民眾可能造成死亡或健康之重大危害，或主管機關命其應回收者。
二　第二級：指物品對民眾可能造成健康之危害者。
三　第三級：指物品對民眾雖然不致造成健康危害，但其品質不符合規定者。

責任廠商執行物品回收作業之前，應檢具其回收計畫向直轄市、縣（市）主管機關報備。

第九條

物品回收深度分為三個層面：

一　消費者層面：回收深度達到個別消費者之層面。
二　零售商層面：回收深度達到販售場所之層面。
三　批發商層面：回收深度達到進口商、批發商等非直接售予消費者之層面。

第一〇條

各級回收情形，如有下列情形之一者，應發布新聞稿公告周知：
一　遇第一級回收之情況。
二　遇第二級及第三級回收之情況，並經直轄市、縣（市）主管機關評估，該物品確有危害民眾健康之虞，且回收深度達消費者層面。

第一一條

責任廠商應於物品回收之過程中，定期向直轄市、縣（市）主管機關提出回收進度報告，其內容應包括下列資料：
一　通知下游廠商家數或人數、日期及方式。
二　回應廠商家數及其持有該物品之數量。
三　未回應廠商家數或人數。
四　已回收物品數量。
五　回收物品保管地點，及負責保管之人員。
六　查核次數及結果。
七　預計完成之期限。
八　其他經主管機關指定應報告事項。

第一二條

責任廠商於完成物品回收後，應將其處理過程及結果函報直轄市、縣（市）主管機關核備，必要時陳報中央主管機關。

第一三條

責任廠商之銷毀行動須經直轄市、縣（市）主管機關核可後，始得爲之。

第一四條

責任廠商應詳載並保存有關物品回收與銷毀之完整書面資料，以供查核。

第一五條

本辦法自發布日施行。

食品安全衛生檢舉案件處理及獎勵辦法

①民國87年12月9日行政院衛生署令訂定發布全文9條。
②民國98年11月25日行政院衛生署令修正發布第1、4條條文。
③民國102年12月13日衛生福利部令修正發布第1、4條條文。
④民國103年11月5日衛生福利部令修正發布全文9條；並自發布日施行。
⑤民國104年6月3日衛生福利部令修正發布名稱及全文11條；並自發布日施行（原名稱：檢舉違反食品衛生案件獎勵辦法）。

第一條
本辦法依食品安全衛生管理法（以下簡稱本法）第四十三條第二項規定訂定之。

第二條
檢舉人檢舉違反本法規定案件時，得以書面、言詞、電子郵件或其他方式敘明下列事項，向主管機關提出：
一　檢舉人姓名、國民身分證統一編號、聯絡方式及地址。
二　被檢舉人姓名與地址，或被檢舉公司（商號）名稱、負責人姓名及營業地址。
三　涉嫌違反本法規定之具體事項、違規地點、相關資料或可供調查之線索。
前項第二款、第三款事項，檢舉人無法查明者，得免敘明。
以言詞檢舉者，應由受理檢舉機關作成紀錄，並與檢舉人確認其檢舉內容。
受理檢舉機關對檢舉事項無管轄權者，應於確認管轄機關後七日內移送該機關，並通知檢舉人。

第三條
主管機關對前條之檢舉，應迅速確實處理，並將處理情形於三十日內，通知檢舉人。

第四條
因檢舉而查獲違反本法規定情事者，直轄市、縣（市）主管機關得發給檢舉人至少罰鍰實收金額百分之二十之獎金；違反本法第十五條第一項第七款、第八款、第十款規定者，得發給檢舉人至少罰鍰實收金額百分之五十之獎金。
前項獎金，由直轄市、縣（市）主管機關編列預算支應之。

第五條
有下列情形之一者，除得發給前條獎金外，主管機關得視檢舉內容及對案件查獲之貢獻程度，另發給檢舉人新臺幣十萬元以上二百萬元以下之獎金；檢舉人現爲或曾爲被檢舉人之受僱人者，其獎金上限得提高至新臺幣四百萬元：
一　犯本法第四十九條第一項至第三項之罪。
二　其他重大違規情事。
前項獎金，得於該檢舉案件之行政罰鍰處分書送達或檢察機關起訴後發給之。
直轄市、縣（市）主管機關發給第一項獎金，由其編列預算支應；食品安全保護基金並得酌予補助。
中央主管機關發給第一項獎金，由食品安全保護基金補助之。

第六條
依前二條規定發給檢舉人之獎金，其檢舉內容獲無罪判決或行政處分經廢止、撤銷，且非檢舉不實所致者，得不予追回。

第七條
檢舉有下列情形之一者，不予獎勵：
一　匿名或姓名不實。
二　無具體內容。
三　主管機關或其他機關已發覺違反本法規定之案件。

第八條
二人以上聯名檢舉之案件，其獎金由全體檢舉人具領；二人以上分別檢舉案件而有相同部分者，其獎金發給最先檢舉者；無法分別先後時，平均發給之。

第九條
主管機關或其他機關對於檢舉人之姓名、年齡、住址、文書、圖畫、消息、相貌、身分資料或其他足資辨別檢舉人之物品，應予保密；如有洩密情事，應依刑法或其他法律處罰或懲處。
對於檢舉人之檢舉書、筆錄或其他資料，應以密件保存，並禁止第三人閱覽或抄錄。

第一〇條
受理檢舉之各級主管機關對於檢舉人之安全，於必要時得洽請當地警察機關提供保護。
檢舉人因檢舉案件而有受威脅、恐嚇或其他危害行爲之虞者，直轄市、縣（市）主管機關應洽請警察機關依法處理。

第一一條
本辦法自發布日施行。

以通訊交易方式訂定之食品或餐飲服務定型化契約應記載及不得記載事項

①民國103年9月5日衛生福利部令訂定發布全文2點；並自104年1月1日生效。

②民國104年6月9日衛生福利部公告修正發布全文2點。

③民國106年12月25日衛生福利部公告修正發布名稱及全文2點，並自即日生效（原名稱：食品或餐飲服務等郵購買賣定型化契約應記載及不得記載事項）。

本記載事項用詞，定義如下：

一　以通訊交易方式訂定之食品或餐飲服務：指企業經營者以廣播、電視、電話、傳眞、型錄、報紙、雜誌、網際網路、傳單或其他類似之方法，消費者於未能檢視食品或餐飲服務下而與企業經營者所訂立之契約。

二　食品：指依食品安全衛生管理法第三條第一款規定，供人飲食或咀嚼之產品及其原料。

食品或餐飲服務等通訊交易活動，除應適用本記載事項外，亦適用其他應記載及不得記載事項之相關規定。

壹　以通訊交易方式訂定之食品或餐飲服務定型化契約應記載事項

一　企業經營者資訊

應載明企業經營者之名稱、代表人、事務所或營業所及電話或電子郵件等消費者得迅速有效聯絡之通訊資料和受理消費者申訴之方式。

二　定型化契約解釋原則

契約條款如有疑義時，應爲有利於消費者之解釋。

三　商品資訊

(一)企業經營者應提供下列資訊。但法規對於商品或食品之標示另有規定者，從其規定：

1. 品名。
2. 內容物名稱及淨量、容量或數量；其爲二種以上混合物時，應分別標明，必要時應記載食品之尺寸大小。前述內容物標示方式應依下列規定辦理：
   (1) 淨重、容量以法定度量衡單位或其代號標示之。
   (2) 內容物中液汁與固形物混合者，分別標明內容量及固形量。但其爲均勻混合且不易分離者，得僅標示內容物淨重。

3. 食品添加物名稱。
4. 製造廠商或國內負責廠商名稱、電話號碼及地址。
5. 原產地（國）。
6. 以消費者收受日起算，至少距有效日期前____日以上或製造日期後____日內。
7. 企業經營者如屬「應申請登錄始得營業之食品業者類別、規模及實施日期」公告之販售業者，應記載食品業者登錄字號。
8. 其他經中央主管機關公告特定產品指定之標示事項，亦應一併標示。
9. 交易總價款，並應載明商品單價、商品總價、折扣方式等資訊。
   □含運費
   □不含運費；運費計價__________。
   （如有運費約定，其計價及負擔方式應於交易前詳細記載，如未記載，視同運費由企業經營者負擔。）

㈡企業經營者應提供其投保產品責任險證明文件影本或於契約上揭露相關資訊。

㈢企業經營者應主動揭露委託（任）廠商、監製廠商或薦證代言人等相關資訊；主動揭露顯有困難者，應確實充分說明揭露委託（任）、監製或薦證等之文字說明。

四　付款方式說明

企業經營者應提供付款方式之說明供消費者參閱。企業經營者提供之付款方式如有小額信用貸款或其他債權債務關係產生時，企業經營者須主動向消費者告知及說明如債權債務主體、利息計算方式、是否另有信用保險或保證人之設定或涉入等資訊。

五　契約履行及確認機制

企業經營者應於消費者訂立契約前，提供商品之種類、數量、價格及其他重要事項之確認機制，並應於契約成立後，確實履行契約。

六　商品交付地、交付期日及交付方式

㈠企業經營者應載明商品交付期日或期間，並提供交付地點供消費者選擇。企業經營者如採取收到貨款後再寄送商品者，應於收受貨款後三日內（雙方另有約定者不在此限）將商品寄出或交付予消費者。

㈡交付（運送）方式：__________（溫度：□冷藏□冷凍□常溫□____）。

七　商品訂購數量上限

企業經營者於必要時，得揭露商品數量上限資訊，並得就特定商品訂定個別消費者每次訂購之數量上限。

消費者逾越企業經營者訂定之數量上限進行下單時，企業經營者僅依該數量上限出貨或提供服務。

八　受領物之檢視義務

消費者於收受商品後，應按物之性質，依通常程序從速檢查其所受領之物，如發現有應由企業經營者負擔保責任之瑕疵時，應即通知企業經營者。

九　消費爭議之處理

企業經營者應就消費爭議說明採用之申訴及爭議處理機制、程序及相關聯絡資訊。

十　訴訟管轄

因本契約發生訴訟時，雙方同意以○○地方法院爲第一審管轄法院。但不得排除消費者保護法第四十七條及民事訴訟法第四百三十六條之九規定之小額訴訟管轄法院之適用。

貳　以通訊交易方式訂定之食品或餐飲服務定型化契約不得記載事項

一　不得約定拋棄契約審閱期間及審閱權。

二　除法律另有規定外，不得對消費者個人資料爲契約目的必要範圍外之利用。

三　不得約定企業經營者得片面變更契約內容。

四　不得約定企業經營者得片面變更標的物之份量、數量、重量等商品資訊，消費者不得異議之條款。

五　企業經營者應確保廣告內容之眞實，不得爲不實、誇張、易生誤解或涉及醫療效能之食品標示、宣傳或廣告。

六　不得約定企業經營者得任意解除契約。

七　不得約定免除或減輕企業經營者依民法、消費者保護法及食品安全衛生管理法等法規應負之責任。

八　不得約定企業經營者得保管或收回消費者持有之契約。

九　不得約定剝奪或限制消費者依法享有之契約解除權。

十　不得約定如有糾紛，限以企業經營者所保存之交易資料爲認定標準。

十一　不得約定企業經營者交付商品時得收回訂貨單。

十二　不得爲其他違反法律強制、禁止規定或顯失公平之約定。

貳、食品衛生標準

糧食管理法

①民國86年5月30日總統令制定公布全文22條。
②民國89年5月17日總統令修正公布第2、10、11條條文；並刪除第20條條文。
③民國90年11月7日總統令修正公布全文24條。
④民國91年6月19日總統令修正公布第7條條文；並增訂第17-1條條文。
⑤民國91年12月31日總統令修正公布第7、24條條文；並刪除第17-1條條文。
⑥民國95年5月24日總統令增訂公布第5-1條條文。
⑦民國99年11月24日總統令修正公布第4、7、8、14、15、18、22條條文；增訂第18-1條條文；並刪除第16、19、20條條文。
⑧民國103年6月18日總統令修正公布第3、5、10、11、14、18、18-1、21、24條條文；增訂第14-1、18-2條條文；刪除第22條條文；並自公布後六個月施行。

第一條
爲調節糧食供需，穩定糧食價格，提高糧食品質，維護生產者與消費者利益，特制定本法。本法未規定者，適用其他有關法律規定。

第二條
本法所稱主管機關爲行政院農業委員會。

第三條
本法所稱糧食，指稻米、小麥、麵粉、含稻米量達百分之五十以上之混合穀物，與經主管機關公告管理之雜糧及米食製品。

第四條
本法用詞，定義如下：
一　稻米：指稻穀、糙米、白米、碎米及相關產品米。
二　公糧：指政府所有之糧食。
三　糧商：指依本法辦理糧商登記之營利事業、農會或合作社。
四　公糧業者：指受主管機關委託承辦公糧經收、保管、加工、撥付業務之糧商。
五　糧食業務：指糧食買賣、經紀、倉儲、加工、輸出及輸入等業務。
六　市場銷售：指於公開場所對不特定人提供商品並取得對價關係之行爲。

第五條
主管機關爲策劃糧食產銷、糧食自給率及台灣糧食品牌建立與推廣，每年應訂定計畫，以穩定糧食供需，確保國家糧食安全，促進國內農民收益，並提升國產糧食競爭力。
第五條之一
主管機關爲糧食供應之安全穩定，應儲備稻米前一年國內糧食平均消費量不得低於一定期間內之安全存量。稻米一定期間安全存量標準，由行政院以命令定之。
第六條
主管機關應辦理主要糧食生產、消費、成本與價格之調查、統計，並建立農戶耕地資料，作爲策劃糧食產銷及管理之依據。
前項農戶耕地資料，應包括農戶之戶籍、耕地之地籍、實際耕作人及耕作紀錄；其建檔所需戶籍、地籍、稅籍資料，得洽請戶政、地政及稅捐稽徵機關提供；實際耕作人、耕作紀錄資料，由農戶申報之。
第七條
糧食應准許自由輸出、輸入。但爲確保國家糧食安全，得予限制；其限制種類、數量、地區、期限、條件及方式，由主管機關公告之。
前項公告限制輸出、輸入之糧食，其輸出、輸入前，應徵得主管機關之同意。
稻米及米食製品之輸入，在海關進口稅則所定配額數量內，得由主管機關輸入，或依主管機關訂定之一定比率，由具有糧商資格之出進口廠商輸入。
前項配額以外數量之輸入，由具有糧商資格之出進口廠商依相關法規規定輸入。未具糧商資格者，得經主管機關同意，依相關法規規定輸入。
爲因應國內稻米及米食製品供需失調或有失調之虞或其他必要情形，經主管機關核准輸入者，其輸入適用配額內稅率，數量不計入關稅配額。
第八條
公糧經收、保管、加工及撥付，主管機關得委由公糧業者辦理。
前項公糧業者與其經管倉庫應具備之條件、公糧之經收、保管、加工、撥付及其他管理事項之辦法，由主管機關定之。
第九條
經收公糧稻穀，驗收項目爲夾雜物、水分、容重量及品質；其驗收標準，由主管機關定之。
第一〇條
經營糧食業務，應向主管機關辦理糧商登記後，始得爲之。
兼營小規模糧食零售業每日庫存在主管機關規定數量以下者，不受前項規定之限制。
第一項糧商登記之申請文件與程序、營業之項目與限制、應辦理變更登記之事項、程序與期限、廢止登記之條件及其他應遵行事項之規則，由主管機關定之。

第一一條

糧商購進、售出、存儲、加工、經紀糧食之資料應予記錄；進口糧食應與國產糧食分開記錄。

經主管機關公告一定規模之糧食輸入或加工業務者，應記錄供應來源及流向資料。

前二項記錄之資料，應保存二年。

主管機關得派員查核第一項、第二項事項及抽樣檢查，必要時，並得要求提供糧食供應來源及流向等相關資料，糧商不得規避、妨礙或拒絕。

第一二條

主管機關因天然災害或突發事變，致糧食供需失調或有失調之虞時，對於下列事項應報請行政院核備公告管理：

一　關於糧食買賣之期限、數量及價格。
二　關於糧食儲藏、運輸及加工。
三　關於糧食之緊急徵購及配售。

第一三條

主管機關應輔導優良品質稻米之產銷，並建立稻米分級檢驗制度。

第一四條

市場銷售之包裝糧食，其包裝或容器上，應以中文及通用符號明確標示下列項目：

一　品名。
二　品質規格。
三　產地。
四　淨重。
五　碾製日期。
六　保存期限。
七　製造廠商與國內負責廠商名稱、電話號碼及地址。

市場銷售之散裝糧食，應以中文標示品名及產地。

前二項標示項目之內容、方法及其他應遵行事項之辦法，由主管機關定之。

糧食之標示，除前三項規定外，適用食品安全衛生管理法之規定。

第一四條之一

市場銷售之糧食，不得有下列情形：

一　標示之項目及內容，與內容物不相同；或內容物攙偽假冒；或包裝、容器上之宣傳或廣告，有不實、誇張或易生誤解之情形。
二　進口稻米與國產稻米混合銷售。

第一五條

主管機關得對市場銷售糧食之標示實施抽查，並對其品質實施檢驗，糧商或第十條第二項所定兼營小規模糧食零售業者（以下簡稱糧食零售業者），不得規避、妨礙或拒絕，並應提供糧食來源相關資料。

依前項規定執行抽查、檢驗之人員，應向糧商或糧食零售業者出示有關執行職務之證明文件；在販賣場所抽取之樣品，應給付價款；其抽查及檢驗之辦法，由主管機關定之。

第一項檢驗方法，依中華民國國家標準執行或採行其他適當方法爲之。主管機關得將檢驗之一部或全部，委託其他檢驗機關、法人、學術或研究機構辦理。

第一六條（刪除）

第一七條

違反主管機關依第十二條所爲公告管理之規定者，處三年以下有期徒刑、拘役或科或併科糧價總額以下之罰金。

第一七條之一（刪除）

第一八條

未依第十條第一項規定完成糧商登記，擅自經營糧食業務，或違反依第十條第三項所定規則中有關糧商登記之營業之項目與限制、應辦理變更登記之事項、程序與期限或其他應遵行事項者，主管機關應令其限期改正；屆期未改正者，處新臺幣六萬元以上二十四萬元以下罰鍰，並按次處罰。

糧商有下列情形之一者，主管機關應令其限期改正；屆期未改正者，處新臺幣三萬元以上十五萬元以下罰鍰，並按次處罰：

一　違反第十一條第一項規定，經營之進口糧食與國產糧食未分開記錄。

二　違反第十一條第三項規定，記錄之資料未保存二年。

三　違反第十四條第一項或第二項規定，未標示應標示項目，或未依第十四條第三項所定辦法中有關標示項目之內容、方法標示。

前項第三款情節重大者，主管機關並得令其停止經營全部或部分項目糧食業務一定期間，或廢止糧商登記或部分糧商登記事項。

第一八條之一

違反第十四條之一第二款規定，處新臺幣十萬元以上一千五百萬元以下罰鍰，並按次處罰；其違規情節重大者，主管機關並應令其停止經營全部或部分項目糧食業務一定期間，或廢止糧商登記或部分糧商登記事項。

違反第十四條之一第一款規定，經主管機關令其限期改正，屆期未改正者，處新臺幣四萬元以上四百萬元以下罰鍰，並按次處罰。但其違規情節重大者，主管機關得逕予處罰，並應令其停止經營全部或部分項目糧食業務一定期間，或廢止糧商登記或部分糧商登記事項。

有下列情形之一者，處新臺幣三萬元以上三百萬元以下罰鍰，並按次處罰：

一　違反第十一條第一項規定，經營糧食之資料未予記錄；或從事糧食輸入或加工業務者，未依第十一條第二項規定記錄糧食供應來源及流向資料。

二　糧商違反第十一條第四項規定，規避、妨礙或拒絕查核記錄資料或抽樣檢查，或不願提供產品供應來源及流向等相關資料。

三　糧商或糧食零售業者違反第十五條第一項規定，規避、妨礙或拒絕主管機關對市場銷售糧食實施之抽查、檢驗或不願提供糧食來源相關資料。

第一八條之二

經依前二條規定廢止糧商登記或部分糧商登記事項之營利事業、農會或合作社，自廢止之日起一年內，不得依本法申請糧商登記或部分糧商登記事項。

經依第十八條第二項第三款規定令其限期改正或第十八條第三項處罰、或依前條第一項、第二項規定處罰者，主管機關並得公告違規糧商名稱、地址、負責人姓名、商品名稱、違規情節及商品抽樣地點、日期。

前項違規情節嚴重損害消費者權益者，主管機關應令其市售產品三日內下架、一個月內回收。

糧商未於前項期限內下架、回收者，處新臺幣十萬元以上三百萬元以下罰鍰；其情節重大者，應令其歇業、停業一定期間、廢止糧商登記或部分糧商登記事項；經廢止之日起一年內，並不得依本法申請糧商登記或部分糧商登記事項。

第一九條（刪除）

第二〇條（刪除）

第二一條

主管機關依本法受理登記、檢驗時，應收取登記費、檢驗費；其收費標準，由主管機關定之。

第二二條（刪除）

第二三條

本法施行細則，由主管機關定之。

第二四條

本法自公布日施行。

本法中華民國九十一年十二月二十七日修正之條文，自九十二年一月一日施行；一百零三年五月三十日修正之條文，自公布後六個月施行。

飲用水管理條例

①民國61年11月10日總統令制定公布全文21條。
②民國86年5月21日總統令修正公布全文30條。
③民國88年12月22日總統令修正公布第2、5、14、26條條文。
④民國92年1月8日總統令增訂公布第12-1、14-1、24-1～24-3、25-1條條文。
⑤民國95年1月27日總統令修正公布第3、6～9、12、13、15、16、19、23、24、29條條文；增訂第15-1條條文；並刪除第17、27條條文。

第一章　總　則

第一條

爲確保飲用水水源水質，提昇公衆飲用水品質，維護國民健康，特制定本條例；本條例未規定者，適用其他有關法令之規定。

第二條

本條例所稱主管機關：在中央爲行政院環境保護署；在直轄市爲直轄市政府；在縣（市）爲縣（市）政府。

第三條

本條例所稱飲用水，指供人飲用之水；其種類如下：

一　自來水：指依自來水法以水管及其他設施導引供應合於衛生之公共給水。

二　社區自設公共給水設備供應之水。

三　經連續供水固定設備處理後供應之水。

四　其他經中央主管機關指定之水。

飲用水之水源如下：

一　地面水體：指存在於河川、湖潭、水庫、池塘或其他體系內全部或部分之水。

二　地下水體：指存在於地下水層之水。

三　其他經中央主管機關指定之水體。

第四條

本條例所稱飲用水設備，指依自來水法規定之設備、社區自設公共給水設備、公私場所供公衆飲用之連續供水固定設備及其他經中央主管機關指定公告之設備。

第二章　水源管理

第五條

在飲用水水源水質保護區或飲用水取水口一定距離內之地區，不得有污染水源水質之行為。

前項污染水源水質之行為係指：

一　非法砍伐林木或開墾土地。

二　工業區之開發或污染性工廠之設立。

三　核能及其他能源之開發及放射性核廢料儲存或處理場所之興建。

四　傾倒、施放或棄置垃圾、灰渣、土石、污泥、糞尿、廢油、廢化學品、動物屍骸或其他足以污染水源水質之物品。

五　以營利為目的之飼養家畜、家禽。

六　新社區之開發。但原住民部落因人口自然增加形成之社區，不在此限。

七　高爾夫球場之興、修建或擴建。

八　土石採取及探礦、採礦。

九　規模及範圍達應實施環境影響評估之鐵路、大眾捷運系統、港灣及機場之開發。

十　河道變更足以影響水質自淨能力，且未經主管機關及目的事業主管機關同意者。

十一　道路及運動場地之開發，未經主管機關及目的事業主管機關同意者。

十二　其他經中央主管機關公告禁止之行為。

前項第一款至第九款及第十二款之行為，為居民生活所必要，且經主管機關核准者，不在此限。

第一項飲用水水源水質保護區之範圍及飲用水取水口之一定距離，由直轄市、縣（市）主管機關擬訂，報請中央主管機關核定後公告之。其涉及二直轄市、縣（市）以上者，由中央主管機關訂定公告之。

飲用水水源水質保護區及飲用水取水口一定距離內之地區，於公告後原有建築物及土地使用，經主管機關會商有關機關認為有污染水源水質者，得通知所有權人或使用人於一定期間內拆除、改善或改變使用。其所受之損失，由自來水事業或相關事業補償之。

第六條

第三條第二項各款所定水體符合飲用水水源水質標準者，始得作為飲用水之水源。但提出飲用水水源水質或淨水處理改善計畫，向中央主管機關申請核准者，不在此限；其申請提出改善計畫之資格、計畫內容、應檢附之書件、程序、監測、應變措施、核准條件、駁回、補正及其他應遵行事項之準則，由中央主管機關定之。

前項飲用水水源水質標準，由中央主管機關定之。

第三章　設備管理

第七條

自來水有關之設備管理，依自來水法之規定。

第八條

經中央主管機關公告之公私場所，設有供公衆飲用之連續供水固定設備者，應向直轄市、縣（市）主管機關申請登記，始得使用；其申請登記、變更登記、有效期限與展延及其他應遵行事項之辦法，由中央主管機關定之。

第九條

公私場所設置供公衆飲用之連續供水固定設備者，應依規定維護，並作成維護紀錄，紀錄應予揭示，並保存供主管機關查驗；其維護方法、頻率、紀錄之製作方式、揭示、保存期限及其他應遵行事項之辦法，由中央主管機關定之。

第一〇條

經中央主管機關指定公告之飲用水設備，應符合國家標準；無國家標準者，由中央主管機關公告其標準。

第四章　水質管理

第一一條

飲用水水質，應符合飲用水水質標準。

前項飲用水水質標準，由中央主管機關定之。

第一二條

公私場所設置供公衆飲用之連續供水固定設備者，應依規定採樣、檢驗水質狀況，並作成紀錄揭示、備查；其水質檢測項目、頻率、紀錄之製作方式、揭示、保存期限、設備抽驗方式及其他應遵行事項之辦法，由中央主管機關定之。

前項所定飲用水水質狀況之採樣及檢驗測定，由取得中央主管機關核發許可證之環境檢驗測定機構辦理。

第一二條之一

檢驗測定機構應取得中央主管機關核給之許可證後，始得辦理本法規定之檢驗測定。

前項檢驗測定機構應具備之條件、設施、許可證之申請、審查程序、核（換）發、撤銷、廢止、停業、復業、查核、評鑑程序及其他應遵行事項之管理辦法，由中央主管機關定之。

飲用水水源水質、飲用水水質及飲用水水質處理藥劑之檢測方式及品質管制事項，由中央主管機關定之。

第一三條

飲用水水質處理所使用之藥劑，以經中央主管機關公告者爲限。

非屬前項公告之藥劑，供水單位得向中央主管機關申請公告爲飲用水水質處理藥劑；其申請資格、應檢附之書件、程序、核准條件、駁回、補正及其他應遵行事項之準則，由中央主管機關定之。

第一四條

各級主管機關應選定地點，定期採樣檢驗，整理分析，並依據檢驗結果，採取適當措施。經證明有危害人體健康之虞者，應即公告禁止飲用。

前項採樣地點、檢驗結果及採取之措施，直轄市、縣（市）主管機關應向中央主管機關報告。

第一四條之一

因天災或其他不可抗力事由，造成飲用水水源水質惡化時，自來水、簡易自來水或社區自設公共給水之供水單位應於事實發生後，立即採取應變措施及加強飲用水水質檢驗，並應透過報紙、電視、電台、沿街廣播、張貼公告或其他方式，迅即通知民衆水質狀況及因應措施。

第一五條

各級主管機關得派員並提示有關執行職務上證明文件或顯示足資辨別之標誌，進入公私場所，檢查飲用水水源水質、飲用水水質、連續供水固定設備、飲用水水質處理藥劑或採取有關樣品、索取有關資料，公私場所之所有人、使用人或管理人，不得規避、妨礙或拒絕。

第一五條之一

依第二十一條或第二十四條規定，經禁止作爲飲用水水源或供飲用者，該取水或供水單位於原因消失後，應由非其所屬且取得中央主管機關核發許可證之環境檢驗測定機構，對於水質不合格項目辦理採樣，並以同一水樣送檢後，檢具符合標準之檢驗測定報告，報處分機關核准後，始得恢復作爲飲用水水源或供飲用。

第五章　罰　則

第一六條

有下列情形之一者，處一年以下有期徒刑、拘役，得併科新臺幣六萬元以下罰金：

一　違反第五條第一項規定，經依第二十條規定通知禁止爲該行爲而不遵行。

二　違反第六條第一項規定，經依第二十一條規定通知禁止作爲飲用水水源而不遵行。

三　違反第十一條第一項規定，經依第二十四條規定通知禁止供飲用而不遵行。

犯前項之罪因而致人於死者，處七年以下有期徒刑，得併科新臺幣三十萬元以下罰金。致重傷者，處五年以下有期徒刑，得併科新臺幣十五萬元以下罰金。

第一七條（刪除）

第一八條

違反第十三條規定者，處一年以下有期徒刑、拘役或科或併科新臺幣六萬元以下罰金。

第一九條

法人之代表人、法人或自然人之代理人、受雇人或其他從業人員，因執行業務犯第十六條或前條規定之罪者，除依各該條規定處罰其行爲人外，對該法人或自然人亦科以各該條之罰金。

第二〇條

違反第五條第一項規定者，處新臺幣十萬元以上一百萬元以下罰鍰，並通知禁止該行爲。

第二一條

違反第六條第一項規定者，處新臺幣六萬元以上六十萬元以下罰鍰，並通知禁止作爲飲用水水源。

第二二條

違反第八條規定者，處新臺幣一萬元以上十萬元以下罰鍰，並通知限期補正，屆期仍未補正者，按次處罰。

第二三條

公私場所設置供公衆飲用之連續供水固定設備者，有下列情形之一，處新臺幣一萬元以上十萬元以下罰鍰，並通知限期改善；屆期仍未完成改善者，按次處罰：

一　未依第九條規定維護連續供水固定設備、作成維護紀錄、揭示或保存，或違反依同條所定辦法中有關維護方法、維護頻率、紀錄製作、紀錄揭示及保存期限之管理規定。

二　未依第十二條第一項規定採樣、檢驗或揭示水質狀況、未作成水質狀況紀錄或未揭示，或違反依同項所定辦法中有關水質檢測項目、檢測頻率、設備抽驗方式、紀錄製作、紀錄揭示及保存期限之管理規定。

第二四條

飲用水水質違反第十一條第一項規定者，處新臺幣六萬元以上六十萬元以下罰鍰，並通知限期改善，屆期仍未完成改善者，按日連續處罰；情節重大者，禁止供飲用。

第二四條之一

違反第十二條之一第二項所定辦法者，處新臺幣五萬元以上五十萬元以下罰鍰，並通知限期改善；屆期仍未完成改善者，按日連續處罰；情節重大者，得命其停業，必要時，並得廢止其許可證。

第二四條之二

公私場所未於依第二十二條、第二十三條、第二十四條或第二十四條之一所爲通知限期改善、申報或補正期限屆滿前，檢具符合飲用水水質標準或其他規定之證明文件，向主管機關報請查驗者，視爲未完成改善。

前項符合飲用水水質標準之證明文件，如爲經中央主管機關核給許可證之環境檢驗測定機構所出具之檢驗報告者，主管機關得免水質採樣及檢驗。

第二四條之三

本條例所稱按日連續處罰，其起算日、暫停日、停止日、改善完成認定查驗及其他應遵行之事項，由中央主管機關定之。

第二五條

規避、妨礙或拒絕依第十五條規定之查驗或提供樣品、資料，或提供不實之樣品、資料者，處新臺幣三萬元以上三十萬元以下罰鍰，並得按次處罰及強制執行查驗。

第二五條之一

依本條例通知限期改善者，其改善措施及工程計畫，因天災或其他不可抗力事由，致不能於期限內完成改善者，應於其原因消滅後繼續進行改善，並於原因消滅後十日內以書面敘明理由，檢具有關證明文件，向原核定機關申請重新核定改善期限。

第二六條

本條例所定之處罰，除本條例另有規定外，在中央由行政院環境保護署爲之，在直轄市由直轄市政府爲之，在縣（市）由縣（市）政府爲之。

第二七條（刪除）

第六章　附　則

第二八條

供販賣之包裝或盛裝之飲用水，其水源之水質管理，依本條例之規定；其容器、包裝與製造過程之衛生、標示、廣告及水質之查驗，依食品衛生管理法之規定。

第二九條

依第八條規定公告之公私場所，其於公告前已設置連續供水固定設備者，應自公告之日起六個月內，依第八條規定申請登記。

第三〇條

本條例施行細則，由中央主管機關定之。

第三一條

本條例自公布日施行。

一般食品衛生標準

①民國96年12月21日行政院衛生署令訂定發布全文5條；並自發布日施行。

②民國102年8月20日衛生福利部令修正發布第1條條文。

第一條

本標準依食品衛生管理法第十七條規定訂定之。

第二條

食品衛生，除法規另有規定外，應符合本標準。

第三條

一般食品之性狀應具原有之良好風味及色澤，不得有腐敗、不良變色、異臭、異味、污染、發霉或含有異物、寄生蟲。

第四條

一般食品之微生物限量如下：

項目 類別	每公克中大腸桿菌群（Coliform）最確數（MPN/g）	每公克中大腸桿菌（E. coli）最確數（MPN/g）
不需再調理（包括清洗、去皮、加熱、煮熟等）即可供食用之一般食品	10^3以下	陰性
需經調理（包括清洗、去皮、加熱、煮熟等）始可供食用之一般食品	－	－

第五條

本標準自發布日施行。

食品輻射照射處理標準

①民國88年9月29日行政院衛生署公告訂定發布。
②民國102年8月20日衛生福利部令修正發布全文3條；並自發布日施行。

第一條

本標準依食品衛生管理法第十七條規定訂定之。

第二條

食品輻射照射之處理條件如下：

限用照射食品品目	限用輻射線源	最高輻射限能量（百萬電子伏）	最高照射劑量（千格雷）	照射目的
馬鈴薯、甘藷、分蔥、洋蔥、大蒜、生薑	電子	10	0.15	抑制發芽
	X射線或γ射線	5		
木瓜、芒果	電子	10	1.5	延長儲存期限；防治蟲害
	X射線或γ射線	5		
草莓	電子	10	2.4	延長儲存期限
	X射線或γ射線	5		
豆類	電子	10	1	防治蟲害
	X射線或γ射線	5		
其他生鮮蔬菜	電子	10	1	延長儲存期限；去除病原菌之污染
	X射線或γ射線	5		
穀類及其碾製品	電子	10	1	防治蟲害
	X射線或γ射線	5		
生鮮冷凍禽肉及機械去骨禽肉	電子	10	5	延長儲存期限；去除病原菌之污染
	X射線或γ射線	5		

生鮮冷藏禽肉	電子	10	4.5	延長儲存期限：控制旋毛蟲生長
	X射線或γ射線	5		
生鮮冷凍畜肉	電子	10	7	延長儲存期限：控制旋毛蟲生長
	X射線或γ射線	5		
乾燥或脫水的調味用植物（包括香草、種子、香辛料、茶、蔬菜調味料）	電子	10	30	防治蟲害及殺菌
	X射線或γ射線	5		
花粉	電子	10	8	延長儲存期限
	X射線或γ射線	5		
動物性調味粉	電子	10	10	延長儲存期限
	X射線或γ射線	5		

第三條

本標準自發布日施行。

食品中原子塵或放射能污染容許量標準

民國105年1月18日行政院衛生署食品藥物管理局修訂公布。

第一條

本標準依食品安全衛生管理法第十五條第二項規定訂定之。

第二條

食品中原子塵或放射能污染之限量如下：

放射性核種／食品類別	碘一三一 (I-131)	銫一三四與銫一三七之總和 (Cs-134＋Cs-137)
乳及乳製品	55貝克／公斤 (55 Bq/kg)	50貝克／公斤 (50 Bq/kg)
嬰兒食品	55貝克／公斤 (55 Bq/kg)	50貝克／公斤 (50 Bq/kg)
飲料及包裝水	100貝克／公斤 (100 Bq/kg)	10貝克／公斤 (10 Bq/kg)
其他食品(1)(2)	100貝克／公斤 (100 Bq/kg)	100貝克／公斤 (100 Bq/kg)

備註：本標準適用於可能有發生核污染或輻射污染時，包括意外或惡意之行動。

(1)乾燥或濃縮等需復水後食用之原料（如：香菇、藻類、魚貝類及蔬菜），應以復水後供直接食用之狀態適用「其他食品」之限量；但海苔、小魚乾、魷魚乾、葡萄乾等乾燥狀態即爲直接供食用狀態者，仍應直接適用「其他食品」之限量。

(2)茶葉須以飲用狀態之條件（沖泡成茶湯後）適用「飲料及包裝水」之限量。

第三條

本標準自發布日施行。

食品含戴奧辛及戴奧辛類多氯聯苯處理規範

①民國95年4月18日行政院衛生署令訂定發布全文4點。

②民國102年7月22日行政院衛生署令修正發布名稱及全文6點；並自即日生效（原名稱：食品中戴奧辛處理規範）。

一　為達成國家永續發展，期藉由監測食品中戴奧辛及戴奧辛類多氯聯苯之含量，以降低國人從食品中攝入戴奧辛及戴奧辛類多氯聯苯的機會，維護國人健康，同時用以評估國內之相關管制成效，進而由各源頭採取減少或預防污染之措施，特訂定本規範。

二　食品中戴奧辛及戴奧辛類多氯聯苯之含量，係以檢測濃度乘以世界衛生組織所訂毒性當量因子（WHO-TEFs, WHO Toxic Equivalency Factors），加總計算之，並以總毒性當量（Toxicity Equivalent，簡稱TEQ）表示。戴奧辛及戴奧辛類多氯聯苯毒性當量之計算，均採用上界濃度（upper-bound concentration），即未測到之待測物濃度，用最低偵測極限（MDL, minimum detection limit）代入。

三　食品中戴奧辛及戴奧辛與戴奧辛類多氯聯苯含量總和之限值，詳如附表一。

四　戴奧辛及戴奧辛類多氯聯苯之毒性當量因子，詳如附表二。

五　食品中戴奧辛含量或戴奧辛與戴奧辛類多氯聯苯含量總和超過限值時，衛生主管機關應認定其屬於食品衛生管理法第十五條第一項第三款所稱「有毒或有害人體健康之物質或異物者」。

六　食品中戴奧辛含量或戴奧辛與戴奧辛類多氯聯苯含量總和超過限值時，應採取之行政處理措施如下：

㈠通報及處理流程

食品經查獲戴奧辛或戴奧辛與戴奧辛類多氯聯苯含量總和超過限值時，發現案件之人員或單位，應即時向中央衛生福利主管機關進行通報，並應依衛生福利、農政及環保主管機關之環境保護與食品安全通報及應變處理流程進行通報，俾利相關機關執行必要之處置措施。

㈡產品處置：

1. 超過本規範限值之食品，應依食品衛生管理法第五十二條第一項第一款規定沒入並銷毀之。
2. 各級衛生福利主管機關針對可能有相同污染源且有受戴奧

辛或戴奧辛類多氯聯苯污染之虞之食品，得依食品衛生管理法第四十一條第一項第四款規定處理。該等封存食品經後續之調查或抽驗，已排除其遭受污染之可能性，或由衛生主管機關經風險評估後，認無食用安全疑慮，應予啓封。

㈢對民衆進行健康風險溝通：

案件經初步調查處置，並提交衛生福利、農政及環保三機關副首長緊急應變措施會議研商，認定其已涉及民衆之消費權益或食品之衛生安全時，應即發布新聞，對外說明政府處理之經過及後續追蹤辦理之事項，並提供對民衆健康影響之風險評估資訊，俾利民衆分辨食品有無安全疑慮及其危急程度，以消弭消費者之疑慮。

附表一　食品中戴奧辛及戴奧辛與戴奧辛類多氯聯苯含量總和之限值

食品類別	食品項目	戴奧辛（WHO-PCDD/F-TEQ）	戴奧辛與戴奧辛類多氯聯苯含量總和（WHO-PCDD/F-PCB-TEQ）	備註
肉類	牛、羊之肉及其製品	2.5 皮克／克脂肪（pg/g fat）	4.0 皮克／克脂肪（pg/g fat）	脂肪基準（脂肪含量低於2%者，其限值需再乘以0.02，並以總重基準爲單位）
	家禽之肉及其製品	1.75皮克／克脂肪（pg/g fat）	3.0皮克／克脂肪（pg/g fat）	
	豬之肉及其製品	1.0皮克／克脂肪（pg/g fat）	1.25皮克／克脂肪（pg/g fat）	
	內臟及衍生產品	4.5皮克／克脂肪（pg/g fat）	10.0皮克／克脂肪（pg/g fat）	
乳品類	乳及乳製品（含乳油、乳酪）	2.5皮克／克脂肪（pg/g fat）	5.5皮克／克脂肪（pg/g fat）	
蛋類	雞蛋、鴨蛋及其製品	2.5皮克／克脂肪（pg/g fat）	5.0皮克／克脂肪（pg/g fat）	
水產動物類	魚及其他水產動物之肉及其製品	3.5皮克／克濕重（pg/g wet weight）	6.5皮克／克濕重（pg/g wet weight）	總重基準
	魚肝及其製品（魚肝油除外）	—	20.0皮克／克濕重（pg/g wet weight）	
油脂類	牛及羊之油脂	2.5皮克／克脂肪（pg/g fat）	4.0皮克／克脂肪（pg/g fat）	脂肪基準（脂肪含量低於2%者，其限
	家禽類之油脂	1.75皮克／克脂肪（pg/g fat）	3.0皮克／克脂肪（pg/g fat）	

	豬油	1.0皮克／克脂肪（pg/g fat）	1.25皮克／克脂肪（pg/g fat）	値需再乘以0.02，並以總重基準爲單位）
	混合動物油脂	1.5皮克／克脂肪（pg/g fat）	2.50皮克／克脂肪（pg/g fat）	
	植物油	0.75皮克／克脂肪（pg/g fat）	1.25皮克／克脂肪（pg/g fat）	
	水產動物油脂（含魚油、魚肝油）	1.75皮克／克脂肪（pg/g fat）	6.0皮克／克脂肪（pg/g fat）	
專供3歲以下嬰幼兒食用之食品		0.1皮克／克濕重（pg/g wet weight）	0.2皮克／克濕重（pg/g wet weight）	總重基準

附表二　世界衛生組織所訂戴奧辛及戴奧辛類多氯聯苯毒性當量因子WHO-TEFs（WHO Toxicity Equivalency Factor）

戴奧辛	毒性當量因子	戴奧辛類多氯聯苯	毒性當量因子
2,3,7,8-TCDD	1	PCB 77	0.0001
1,2,3,7,8-PeCDD	1	PCB 81	0.0003
1,2,3,4,7,8-HxCDD	0.1	PCB 126	0.1
1,2,3,6,7,8-HxCDD	0.1	PCB 169	0.03
1,2,3,7,8,9-HxCDD	0.1		
1,2,3,4,6,7,8-HpCDD	0.01		
OCDD	0.0003		
2,3,7,8-TCDF	0.1	PCB 105	0.00003
1,2,3,7,8-PeCDF	0.03	PCB 114	0.00003
2,3,4,7,8-PeCDF	0.3	PCB 118	0.00003
1,2,3,4,7,8-HxCDF	0.1	PCB 123	0.00003
1,2,3,6,7,8-HxCDF	0.1	PCB 156	0.00003
1,2,3,7,8,9-HxCDF	0.1	PCB 157	0.00003
2,3,4,6,7,8-HxCDF	0.1	PCB 167	0.00003
1,2,3,4,6,7,8-HpCDF	0.01	PCB 189	0.00003
1,2,3,4,7,8,9-HpCDF	0.01		
OCDF	0.0003		
備註： "T" = tetra "Pe" = penta "Hx" = hexa "Hp" = hepta			

"O" = octa

"CDD" = chlorodibenzodioxin

"CDF" = chlorodibenzofuran

"CB" = chlorobiphenyl

眞空包裝黃豆即食食品應向中央主管機關辦理查驗登記

①民國100年7月7日行政院衛生署令發布。

②民國102年8月5日衛生福利部公告修正第1、3點；並自即日生效（原名稱：眞空包裝黃豆即食食品應向本署辦理查驗登記）。

一　眞空包裝黃豆即食食品應塡具「眞空包裝黃豆即食食品查驗登記申請書表」，向中央主管機關辦理查驗登記。

二　除符合眞空包裝食品良好衛生規範可於常溫貯存及販售者外，眞空包裝黃豆即食食品應於包裝上標示「建請加熱後食用」之字樣，須標示於最小販售單位之外包裝正面明顯易見處，標示字樣之字體長寬不得小於零點五公分。

三　非經中央主管機關查驗登記許可並予以公告之眞空包裝黃豆即食食品，不得製造、加工、調配、改裝或販賣。

食品添加物中所含香料成分標示之應遵行事項

民國103年5月20日衛生福利部公告訂定發布全文1點；並自即日生效。

依據：食品安全衛生管理法第二十四條第二項。

公告事項：食品添加物中所含香料成分得以「香料」標示之，如該成分屬天然香料者，得以「天然香料」標示之；但所含除香料成分外之其他原料，仍應標示其各別名稱。

食品良好衛生規範準則

民國103年11月7日衛生福利部訂定發布全文46條；除第24條第1項規定自發布之日起一年後施行外，自發布日施行。

第一章　總則

第一條

本準則依食品安全衛生管理法（以下簡稱本法）第八條第四項規定訂定之。

第二條

本準則適用於本法第三條第七款所定之食品業者。食品工廠之建築與設備除應符合本準則之規定外，並應符合食品工廠之設廠標準。

第三條

本準則用詞，定義如下：

一　原材料：指原料及包裝材料。

二　原料：指成品可食部分之構成材料，包括主原料、副原料及食品添加物。

三　主原料：指構成成品之主要材料。

四　副原料：指主原料及食品添加物以外構成成品之次要材料。

五　內包裝材料：指與食品直接接觸之瓶、罐、盒、袋等食品容器，及直接包裹或覆蓋食品之箔、膜、紙、蠟紙等包裝材料。

六　外包裝材料：指未與食品直接接觸之標籤、紙箱、捆包物等包裝材料。

七　食品作業場所：指食品之原材料處理、製造、加工、調配、包裝及貯存場所。

八　有害微生物：指造成食品腐敗、品質劣化或危害公共衛生之微生物。

九　食品接觸面：指下列與食品直接或間接接觸之表面：

㈠直接之接觸面：直接與食品接觸之設備表面。

㈡間接之接觸面：在正常作業情形下，由其流出之液體或蒸汽會與食品或食品直接接觸面接觸之表面。

十　水活性：指食品中自由水之表示法，為該食品之水蒸汽壓與在同溫度下純水飽和水蒸汽壓所得之比值。

十一　區隔：指就食品作業場所，依場所、時間、空氣流向等條件，予以有形或無形隔離之措施。

十二　食品工廠：指具有工廠登記核准文件之食品製造業者。

第四條

食品業者之場區及環境，應符合附表一場區及環境良好衛生管理基準之規定。

第五條

食品業者之食品從業人員、設備器具、清潔消毒、廢棄物處理、油炸用食用油及管理衛生人員，應符合附表二良好衛生管理基準之規定。

第六條

食品業者倉儲管制，應符合下列規定：

一　原材料、半成品及成品倉庫，應分別設置或予以適當區隔，並有足夠之空間，以供搬運。

二　倉庫內物品應分類貯放於棧板、貨架上或採取其他有效措施，不得直接放置地面，並保持整潔及良好通風。

三　倉儲作業應遵行先進先出之原則，並確實記錄。

四　倉儲過程中需管制溫度或濕度者，應建立管制方法及基準，並確實記錄。

五　倉儲過程中，應定期檢查，並確實記錄；有異狀時，應立即處理，確保原材料、半成品及成品之品質及衛生。

六　有污染原材料、半成品或成品之虞之物品或包裝材料，應有防止交叉污染之措施；其未能防止交叉污染者，不得與原材料、半成品或成品一起貯存。

第七條

食品業者運輸管制，應符合下列規定：

一　運輸車輛應於裝載食品前，檢查裝備，並保持清潔衛生。

二　產品堆疊時，應保持穩固，並維持空氣流通。

三　裝載低溫食品前，運輸車輛之廂體應確保食品維持有效保溫狀態。

四　運輸過程中，食品應避免日光直射、雨淋、劇烈之溫度或濕度之變動、撞擊及車內積水等。

五　有污染原料、半成品或成品之虞之物品或包裝材料，應有防止交叉污染之措施；其未能防止交叉污染者，不得與原材料、半成品或成品一起運輸。

第八條

食品業者就產品申訴及成品回收管制，應符合下列規定：

一　產品申訴案件之處理，應作成紀錄。

二　成品回收及其處理，應作成紀錄。

第二章　食品製造業

第九條

食品製造業製程管理及品質管制，應符合附表三製程管理及品質管制基準之規定。

第十條

食品製造業之檢驗及量測管制，應符合下列規定：

一　設有檢驗場所者，應具有足夠空間及檢驗設備，供進行品質管制及衛生管理相關之檢驗工作；必要時，得委託具公信力之研究或檢驗機構代為檢驗。

二　設有微生物檢驗場所者，應以有形方式與其他檢驗場所適當隔離。

三　測定、控制或記錄之測量器或記錄儀，應定期校正其準確性。

四　應就檢驗中可能產生之生物性、物理性及化學性污染源，建立有效管制措施。

五　檢驗採用簡便方法時，應定期與主管機關或法令規定之檢驗方法核對，並予記錄。

第十一條

食品製造業應對成品回收之處理，訂定回收及處理計畫，並據以執行。

第十二條

食品製造業依本準則規定所建立之相關紀錄、文件及電子檔案或資料庫至少應保存5年。

第三章　食品工廠

第十三條

食品工廠應依第四條至前條規定，訂定相關標準作業程序及保存相關處理紀錄。

第十四條

食品作業場所之配置及空間，應符合下列規定：

一　作業性質不同之場所，應個別設置或有效區隔，並保持整潔。

二　具有足夠空間，供作業設備與食品器具、容器、包裝之放置、衛生設施之設置及原材料之貯存。

第十五條

食品製程管理及品質管制，應符合下列規定：

一　製程之原材料、半成品及成品之檢驗狀況，應適當標示及處理。

二　成品有效日期之訂定，應有合理依據；必要時，應為保存性試驗。

三　成品應留樣保存至有效日期。

四　製程管理及品質管制，應作成紀錄。

第四章　食品物流業

第十六條

食品物流業應訂定物流管制標準作業程序，其內容應包括第七條及下列規定：

一　不同原材料、半成品及成品作業場所，應分別設置或予以適當區隔，並有足夠之空間，以供搬運。

二　物品應分類貯放於棧板、貨架上或採取其他有效措施，不得直接放置地面，並保持整潔。

三　作業應遵行先進先出之原則，並確實記錄。

四　作業過程中需管制溫度或溼度者，應建立管制方法及基準，並確實記錄。

五　貯存過程中，應定期檢查，並確實記錄；有異狀時，應立即處理，確保原材料、半成品及成品之品質及衛生。

六　低溫食品之品溫在裝載及卸貨前，應檢測及記錄。

七　低溫食品之理貨及裝卸，應於攝氏十五度以下場所迅速進行。

八　應依食品製造業者設定之產品保存溫度條件進行物流作業。

第五章　食品販賣業

第十七條

食品販賣業應符合下列規定：

一　販賣、貯存食品或食品添加物之設施及場所，應保持清潔，並設置有效防止病媒侵入之設施。

二　食品或食品添加物應分別妥善保存、整齊堆放，避免污染及腐敗。

三　食品之熱藏，溫度應保持在攝氏六十度以上。

四　倉庫內物品應分類貯放於棧板、貨架或採取其他有效措施，不得直接放置地面，並保持良好通風。

五　應有管理衛生人員，於現場負責食品衛生管理工作。

六　販賣貯存作業，應遵行先進先出之原則。

七　販賣貯存作業需管制溫度、溼度者，應建立相關管制方法及基準，並據以執行。

八　販賣貯存作業中應定期檢查產品之標示或貯存狀態，有異狀時，應立即處理，確保食品或食品添加物之品質及衛生。

九　有污染原材料、半成品或成品之虞之物品或包裝材料，應有防止交叉污染之措施；其未能防止交叉污染者，不得與原材料、半成品或成品一起貯存。

十　販賣場所之光線應達到二百米燭光以上，使用之光源，不得改變食品之顏色。

食品販賣業屬量販店業者，應依第四條至第八條規定，訂定相關標準作業程序及保存相關處理紀錄。

第十八條

食品販賣業有販賣、貯存冷凍或冷藏食品者，除依前條規定外，並應符合下列規定：

一　販賣業者不得改變製造業者原來設定之食品保存溫度。

二　冷凍食品應有完整密封之基本包裝；冷凍(藏)食品不得使用金屬材料釘封或橡皮圈等物固定；包裝破裂時，不得販售。

三　冷凍食品應與冷藏食品分開貯存及販賣。

四　冷凍（藏）食品貯存或陳列於冷凍（藏）櫃內時，不得超越最大裝載線。

第十九條

食品販賣業有販賣、貯存烘焙食品者，除依第十七條規定外，並應符合下列規定：

一　未包裝之烘焙食品販賣時，應使用清潔之器具裝貯，分類陳列，並應有防止污染之措施及設備，且備有清潔之夾子及盛物籃（盤）供顧客選購使用。

二　以奶油、布丁、果凍、水果或易變質、腐敗之餡料等裝飾或充餡之蛋糕、派等，應貯放於攝氏七度以下之冷藏櫃內。

第二十條

食品販賣業有販賣禽畜水產食品者，除依第十七條規定外，並應符合下列規定：

一　禽畜水產食品之陳列檯面，應採不易透水及耐腐蝕之材質，且應符合食品器具容器包裝衛生標準之規定。

二　販售場所應有適當洗滌及排水設施。

三　工作檯面、砧板或刀具，應保持平整清潔；供應生食鮮魚或不經加熱即可食用之魚、肉製品，應另備專用刀具、砧板。

四　使用絞肉機及切片機等機具，應保持清潔，並避免污染。

五　生鮮水產食品應使用水槽，以流動自來水處理，並避免污染販售之成品。

六　禽畜水產食品之貯存、陳列、販賣，應以適當之溫度及時間管制。

七　販賣冷凍（藏）之禽畜水產食品，應具有冷凍（藏）之櫃（箱）或設施。

八　禽畜水產食品以冰藏方式貯存、陳列、販賣者，使用之冰塊應符合飲用水水質標準。

第二十一條

攤販、小型販賣店兼售食品者，直轄市、縣（市）主管機關得視實際情形，適用本準則規定。

第六章　餐飲業

第二十二條

餐飲業作業場所應符合下列規定：

一　洗滌場所應有充足之流動自來水，並具有洗滌、沖洗及有效殺菌三項功能之餐具洗滌殺菌設施；水龍頭高度應高於水槽滿水位高度，防水逆流污染；無充足之流動自來水者，應提供用畢即行丟棄之餐具。
二　廚房之截油設施，應經常清理乾淨。
三　油煙應有適當之處理措施，避免油煙污染。
四　廚房應有維持適當空氣壓力及室溫之措施。
五　餐飲業未設座者，其販賣櫃台應與調理、加工及操作場所有效區隔。

第二十三條

餐飲業應使用下列方法之一，施行殺菌：
一　煮沸殺菌：毛巾、抹布等，以攝氏一百度之沸水煮沸五分鐘以上，餐具等，一分鐘以上。
二　蒸汽殺菌：毛巾、抹布等，以攝氏一百度之蒸汽，加熱時間十分鐘以上，餐具等，二分鐘以上。
三　熱水殺菌：餐具等，以攝氏八十度以上之熱水，加熱時間二分鐘以上。
四　氯液殺菌：餐具等，以氯液總有效氯百萬分之二百以下，浸入溶液中時間二分鐘以上。
五　乾熱殺菌：餐具等，以溫度攝氏一百一十度以上之乾熱，加熱時間三十分鐘以上。
六　其他經中央衛生福利主管機關認可之有效殺菌方法。

第二十四條

餐飲業烹調從業人員持有烹調技術證及烘焙業持有烘焙食品技術士證之比率，應符合食品業者專門職業或技術證照人員設置及管理辦法之規定。前項持有烹調技術士證者，應加入執業所在地直轄市、縣（市）之餐飲相關公會或工會，並由直轄市、縣（市）主管機關委託其認可之公會或工會發給廚師證書。

前項公會或工會辦理廚師證書發證事宜，應接受直轄市、縣（市）主管機關督導；不遵從督導或違反委託相關約定者，直轄市、縣（市）主管機關得終止其委託。廚師證書有效期間爲四年，期滿得申請展延，每次展延四年。申請展延者，應在證書有效期間內接受各級主管機關或其認可之公會、工會、高級中等以上學校或其他餐飲相關機構辦理之衛生講習，每年至少八小時。

第一項規定，自本準則發布之日起一年後施行。

第二十五條

經營中式餐飲之餐飲業，於本準則發布之日起一年內，其烹調從業人員之中餐烹調技術士證持證比率規定如下：
一　觀光旅館之餐廳：百分之八十。
二　承攬學校餐飲之餐飲業：百分之七十。
三　供應學校餐盒之餐盒業：百分之七十。
四　承攬筵席之餐廳：百分之七十。
五　外燴飲食業：百分之七十。
六　中央廚房式之餐飲業：百分之六十。
七　伙食包作業：百分之六十。

八　自助餐飲業：百分之五十。

第二十六條

餐飲業之衛生管理，應符合下列規定：

一　製備過程中所使用設備及器具，其操作及維護，應避免污染食品；必要時，應以顏色區分不同用途之設備及器具。

二　使用之竹製、木製筷子或其他免洗餐具，應用畢即行丟棄；共桌分食之場所，應提供分食專用之匙、筷、叉及刀等餐具。

三　提供之餐具，應維持乾淨清潔，不應有脂肪、澱粉、蛋白質、洗潔劑之殘留；必要時，應進行病原性微生物之檢測。

四　製備流程應避免交叉污染。

五　製備之菜餚，其貯存及供應應維持適當之溫度；貯放食品及餐具時，應有防塵、防蟲等衛生設施。

六　外購即食菜餚應確保衛生安全。

七　食品製備使用之機具及器具等，應保持清潔。

八　供應生冷食品者，應於專屬作業區調理、加工及操作。

九　生鮮水產品養殖處所，應與調理處所有效區隔。

十　製備時段內，廚房之進貨作業及人員進出，應有適當之管制。

第二十七條

外燴業者應符合下列規定：

一　烹調場所及供應之食物，應避免直接日曬、雨淋或接觸污染源，並應有遮蔽、冷凍（藏）設備或設施。

二　烹調器具及餐具應保持乾淨。

三　烹調食物時，應符合新鮮、清潔、迅速、加熱及冷藏之原則，並應避免交叉污染。

四　辦理二百人以上餐飲時，應於辦理三日前自行或經餐飲業所屬公會或工會，向直轄市、縣（市）衛生局（所）報請備查；其備查內容應包括委辦者、承辦者、辦理地點、參加人數及菜單。

第二十八條

伙食包作業者應符合第二十四條及第二十六條規定；其於包作伙食前，應自行或經餐飲業所屬公會或工會向衛生局（所）報請備查，其備查內容應包括委包者、承包者、包作場所及供應人數。

第七章　食品添加物業

第二十九條

食品添加物之進貨及貯存管理，應符合下列規定：

一　建立食品添加物或原料進貨之驗收作業及追溯、追蹤制度，記錄進貨來源、內容物成分、數量等資料。

二　依原材料、半成品或成品，貯存於不同場所，必要時，貯存於冷凍（藏）庫，並與其他非供食品用途之原料或物品以有形方式予以隔離。
三　倉儲管理，應依先進先出原則。

第三十條

食品添加物之作業場所，應符合下列規定：
一　生產食品添加物兼生產化工原料或化學品之製造區域或製程步驟，應予以區隔。
二　製程中使用溶劑、粉劑致有害物質外洩或產生塵爆等危害之虞時，應設防止設施或設備。

第三十一條

食品添加物製程之設備、器具、容器及包裝，應符合下列規定：
一　易於清洗、消毒及檢查。
二　符合食品器具容器包裝衛生標準之規定。
三　防止潤 油、金屬碎屑、污水或其他可能造成污染之物質混入食品添加物。

第三十二條

食品添加物之製程及品質管理，應符合下列規定：
一　建立製程及品質管制程序，並應完整記錄。
二　成品應符合食品添加物使用範圍及限量暨規格標準，並完整包裝及標示。每批成品之銷售流向，應予記錄。

第八章　低酸性及酸化罐頭食品製造業

第三十三條

低酸性及酸化罐頭食品製造業生產及加工之管理，應符合附表四生產與加工管理基準之規定。

第三十四條

低酸性及酸化罐頭食品製造業之殺菌設備與方法，應符合附表五殺菌設備與方法管理基準之規定。

第三十五條

低酸性及酸化罐頭食品製造業之人員，應符合下列規定：
一　製造罐頭食品之工廠，應置專司殺菌技術管理人員、殺菌操作人員、密封檢查人員及密封操作人員。
二　前款殺菌技術管理人員與低酸性金屬罐之殺菌操作、密封檢查及密封操作人員，應經中央衛生福利主管機關認定之機構訓練合格，並領有證書；其餘人員，應有訓練證明。

第三十六條

低酸性及酸化罐頭食品製造業容器密封之管制，應符合附表六容器密封管制基準之規定。

第九章　真空包裝即食食品製造業

第三十七條

所稱眞空包裝即食食品，指脫氣密封於密閉容器內，拆封後無須經任何烹調步驟，即可食用之產品。製造常溫貯存及販賣之眞空包裝即食食品，應符合下列規定：

一　具下列任一條件者之眞空包裝即食食品，得於常溫貯存及販售：

㈠水活性在零點八五以下。

㈡氫離子濃度指數（以下稱pH值）在九點零以上。

㈢經商業滅菌。

㈣天然酸性食品（pH值小於四點六者）。

㈤發酵食品（指微生物於發酵過程產酸，致最終產品pH值小於四點六或鹽濃度大於百分之十者；所稱鹽濃度，指鹽類質量占全部溶液質量之百分比）。

㈥碳酸飲料。

㈦其他於常溫可抑制肉毒桿菌生長之條件。

二　前款第一目、第二目、第四目及第五目之產品，應依標示貯存及販賣，且業者須留存經中央衛生福利主管機關認證實驗室之相關檢測報告備查；第三目之產品，應符合第八章之規定。

第三十八條

製造冷藏貯存及販賣之眞空包裝即食食品，應符合下列規定：

一　水活性大於零點八五，且須冷藏之眞空包裝即食食品，其貯存、運輸及販賣過程，均應於攝氏七度以下進行。

二　冷藏眞空包裝即食食品之保存期限：

產品未具下列任一條件者，保存期限應在十日以內，且業者應留存經中央衛生福利主管機關認證實驗室之相關檢測報告或證明文件備查：

㈠添加亞硝酸鹽或硝酸鹽。

㈡水活性在零點九四以下。

㈢pH值小於四點六。

㈣鹽濃度大於百分之三點五之煙燻及發酵產品。

㈤其他具有可抑制肉毒桿菌之條件。

第三十九條

製造冷凍貯存及販賣之眞空包裝即食食品，其貯存、運輸及販賣過程，均應於攝氏零下十八度下進行。

第十章　塑膠類食品器具、食品容器或包裝製造業

第四十條

產品之開發及設計，應符合下列規定：

一　設定產品最終使用環境及條件。

二　依前款設定，選用適宜之原料。

三　開發及設計資料，應留存備查。

第四十一條

原料及產品之貯存，應符合下列規定：

一　塑膠原料應有專屬或能與其他區域區隔之貯存空間。
二　貯存空間應避免交叉污染。
三　塑膠原料之進出，均應有完整之紀錄；其內容應包括日期及數量。
四　業者應保存塑膠原料供應商提供之衛生安全資料。

第四十二條

製造場所，應符合下列規定：

一　動線規劃，應避免交叉污染。
二　混料區、加工作業區或包裝作業區，應以有形之方式予以隔離，並防止粉塵及油氣污染。
三　加工、包裝及輸送，其設備及過程，應保持清潔。

第四十三條

生產製造，應符合下列規定：

一　依塑膠原料供應者所提供之加工建議條件製造，並逐日記錄；建議條件變更者，亦同。
二　自製造至包裝階段，應避免與地面接觸；必要時應使用適當器具盛接。
三　印刷作業，應避免油墨移轉或附著於食品接觸面。油墨有浸入、溶出等接觸食品之虞，應使用食品添加物使用範圍及限量暨規格標準准用之著色劑。

第四十四條

塑膠類食品器具、食品容器或包裝之衛生管理，應符合下列規定：

一　傳遞、包裝或運送之場所，應以有形之方式予以隔離，避免遭受其他物質或微生物之污染。
二　成品包裝時，應進行品質管制。
三　成品之標示、檢驗、下架、回收及回收後之處置與記錄，應符合本法及其相關法規之規定。

第四十五條

塑膠類食品器具、食品容器或包裝製造業，依本準則規定所建立之紀錄，至少應保存至該批成品有效日期後三年以上。

第十一章　附則

第四十六條

本準則除另定施行日期者外，自發布日施行。

食品檢驗機構認證及委託認證管理辦法

①民國95年2月20日行政院衛生署令訂定發布全文10條；並自發布日施行。
民國102年7月19日行政院公告第2、4、5、7、8、9條所列屬「行政院衛生署」之權責事項，自102年7月23日起改由「衛生福利部」管轄。
②民國103年8月19日衛生福利部令修正發布名稱及全文28條；並自發布日施行（原名稱：食品衛生查驗業務驗證機構認證委託辦法）。

第一章　總　則

第一條

本辦法依食品安全衛生管理法（以下簡稱本法）第三十七條第三項規定訂定之。

第二條

本辦法用詞，定義如下：
一　檢驗機構：指具有食品檢驗能力之檢驗機關（構）、法人或團體。
二　認證：指依本辦法所定之程序，對於檢驗機構就特定檢驗項目具備檢驗能力之確認。
三　衛生標準：指本法第十五條第二項、第十七條、第十八條第一項或第十九條所定安全容許量、標準、限量標準或暫行標準。

第二章　檢驗機構認證條件及程序

第三條

檢驗機構申請認證，應符合下列條件：
一　具備必要檢驗設備、場地及品質管理系統。
二　置負責人、報告簽署人、檢驗部門主管、品質部門主管及檢驗人員；其應具備之資格如下：
㈠國內或符合教育部採認規定之國外大專校院以上醫藥、化學、生物或食品等相關科、系、所畢業。
㈡檢驗人員應經檢驗業務訓練；其餘人員，應經品質管理相關專業訓練，且具三年以上檢驗相關工作經驗。

第四條

檢驗機構應填具申請書，並檢具下列文件、資料，向中央主管機關申請認證：
一　符合前條所定條件之證明文件。

二　品質手冊及檢驗作業程序。
三　申請定量檢驗項目者，應提供其量測不確定度之評估報告。但因緊急重大事件或檢驗資源缺乏等因素，經中央主管機關公告之檢驗項目，不在此限。
四　檢驗能力證明文件及測試結果品質管制圖表。
五　申請認證之檢驗項目，中央主管機關未依本法第三十八條訂定檢驗方法者，其方法確效試驗評估報告。

第五條

前條文件、資料與規定不符或內容不全者，中央主管機關應通知申請者限期補正；屆期未補正者，不予受理。

第六條

中央主管機關對於檢驗機構之申請，應進行書面審查及實地查核。

實地查核結果認有缺失者，檢驗機構應依實地查核之報告，自查核結束之日起六十日內，將改善報告送中央主管機關進行複評。

第七條

第四條申請案經審核通過者，中央主管機關應公告認證範圍，其內容包括檢驗項目及檢驗方法，並發給認證證明書。

第八條

認證證明書應載明下列事項：
一　檢驗機構之名稱及地址。
二　檢驗機構負責人之姓名。
三　認證項目、檢驗方法、檢驗範圍及報告簽署人。
四　認證證明書核發之年、月、日及認證編號。
五　認證有效期間。

檢驗機構應將認證證明書揭示於該機構明顯處所。

第九條

認證證明書有效期間爲三年。期滿前六個月內得申請展延，每次展延期間，以三年爲限。

申請展延應具備之文件、資料及程序，準用第四條至第六條規定。

第三章　認證檢驗機構之管理

第一〇條

第八條第一項第一款至第三款所定事項變更時，檢驗機構應依下列規定，向中央主管機關提出申請，經核准後，始得變更：
一　地址變更者，自事實發生之日起三十日內申請。
二　中央主管機關公告之檢驗方法變更或衛生標準修正者，自公告之日起九十日內申請。
三　前二款以外其他事項之變更，自事實發生之日起九十日內申請。

第一一條

檢驗機構受委託檢驗經認證之檢驗項目時，應遵行下列規定：

一　與委託者訂定委託契約書，載明委託檢驗項目、檢驗方法及檢驗範圍等。
二　詳實記錄委託者資料、檢驗報告用途等。
三　詳實記錄檢體之收樣狀態，包括產品名稱、批號、製造或有效日期、來源、包裝及數量等產品資訊，不得空白，並就送驗檢體照相留存。
四　檢驗報告應註明檢體產品資訊、檢驗項目、檢驗方法、檢驗範圍及檢驗結果，不得有虛僞不實之情事。同一份檢驗報告有非認證之範圍（包括檢驗項目、檢驗方法及檢驗範圍）者，應確實敘明。
五　不得以非認證之檢驗方法檢驗。但委託契約另有約定或委託者以書面要求，且於檢驗報告中確實敘明者，不在此限。
六　檢驗報告應註明：「檢驗報告僅就委託者之委託事項提供檢驗結果，不對產品合法性作判斷」。
七　檢驗報告應與品質管制資料及原始數據等紀錄，併案保存至少三年。
八　檢驗報告應有防僞設計。

第一二條

中央主管機關應定期對檢驗機構之設備、人員編組、品質管理、作業程序、檢驗能力及檢驗紀錄等，進行查核，並得要求其就認證範圍之檢驗業務提出報告；必要時，得進行不定期查核。

中央主管機關得命檢驗機構參加中央主管機關自行或委託辦理之能力試驗。

檢驗機構對於前二項之查核、提出報告及參加能力試驗，不得規避、妨礙或拒絕。

第一三條

檢驗機構參加前條第二項能力試驗，經評定未通過者，應自收受測試評定通知之日起十五日內完成改善，並將改善報告送中央主管機關，並於中央主管機關指定之日期，再參加能力試驗之複測。

第一四條

遇有食品重大突發事件時，檢驗機構應依中央主管機關緊急動員之通知，於指定期限內辦理食品檢驗，並將完整之產品資訊及檢驗結果通報中央主管機關。

第四章　委託辦理認證工作之程序

第一五條

中央主管機關依本法第三十七條第二項規定，將認證工作委託相關機關（構）、法人或團體（以下簡稱受託者）辦理時，應以公開甄選方式爲之。

第一六條

受託者應符合下列條件：

一　具備辦理檢驗機構認證所需之經驗，並能提出證明者。

二　聘有符合下列資格之人員：

㈠國內或符合教育部採認規定之國外大專校院以上食品、營養、醫藥、化學或生物等相關科、系、所畢業，並具有從事檢驗機構檢驗能力確認之經驗。

㈡修習國內大學開設之刑法、民法、刑事訴訟法、民事訴訟法及行政法總計十五個學分以上，並領有學分證明。

三　其他經中央主管機關公告之條件。

第五章　受託認證機構之管理

第一七條

受託者應建置管理系統，配合其執行之認證工作內容建立相關程序，並編製成手冊；其內容包括下列事項：

一　組織架構。

二　文件管制。

三　紀錄。

四　不符合事項及矯正措施。

五　預防措施。

六　內部稽核。

七　管理審查。

八　抱怨。

前項手冊，應定期審查其適用性，並因應實際需要隨時更新或修正，其中內部稽核及管理審查，應至少每年執行一次。

第一八條

受託者應確保其執行認證人員具備食品檢驗相關知識及能力，並備有受託者對該人員初次及定期評估之紀錄。

前項人員每年應接受中央主管機關認可之機關（構）或民間機構、團體辦理之繼續教育訓練十二小時以上；其課程包括查核技巧、檢驗知能及相關法令等。

第一九條

受託者於辦理認證工作時所獲得之資料及檢驗機構提供之認證資料，應至少保存十五年；其所訂與認證工作相關之各項文件、資料，應永久保存。

受託者於委託關係終止時，應將前項保存之文件、資料，交付予中央主管機關。

第二〇條

受託者對於執行認證工作所獲得之資訊，應負保密義務，不得無故洩漏。

第二一條

受託者依第六條第一項進行實地查核時，應於查核一星期前，將預定行程通知中央主管機關；中央主管機關得派員隨同查核，受託者不得規避、妨礙或拒絕。

第二二條

受託者應逐案將認證結果通知中央主管機關，並檢附相關文件、資料。

第二三條

中央主管機關得通知受託者提供業務文件、資料，並至受託者營業場所進行不定期查核。

受託者對於前項通知、提供或查核，不得規避、妨礙或拒絕。

第二四條

受託者依本辦法規定應提供中央主管機關之文件、資料，不得虛僞不實。

第二五條

受託者及其人員受託辦理認證工作時，其迴避事項，依行政程序法之規定。

受託者對於檢驗機構，不得有強暴、脅迫、恐嚇，要求、期約或收受賄賂或其他不正利益，僞造、變造文書或業務登載不實之行爲；違反者，移送司法機關辦理。

第二六條

中央主管機關應與受託者訂定委託契約書，載明委託項目與內容、相關權利義務、違約處罰事由、爭議處理機制及暫停或終止委託事由等事項。

第六章　附　則

第二七條

認證檢驗機構及受託者違反本辦法規定者，由中央主管機關依本法第四十八條之一規定處理。

第二八條

本辦法自發布日施行。

參、食品標示及廣告

食品廣告標示諮議會設置辦法

民國103年9月26日衛生福利部令訂定發布全文11條；並自發布日施行。

第一條

本辦法依食品安全衛生管理法（以下簡稱本法）第四條第四項規定訂定之。

第二條

食品廣告標示諮議會（以下簡稱本會）之任務，爲就下列食品廣告標示相關事項之諮詢或建議：

一　食品廣告及標示法規增修訂。

二　食品廣告及標示管理政策擬定。

三　食品廣告及標示調查及研究計畫。

四　食品廣告及標示重大違規案件處理。

五　其他有關食品廣告及標示管理之事項。

第三條

本會置委員十三人至二十一人，由衛生福利部（以下簡稱本部）部長就食品安全、營養學、醫學、法律、人文社會領域等學者專家聘兼之。

前項委員，其中任一性別不得少於委員總數三分之一。

本部部長就第一項委員中聘請一人爲召集人，另一人爲副召集人。

委員任期三年，期滿得續聘之。委員因故無法完成任期者，得另聘委員兼之，其繼任者任期至原委員任期屆滿之日止。

第四條

本會置執行秘書一人，工作人員若干人，辦理本會業務，由本部部長就衛生福利部食品藥物管理署（以下簡稱食藥署）相關業務人員派兼之。

第五條

本會每年開會二次；必要時得召開臨時會議。開會應有全體委員過半數出席，始得爲之。

第六條

本會會議由召集人擔任主席；召集人不克出席時，由副召集人代理之；召集人及副召集人均未能出席時，由召集人指定委員一人爲主席；不克指定時，由出席委員互推之。

第七條

本會委員之迴避事項，依行政程序法之規定。

第八條

本會開會時，得視需要，邀請相關專家學者、機關代表及食藥署相關單位人員列席。

第九條

本會委員及列席人員對會議資料、委員意見或會議結論應予保密，不得洩漏。

前項會議結論，經依行政程序核定後，得由食藥署公開之。

第一〇條

本會委員應獨立行使職權，不受任何干涉。

第一一條

本辦法自發布日施行。

直接供應飲食之場所供應含牛肉及牛可食部位原料食品標示原產地相關規定

①民國101年9月6日行政院衛生署公告；並自101年9月12日生效。

②民國102年9月10日衛生福利部公告；並自即日生效。

一　實施食品類別（品項）：所有直接供應飲食之場所販售含牛肉及牛可食部位原料之食品。

二　標示事項：

㈠所有含牛肉及牛可食部位原料之食品，應以中文顯著標示所含牛肉及牛可食部位原料之原產地（國）或等同意義字樣。

㈡牛肉及牛可食部位，不包含牛乳及牛脂。

㈢食品中之牛肉及牛可食部位原料，以其屠宰國爲原產地（國）。

㈣牛肉及牛可食部位原料原產地（國）之標示，得以卡片、菜單註記、標記（標籤）或標示牌（板）等型式，採張貼、懸掛、立（插）牌、黏貼或其他足以明顯辨明之方式，擇一爲之。

㈤牛肉及牛可食部位原料原產地（國）標示之單一字體長度及寬度，其以菜單註記者，各不得小於四公釐；以其他標示型式者，各不得小於二公分。

重組肉食品標示規定

民國104年10月14日衛生福利部公告；並自105年1月1日生效。

一　本規定依食品安全衛生管理法第二十二條第一項第十款及第二十五條第二項訂定之。

二　本規定所稱重組肉食品指以禽畜肉或魚為原料，經組合、黏著或壓型等一種或多種加工過程製造之產品，且該產品外觀易造成消費者誤解為單一肉（魚）塊（排、片）之產品。

三　包裝重組肉食品應以中文於品名顯著標示「重組」、「組合」或等同之文說明，並加註「僅供熟食」或等同字義之醒語。

四　具營業登記之食品販賣業者，販售散裝重組肉食品，應於販售之場所，以中文於品名顯著標示「重組」、「組合」或等同之文字說明，並加註「僅供熟食」或等同字義之醒語。

前項標示得以卡片、標記（標籤）或標示牌（板）等型式，採懸掛、立（插）牌、黏貼或其他足以明顯辨明之方式為之。以標記（標籤）標示者，其字體長度及寬度各不得小於零點二公分；以其他標示型式者，各不得小於二公分。

五　直接供應飲食場所販售重組肉食品，應於供應之飲食場所，以中文顯著標示該食品為「重組」、「組合」或等同之文字說明，並加註「熟食供應」或等同文字。

前項標示得以卡片、菜單註記、標記（標籤）或標示牌（板）等型式，採張貼懸掛、立（插）牌、黏貼或其他足以明顯辨明之方式為之。以菜單註記、標記（標籤）者，其字體長度及寬度各不得小於零點二公分；以其他標示型式者，各不得小於二公分。

包裝食品含基因改造食品原料標示應遵行事項

民國104年5月29日衛生福利部公告；並自104年12月31日生效。

一　本規定依食品安全衛生管理法（以下稱本法）第二十二條第三項規定訂定之。

二　本規定所稱基因改造食品原料，指依本法第二十一條第二項許可之基因改造食品原料。

包裝食品含基因改造食品原料者，應標示「基因改造」或「含基因改造」字樣。

包裝食品直接使用基因改造食品原料，於終產品已不含轉殖基因片段或轉殖蛋白質者，應標示下列之一：

㈠「基因改造」、「含基因改造」或「使用基因改造○○」。

㈡「本產品爲基因改造○○加工製成，但已不含基因改造成分」或「本產品加工原料中有基因改造○○，但已不含有基因改造成分」。

㈢「本產品不含基因改造成分，但爲基因改造○○加工製成」或「本產品不含基因改造成分，但加工原料中有基因改造○○」。

三　非基因改造食品原料因採收、儲運或其他因素等非故意攙入基因改造食品原料，且其含量占該項原料百分之三以下者，視爲非基因改造食品原料；倘超過百分之三者，視爲基因改造食品原料。

四　包裝食品所含非基因改造食品原料，其並存在有國際上已審核通過可種植或作爲食品原料使用屬基因改造者，始得標示「非基因改造」或「不是基因改造」字樣；並得依非故意攙雜率標示「符合○○（國家）標準（或等同意義字樣）」或以實際之非故意攙雜率標示。

五　依本規定所爲之標示，其字樣應標示於品名、原料名稱之後爲原則，或其他容器或外包裝上之明顯位置，其字體長度及寬度應依下列規定：

㈠標示「基因改造」、「含基因改造」或「使用基因改造○○」須與其他文字明顯區別，字體長度及寬度不得小於二毫米。

㈡標示「本產品爲基因改造○○加工製成，但已不含基因改造成分」、「本產品加工原料中有基因改造○○，但已不含有基因改造成分」、「本產品不含基因改造成分，但爲基因改造○○加工製成」或「本產品不含基因改造成分，但加工原料中有基因改造○○」字體長度及寬度不得小於二毫米。

㈢標示「非基因改造」或「含非基因改造」之字體大小不予規範。

食品添加物含基因改造食品原料標示應遵行事項

民國104年5月29日衛生福利部公告；並自104年12月31日生效。

一　本規定依食品安全衛生管理法（以下稱本法）第二十四條第二項規定訂定之。

二　本規定所稱基因改造食品原料，指依本法第二十一條第二項許可之基因改造食品原料。

食品添加物含基因改造食品添加物之原料或基因改造食品原料者，應標示「基因改造」或「含基因改造」字樣。

食品添加物直接使用基因改造食品原料，於終產品已不含轉殖基因片段或轉殖蛋白質者，應標示下列之一：

(一)「基因改造」、「含基因改造」或「使用基因改造○○」。

(二)「本產品為基因改造○○加工製成，但已不含基因改造成分」或「本產品加工原料中有基因改造○○，但已不含有基因改造成分」。

(三)「本產品不含基因改造成分，但為基因改造○○加工製成」或「本產品不含基因改造成分，但加工原料中有基因改造○○」。

三　非基因改造食品原料因採收、儲運或其他因素等非故意攙入基因改造食品原料，且其含量占該項原料百分之三以下者，視為非基因改造食品原料；倘超過百分之三者，視為基因改造食品原料。

四　食品添加物所含非基因改造食品原料，其並存在有國際上已審核通過可種植或作為食品原料使用屬基因改造者，始得標示「非基因改造」或「不是基因改造」字樣；並得依非故意攙雜率標示「符合○○（國家）標準（或等同意義字樣）」或以實際之非故意攙雜率標示。

五　依本規定所為之標示，其字樣應標示於品名、原料成分之後為原則，或其他容器或外包裝上明顯位置，其字體長度及寬度應依下列規定：

(一)標示「基因改造」、「含基因改造」或「使用基因改造○○」須與其他文字明顯區別，字體長度及寬度不得小於二毫米。

(二)標示「本產品為基因改造○○加工製成，但已不含基因改造成分」、「本產品加工原料中有基因改造○○，但已不含有基因改造成分」、「本產品不含基因改造成分，但為基因改造○○加工製成」或「本產品不含基因改造成分，但加工原料中有基因改造○○」字體長度及寬度不得小於二毫米。

㈢標示「非基因改造」或「含非基因改造」之字體大小不予規範。

散裝食品含基因改造食品原料標示應遵行事項

民國104年5月29日衛生福利部公告；並自104年12月31日生效。

一　本規定依食品安全衛生管理法（以下稱本法）第二十五條第二項規定訂定之。

二　本規定所稱基因改造食品原料，指依本法第二十一條第二項許可之基因改造食品原料。

散裝食品含基因改造食品原料者，應標示「基因改造」或「含基因改造」字樣。

散裝食品直接使用基因改造食品原料，於終產品已不含轉殖基因片段或轉殖蛋白質者，應標示下列之一：

㈠「基因改造」、「含基因改造」或「使用基因改造○○」。

㈡「本產品爲基因改造○○加工製成，但已不含基因改造成分」或「本產品加工原料中有基因改造○○，但已不含有基因改造成分」。

㈢「本產品不含基因改造成分，但爲基因改造○○加工製成」或「本產品不含基因改造成分，但加工原料中有基因改造○○」。

三　非基因改造食品原料因採收、儲運或其他因素等非故意攙入基因改造食品原料，且其含量占該項原料百分之三以下者，視爲非基因改造食品原料；倘超過百分之三者，視爲基因改造食品原料。

四　散裝食品所含非基因改造食品原料，其並存在有國際上已審核通過可種植或作爲食品原料使用屬基因改造者，始得標示「非基因改造」或「不是基因改造」字樣；並得依非故意攙雜率標示「符合○○（國家）標準（或等同意義字樣）」或以實際之非故意攙雜率標示。

五　依本規定所爲之標示，應依下列規定辦理：

㈠標示之方式，於陳列販售之場所，以卡片、標記（標籤）或標示牌（板）等型式，採懸掛、立（插）牌、黏貼或其他足以明顯辨明之方式爲之。

㈡以標記（標籤）標示者，應依下列規定：

1. 標示「基因改造」、「含基因改造」或「使用基因改造○○」須與其他文字明顯區別，字體長度及寬度不得小於二毫米。
2. 標示「本產品爲基因改造○○加工製成，但已不含基因改造成分」、「本產品加工原料中有基因改造○○，但已不含有基因改造成分」、「本產品不含基因改造成分，但為基因改造○○加工製成」或「本產品不含基因改造成分，但加工原料中有基因改造○○」字體長度及寬度不得小於二毫米。

㈢以其他標示型式者，字體長度及寬度不得小於二公分。

㈣標示「非基因改造」或「含非基因改造」之字體

直接供應飲食場所之食品含基因改造食品原料標示規定

民國104年8月11日衛生福利部公告；並自104年12月31日生效。

一　本規定依食品安全衛生管理法（以下稱本法）第二十五條第二項規定訂定之。

二　本規定所稱基因改造食品原料，指依本法第二十一條第二項許可之基因改造食品原料。
具營業登記直接供應飲食場所之食品含基因改造食品原料者，應標示「基因改造」或「含基因改造」字樣。

三　非基因改造食品原料因採收、儲運或其他因素等非有意攙入基因改造食品原料，且其含量占該項原料百分之三以下者，視為非基因改造食品原料；倘超過百分之三者，視為基因改造食品原料。

四　具營業登記直接供應飲食場所之食品含非基因改造食品原料者，其並存在有國際上已審核通過可種植或作為食品原料使用屬基因改造者，始得標示「非基因改造」或「不是基因改造」字樣；並得依非故意攙雜率標示「符合○○（國家）標準（或等同意義字樣）」或以實際之非故意攙雜率標示。

五　依本規定所為之標示，應依下列規定辦理：
㈠標示之方式，以卡片、菜單註記、標記（標籤）或標示牌（板）等型式，採懸掛、立（插）牌、黏貼或其他足以明顯辨明之方式為之。
㈡以標記（標籤）標示者，字體長度及寬度不得小於零點二公分；以其他標示型式者，字體長度及寬度不得小於二公分。
㈢標示「非基因改造」或「含非基因改造」之字體大小不予規範。

散裝食品標示相關規定

①民國101年9月6日行政院衛生署公告；並自101年9月12日生效。
②民國102年9月10日衛生福利部公告；並自即日生效。

一　實施食品類別（品項）：
(一)非以牛肉及牛可食部位爲原料之散裝食品：所有食品類別（品項），但現場烘焙（烤）食品及現場調理即食食品除外。
(二)以牛肉及牛可食部位爲原料之散裝食品：所有食品類別（品項）。

二　標示事項：
(一)食品販賣業者已辦理公司登記或商業登記者：
1. 未以牛肉及牛可食部位爲原料之散裝食品，應標示品名及原產地（國）或等同意義字樣。
2. 以牛肉及牛可食部位爲原料之散裝食品，應標示品名、原產地（國）、牛肉及牛可食部位原料之原產地（國）或等同意義字樣；其內容物僅含有單一生牛肉或生牛可食部位者，得擇一標示食品原產地（國）或牛肉及牛可食部位原料之原產地（國）；現場烘焙（烤）食品及現場調理即食食品，僅須標示牛肉及牛可食部位原料之原產地（國）。
(二)食品販賣業者未辦理公司登記或商業登記者：以牛肉及牛可食部位爲原料之散裝食品，應標示牛肉及牛可食部位原料之原產地（國）或等同意義字樣。
(三)牛肉及牛可食部位，不包含牛乳及牛脂。
(四)食品中之牛肉及牛可食部位原料，以其屠宰國爲原產地（國）。
(五)原產地（國）應以中文顯著標示，其標示得以卡片、標記（標籤）或標示牌（板）等型式，採懸掛、立（插）牌、黏貼或其他足以明顯辨明之方式，擇一爲之。
(六)牛肉及牛可食部位原料原產地（國）標示之單一字體長度及寬度，其以標記（標籤）註記者，各不得小於二公釐；以其他標示型式者，各不得小於二公分。

三　本署九十八年三月二十五日衛署食字第○九八○四○○四五二號公告「散裝食品標示相關規定」及九十九年二月九日署授食字第○九九一三○○○○八號公告修正「散裝食品標示相關規定」之實施食品類別（品項），自中華民國一○一年九月十二日起停止適用。

得免營養標示之包裝食品規定

①民國103年6月10日衛生福利部公告訂定發布全文3點；並自即日生效。
②民國107年3月14日衛生福利部公告修正發布全文3點，並自即日生效。

一　依食品安全衛生管理法（以下簡稱本法）第二十三條規定訂定之。

二　未有營養宣稱之下列包裝食品，得免營養標示：
㈠飲用水、礦泉水、冰塊。
㈡未添加任何其他成分或配料之生鮮、冷藏或冷凍之水果、蔬菜、家畜、家禽、蛋、液蛋及水產品。
㈢沖泡用且未含其他原料或食品添加物之茶葉、咖啡、乾豆、麥、其他草木本植物及其花果種子。
㈣調味香辛料及調理滷包。
㈤鹽及鹽代替品。
㈥其他食品之熱量及營養素含量皆符合「包裝食品營養標示應遵行事項」得以「0」標示之條件者。
前項所列食品，如提供營養標示，應依本法第二十二條規定辦理。

三　非直接販售予消費者之食品及食品原料，得免營養標示。

包裝食品營養標示應遵行事項

①民國103年4月15日衛生福利部公告訂定全文14點；並自104年7月1日生效。

②民國107年3月31日衛生福利部公告修正發布全文12點，並自即日生效。

一　本規定依食品安全衛生管理法第二十二條第三項規定訂定之。

二　本規定用詞，定義如下：

(一)反式脂肪（酸）：指食品中非共軛反式脂肪（酸）之總和。

(二)碳水化合物：即醣類，指總碳水化合物。

(三)糖：指單醣與雙醣之總和。

(四)膳食纖維：指人體小腸無法消化與吸收之三個以上單醣聚合之可食碳水化合物及木質素。

(五)營養宣稱：指任何以說明、隱喻或暗示方式，表達該食品具有特定之熱量或營養素性質。

三　包裝食品營養標示方式，須於包裝容器外表之明顯處以表格方式由上至下依序提供以下內容：

(一)「營養標示」之標題。

(二)每一份量（或每一份、每份）○公克（或毫升）、本包裝（含）○份。

(三)「每份（或每一份量、每一份）」、「每100公克（或毫升）」或「每份（或每一份量、每一份）」、「每日參考值百分比」。

(四)熱量。

(五)蛋白質含量。

(六)脂肪、飽和脂肪（或飽和脂肪酸）、反式脂肪（或反式脂肪酸）含量。

(七)碳水化合物、糖含量。

(八)鈉含量。

(九)符合第二點營養宣稱定義之營養素或出現於「包裝食品營養宣稱應遵行事項」中之宣稱營養素含量；廠商自願標示之其他營養素含量。

營養宣稱或自願標示項目如為個別或總膳食纖維、個別糖類或糖醇類，則得列於碳水化合物項下，於糖之後標示；膽固醇或其他脂肪酸得列於脂肪項下，於反式脂肪（酸）之後標示；胺基酸得列於蛋白質項下。

以垂直表格方式無法完整呈現者，得切割後以橫向連續性表格方式標示。

多項包裝食品或口味共同使用同一營養標示，得以組合併列格式標示。

總表面積小於一百平方公分之包裝食品，得以表格框橫向方式依第一項所列各款之順序標示。

四　包裝食品之熱量及營養素含量標示，數值應以阿拉伯數字標示，除第二項規定外，應依下列規定擇一辦理：

(一)以「每一份量（或每一份、每份）」及「每100公克（或毫升）」標示，並加註該產品每包裝所含之份數。

(二)以「每一份量（或每一份、每份）」及其所提供「每日參考值百分比」標示，並加註該產品每包裝所含之份數。對訂定每日營養素攝取參考值之營養素，應另註明所標示各項營養素之每日參考值（總表面積小於一百平方公分之包裝食品除外）；對未訂定每日營養素攝取參考值之營養素，應於每日參考值百分比處加註「＊」符號，並註明「＊參考值未訂定」字樣。

未滿一歲嬰兒食用之食品，應以前項第一款之格式標示；食品型態爲錠狀、膠囊狀（不包含糖果類食品）應以前項第二款之格式標示。

五　包裝食品各類產品每一份量之重量（或容量），應考量國民飲食習慣及市售包裝食品型態之一般每次食用量。食品型態爲錠狀、膠囊狀（不包含糖果類食品）應以建議食用量（須爲整數）作爲每一份量之標示。

六　包裝食品營養標示之單位，應依下列規定辦理：

(一)固體（半固體）以公克或g標示，液體以毫升、mL或ml標示。

(二)熱量以大卡、Kcal或kcal標示。

(三)蛋白質、脂肪、飽和脂肪酸（酸）、反式脂肪（酸）、單元及多元不飽和脂肪（酸）總量、碳水化合物、糖、膳食纖維以公克或g標示。

(四)鈉、膽固醇、胺基酸以毫克或mg標示。

(五)維生素、礦物質之單位以附表一規定標示。

(六)其他營養素以通用單位標示。

需經復水之食品，如有營養宣稱，且其宣稱基準以復水後之營養素含量計算時，應以復水後之「每份（或每一份量、每一份）」或「每100毫升」爲營養標示基準；如未有營養宣稱，得以復水前或後爲營養標示基準。其復水之沖泡方式應於包裝上註明。

七　包裝食品之每日熱量及各項營養素攝取參考值，應依附表一規定辦理。

八　包裝食品營養標示之熱量、蛋白質、脂肪、碳水化合物、鈉、飽和脂肪（酸）、反式脂肪（酸）、糖含量，符合附表二之條件者，得以「0」標示。

九　包裝食品營養標示之數據修整方式，應依下列規定辦理：

(一)每一份量、份數、每日參考值百分比、熱量、蛋白質、胺基酸、脂肪、脂肪酸、膽固醇、碳水化合物、糖、鈉、膳食纖維及其他自願標示項目，以整數或至小數點後一位標示。前點之標示項目，其產品每一百公克（或毫升）所含熱量或營養素含量無法符合以「0」標示之條件時，且其每份熱量或營養素含量標示至小數點後一位，仍無法呈現數值時，其每份熱量或營養素含量得以至小數點後二位標示。

(二)每一份量之重量（或容量）經數據修整以小數點後一位標示仍無法呈現數值時，得以至小數點後二位標示。

(三)非拼裝販售且無法固定重量之產品，得將份數數值修整為整數後，再加標「約」字。

(四)維生素、礦物質以有效數字不超過三位為原則。

(五)數據修整應參照中華民國國家標準CNS2925「規定極限值之有效位數指示法」規定或四捨五入法。

十　包裝食品各項營養標示值產生方式，得以檢驗分析或計算方式依實際需要為之；其標示值之誤差允許範圍應符合附表三之規定。食品之特定營養素含量如依其特性隨時間改變，得以加註標示特定營養素含量之實際衰退情形。

十一　包裝食品營養標示之熱量計算方式，應依下列規定辦理：

(一)蛋白質之熱量，以每公克四大卡計算。

(二)脂肪之熱量，以每公克九大卡計算。

(三)碳水化合物之熱量，以每公克四大卡計算，但加以標示膳食纖維者，其膳食纖維熱量得以每公克二大卡計算。

(四)赤藻糖醇之熱量得以零大卡計算，其他糖醇之熱量得以每公克二．四大卡計算；有機酸之熱量得以每公克三大卡計算；酒精（乙醇）之熱量得以每公克七大卡計算。並應將糖醇含量標示於營養標示格式中，有機酸及酒精（乙醇）含量應於營養標示格式外明顯處註明。

(五)每份熱量計算方式，得以每一百公克（或毫升）之熱量換算之，或以每一百公克（或毫升）之蛋白質、脂肪及碳水化合物含量換算為每份含量後，再以第一款至前款計算方式計算每份之熱量。

十二　包裝維生素礦物質類之錠狀、膠囊狀食品，不適用本規定。

附表一　每日熱量及各項營養素攝取參考值

項目＼適用對象	四歲以上	一歲至三歲	孕乳婦
熱量	2000大卡	1200大卡	2200大卡
蛋白質	60公克	20公克	65公克
脂肪	60公克	*	65公克
碳水化合物	300公克	*	330公克
鈉	2000毫克	1200毫克	2000毫克
飽和脂肪	18公克	*	18公克
膽固醇	300毫克	*	300毫克
膳食纖維	25公克	15公克	30公克
維生素A(1)	700微克 RE	400微克 RE	600微克 RE
維生素B1	1.4毫克	0.6毫克	1.1毫克
維生素B2	1.6毫克	0.7毫克	1.2毫克
維生素B6	1.6毫克	0.5毫克	1.9毫克
維生素B12	2.4微克	0.9微克	2.6微克
維生素C	100毫克	40毫克	110毫克
維生素D	10微克	5微克	10微克
維生素E(2)	13毫克 α-TE	5毫克 α-TE	14毫克 α-TE
維生素K	120微克	30微克	90微克
菸鹼素(3)	18毫克 NE	9毫克 NE	16毫克 NE
葉酸	400微克	170微克	600微克
泛酸	5毫克	2毫克	6毫克
生物素	30微克	9微克	30微克
膽素	500毫克	180毫克	410毫克
鈣	1200毫克	500毫克	1000毫克
磷	1000毫克	400毫克	800毫克
鐵	15毫克	10毫克	45毫克
碘	140微克	65微克	200微克
鎂	390毫克	80毫克	355毫克
鋅	15毫克	5毫克	15毫克

氟	3毫克	0.7毫克	3毫克
硒	55微克	20微克	60微克

＊參考值未訂定

註1：RE（Retinol Equivalent）即視網醇當量。

1 μg RE=1 μg視網醇（Retinol）= 6 μg β-胡蘿蔔素（β-Carotene）

註2：α-TE（α-Tocopherol Equivalent）即生育醇當量。

1 mg α-TE =1 mg α-Tocopherol

註3：NE（Niacin Equivalent）即菸鹼素當量。

菸鹼素包括菸鹼酸及菸鹼醯胺及菸鹼醯胺先質之色胺酸（typtophan），以菸鹼素當量表示之。

1mg NE = 60 mg tryptophan

註4：公克得以g標示，毫克得以mg標示，微克得以μg標示。

附表二　熱量及營養素得以零標示之條件

項目	得以「0」標示之條件
熱量	該食品每100公克之固體（半固體）或每100毫升之液體所含該營養素量不超過4大卡
蛋白質	該食品每100公克之固體（半固體）或每100毫升之液體所含該營養素量不超過0.5公克
脂肪	
碳水化合物	
鈉	該食品每100公克之固體（半固體）或每100毫升之液體所含該營養素量不超過5毫克
飽和脂肪	該食品每100公克之固體（半固體）或每100毫升之液體所含該營養素量不超過0.1公克
反式脂肪	該食品每100公克之固體（半固體）或每100毫升之液體所含總脂肪不超過1.0公克； 或 該食品每100公克之固體（半固體）或每100毫升之液體所含反式脂肪量不超過0.3公克
糖	該食品每100公克之固體（半固體）或每100毫升之液體所含該營養素量不超過0.5公克

附表三　營養標示值誤差允許範圍

項目	誤差允許範圍
蛋白質、碳水化合物	標示值之80%～120% （食品型態屬膠囊錠狀者≤標示值之120%）
熱量、脂肪、飽和脂肪、反式脂肪、膽固醇、鈉、糖	≤標示值之120%
胺基酸 維生素（不包括維生素A、維生素D） 礦物質（不包括鈉） 膳食纖維 其他自願標示之營養素	≥標示值之80%
維生素A、維生素D	標示值之80%～180%

包裝維生素礦物質類之錠狀膠囊狀食品營養標示應遵行事項

民國104年1月23日衛生福利部公告訂定全文11點；並自105年1月1日生效。

一　本規定依食品安全衛生管理法第二十二條第三項規定訂定之。

二　本規定所稱維生素、礦物質類之錠狀、膠囊狀食品，指以營養添加劑作爲維生素、礦物質來源之錠狀、膠囊狀食品。

三　包裝維生素、礦物質類之錠狀、膠囊狀食品營養標示方式，應於包裝容器外表之明顯處依附表一之格式標示下列內容：

㈠「營養標示」之標題。

㈡各項維生素含量。

㈢各項礦物質含量。

㈣出現於營養宣稱中之其他營養素含量。

㈤廠商自願標示之其他營養素含量。

四　各項維生素、礦物質及其他營養素含量標示之方式：應以一次建議食用量（須爲整數）爲單位標示含量，標示「每一份量（或每份）」及其所提供「每日參考值百分比」，並加註該產品每包裝所含之份數；未訂定「每日參考值」之營養素，應於每日參考值百分比處加註「＊」符號，並註明「＊參考值未訂定」字樣。

五　包裝維生素、礦物質類之錠狀、膠囊狀食品之每日各項營養素攝取參考值及單位，應依附表二規定辦理。

六　維生素A、維生素D及維生素E應加註以國際單位（IU）之含量標示。

七　包裝維生素、礦物質類之錠狀、膠囊狀食品營養標示之數據修整方式，應依下列規定辦理：

㈠每包裝所含之份數、每日參考值百分比以整數表示。

㈡維生素、礦物質含量以有效數字不超過三位爲原則。

㈢宣稱或其他營養素以整數或至小數點後一位標示。

㈣數據修整應參照中華民國國家標準CNS2925「規定極限值之有效位數指示法」規定。

八　包裝維生素、礦物質類之錠狀、膠囊狀食品欲敘述維生素、礦物質之生理功能，其每日最低攝取量需達每日基準值百分之十五以上。

九　包裝維生素、礦物質類之錠狀、膠囊狀食品之各項維生素、礦物質及其他營養素含量標示之標示值產生方式，得以檢驗分析或計算方式依實際需要爲之；其標示值之誤差允許範圍應符合附表三之規定。

十　包裝維生素、礦物質類之錠狀、膠囊狀食品須於包裝容器外表明顯處加註標示「一日請勿超過TM顆（或錠、粒）」及「多食無益」之警語。

十一　本應遵行事項不適用於非以營養添加劑作爲維生素、礦物質來源之錠狀、膠囊狀食品。

表一　包裝維生素、礦物質類之錠狀、膠囊狀食品營養標示格式

營養標示		
每一份量　　顆（或錠、粒） 本包裝含　　份		
	每份	每日參考值百分比
維生素[1]	毫克或微克	%
礦物質	毫克或微克	%
宣稱之營養素含量	公克、毫克或微克	%或*
其他營養素含量	公克、毫克或微克	%或*
反式脂肪	公克	公克

*參考值未訂定

註1：維生素A、維生素D及維生素E應另加註明國際單位（IU）之含量標示。

註：得適用於總表面積小於100平方公分之包裝食品

營養標示
每一份量○顆（或錠、粒），本包裝含○份。每份（每日參考值百分比）：維生素(1)○毫克或微克（○%）、礦物質○毫克或微克（○%）、宣稱之營養素含量○公克、毫克或微克（○%或＊）、其他營養素含量○公克、毫克或微克（○%或＊）。＊參考值未訂定

註1：維生素A、維生素D及維生素E應另加註明國際單位（IU）之含量標示。

表二　各項營養素之每日參考值

適用對象 / 項目	無特定指定族群	一歲至三歲	孕乳婦
維生素A[1]	700微克RE	400微克RE	600微克RE
維生素B_1	1.4毫克	0.6毫克	1.1毫克
維生素B_2	1.6毫克	0.7毫克	1.2毫克

維生素B_6	1.6毫克	0.5毫克	1.9毫克
維生素B_{12}	2.4微克	0.9微克	2.6微克
維生素C	100毫克	40毫克	110毫克
維生素D	10微克	5微克	10微克
維生素E[2]	13毫克a-TE	5毫克a-TE	14毫克a-TE
維生素K	120微克	30微克	90微克
菸鹼素[3]	18毫克 NE	9毫克NE	16毫克NE
葉酸	400微克	170微克	600微克
泛酸	5毫克	2毫克	6毫克
生物素	30微克	9微克	30微克
膽素	500毫克	180毫克	410毫克
鈣	1200毫克	500毫克	1000毫克
磷	1000毫克	400毫克	800毫克
鐵	15毫克	10毫克	45毫克
碘	140微克	65微克	200微克
鎂	390毫克	80毫克	355毫克
鋅	15毫克	5毫克	15毫克
氟	3毫克	0.7毫克	3毫克
硒	55微克	20微克	60微克
鈉	2000毫克	1200毫克	2000毫克
蛋白質	60公克	20公克	65公克
脂肪	60公克	*	65公克
碳水化合物	300公克	*	330公克
飽和脂肪	18公克	*	18公克
膽固醇	300毫克	*	300毫克
膳食纖維	25公克	15公克	30公克

＊參考值未訂定

註1：RE（Retinol Equivalent）即視網醇當量。

1 mg RE = 1 mg視網醇（Retinol） = 6 mg b-胡蘿蔔素（b-Carotene）

註2：a-TE（a-Tocopherol Equivalent）即生育醇當量。

1 mg a-TE =1 mg a-Tocopherol

註3：NE（Niacin Equivalent）即菸鹼素當量。

菸鹼素包括菸鹼酸及菸鹼醯胺，以菸鹼素當量表示之。

表三　營養標示值誤差允許範圍

項目		誤差允許範圍
維生素A、維生素D		標示值之80%～180%
維生素（不包括維生素A、維生素D） 礦物質（不包括鈉）		≥標示值之80%
自願標示之營養素	蛋白質、碳水化合物、熱量、脂肪、飽和脂肪、反式脂肪、膽固醇、鈉、糖	≤標示值之120%
	其他營養素	≥標示值之80%

包裝食品營養宣稱應遵行事項

民國104年3月3日衛生福利部公告訂定全文8點；並自105年1月1日生效。

一　本應遵行事項依食品安全衛生管理法第二十二條第三項規定訂定之。

二　市售包裝食品之「營養宣稱」，指對營養素含量之高低使用形容詞句加以描述時，其表達方式應視各營養素攝取對國民健康之影響情況，分為「需適量攝取」營養宣稱及「可補充攝取」營養宣稱二種類別加以規定：

㈠需適量攝取之營養宣稱：

熱量、脂肪、飽和脂肪、膽固醇、鈉、糖、乳糖及反式脂肪等營養素如攝取過量，將對國民健康有不利之影響，故此類營養素列屬「需適量攝取」之營養素含量宣稱項目，其標示應遵循下列之原則，不得以其他形容詞句作「需適量攝取」營養宣稱：

1. 固體（半固體）食品標示表一第一欄所列營養素為「無」、「不含」或「零」時，該食品每一百公克所含該營養素量不得超過表一第二欄所示之量。
2. 液體食品標示表一第一欄所列營養素為「無」、「不含」或「零」時，該食品每一百毫升所含該營養素量不得超過表一第三欄所示之量。
3. 固體（半固體）食品標示表二第一欄所列營養素為「低」、「少」、「薄」、「微」或「略含」時，該食品每一百公克所含該營養素量不得超過表二第二欄所示之量。
4. 液體食品標示表二第一欄所列營養素為「低」、「少」、「薄」、「微」或「略含」時，該食品每一百毫升所含該營養素量不得超過表二第三欄所示之量。
5. 食品標示表二第一欄所列營養素為「較…低」、「較…少」或「減…」(不包含減鈉鹽)時，該固體（半固體）或液體食品所含該營養素量與同類參考食品所含該營養素量之差距必須分別達到或超過表二第二欄或第三欄所示之量，且須標明被比較之同類參考食品之品名及其減低之量或其減低之比例數。
6. 宣稱「低鈉」之食品，除鈉含量不得超過表二第二欄或第三欄所示之量，亦須於營養標示中標示「鉀」含量。

㈡可補充攝取之營養宣稱：

膳食纖維、維生素A、維生素B1、維生素B2、維生素C、維生素E、鈣、鐵等營養素如攝取不足，將影響國民健康，故此類營養素列屬「可補充攝取」之營養素含量宣稱項目，其標示應遵循下列之原則，不得以其他形容詞句作「可補充攝取」營養宣稱：

1. 固體（半固體）食品標示表三第一欄所列營養素爲「高」、「多」、「強化」或「富含」時，該食品每一百公克所含該營養素量必須達到或超過表三第二欄所示之量。但表五所列之食品應以每三十公克（實重）作爲衡量基準，其所含該營養素必須達到或超過表三第二欄所示之量；表六所列之食品應以每一公克（乾貨）作爲衡量基準，其所含該營養素（膳食纖維除外）必須達到或超過表三第二欄所示之量，方得使用「高」、「多」、「強化」或「富含」之標示文字於表三第一欄所列之營養素。
2. 液體食品標示表三第一欄所列營養素爲「高」、「多」、「強化」或「富含」時，該食品每一百毫升所含該營養素量必須達到或超過表三第三欄所示之量或該食品每一百大卡所含該營養素量必須達到或超過表三第四欄所示之量。
3. 固體（半固體）食品標示表四第一欄所列營養素爲「來源」、「供給」、「含」或「含有」時，該食品每一百公克所含該營養素量必須達到或超過表四第二欄所示之量。但表五所列之食品應以每三十公克（實重）作爲衡量基準，其所含該營養素必須達到或超過表四第二欄所示之量；表六所列之食品應以每一公克（乾貨）作爲衡量基準，其所含該營養素必須達到或超過表四第二欄所示之量，方得使用「來源」、「供給」、「含」或「含有」之標示文字於表四第一欄所列之營養素。
4. 液體食品標示表四第一欄所列營養素爲「來源」、「供給」、「含」或「含有」時，該食品每一百毫升所含該營養素量必須達到或超過表四第三欄所示之量或該食品每一百大卡所含該營養素量必須達到或超過表四第四欄所示之量。
5. 宣稱「碘鹽」、「含碘鹽」或是「加碘鹽」等同意義字之鹽品，除碘含量必須達到或超過百萬分之十二，亦須符合「食品添加物使用範圍及限量暨規格標準」，並加註標示醒語：「本產品含有碘，爲必須營養素之一，但不適用於高碘性甲狀腺機能亢進患者及碘131放射治療患者。」
6. 食品標示表四第一欄所列營養素爲「較…高」或「較…多」時，該固體（半固體）或液體食品所含該營養素量與同類參考食品所含該營養素量之差距必須分別達到或超過表四第二欄、第三欄或第四欄所示之量，且須標明被比較之同類參考食品之品名及其增加之量或其增加之比例數。

7. 表七所列之食品不得作「高、多、強化、富含、來源、供給、含及含有」，以及營養素之生理功能例句等之宣稱。

三　形態屬膠囊狀、錠狀且標示有每日食用限量之食品，每日最低攝取量達到或超過表三第二欄所示之量時，得作「高、多、強化、富含」之宣稱；每日最低攝取量達到或超過表四第二欄所示之量時，得作「來源、供給、含、含有」之宣稱。

四　需再經復水或稀釋才可供食用之食品（例如：奶粉、果汁粉、咖啡…等），得以一百公克固體或以依產品標示建議量調製後之一百毫升液體之營養素含量作爲「需適量攝取」及「可補充攝取」衡量基準。

類型屬沖泡且不直接食用內容物之食品（例如：茶包…等），應依其所列沖泡方式之沖泡液作爲營養宣稱之衡量基準，且其營養標示方式應與營養宣稱之衡量基準一致。

五　當一食品有二項或以上之營養素符合營養含量宣稱之條件時，得同時作此等營養宣稱，例如「本產品爲低脂、高纖維」、「本產品爲高鈣、高纖維、零膽固醇」，但同一食品須以同型態【固體(半固體)或液體】作爲衡量基準。

六　中央主管機關未公告規範「需適量攝取」及「可補充攝取」之營養素，不得作「需適量攝取」及「可補充攝取」營養宣稱。

七　中央主管機關公告規範「可補充攝取」之營養素，敘述該營養素之生理功能時，其所含該營養素之量應符合第二點第二款第三目及第四目之規定。

八　「特殊營養食品」不受本應遵行事項限制。

表一　第一欄所列營養素標示「無」、「不含」或「零」時，該食品每100公克之固體（半固體）或每100毫升之液體所含該營養素量分別不得超過本表第二欄或第三欄所示之量。

第一欄	第二欄	第三欄
營養素	固體（半固體） 100公克	液體 100毫升
熱量	4大卡	4大卡
脂肪	0.5公克	0.5公克
飽和脂肪	0.1公克	0.1公克
反式脂肪	0.3公克 （且飽和脂肪及反式脂肪合計須在1.5公克以下，飽和脂肪及反式脂肪之合計熱量須在該食品總熱量之10%以下）	0.3公克 （且飽和脂肪及反式脂肪合計須在0.75公克以下，飽和脂肪及反式脂肪之合計熱量須在該食品總熱量之10%以下）

膽固醇	5毫克 （且飽和脂肪須在1.5公克以下，飽和脂肪之熱量須在該食品總熱量之10%以下）	5毫克 （且飽和脂肪須在0.75公克以下，飽和脂肪之熱量須在該食品總熱量之10%以下）
鈉	5毫克	5毫克
糖	0.5公克	0.5公克
乳糖	0.5公克	0.5公克

註1：糖係指單醣與雙醣之總和。

註2：符合本表規定者，得於營養標示中將該營養素之含量標示爲「0」。

表二　第一欄所列營養素標示「低」、「少」、「薄」、「微」或「略含」時，該食品每100公克之固體（半固體）或每100毫升之液體所含該營養素量分別不得超過本表第二欄或第三欄所示之量。

第一欄	第二欄	第三欄
營養素	固體（半固體） 100公克	液體 100毫升
熱量	40大卡	20大卡
脂肪	3公克	1.5公克
飽和脂肪	1.5公克 （且飽和脂肪之熱量須在該食品總熱量之10%以下）	0.75公克 （且飽和脂肪之熱量須在該食品總熱量之10%以下）
膽固醇	20毫克 （且飽和脂肪須在1.5公克以下，飽和脂肪之熱量須在該食品總熱量之10%以下）	10毫克 （且飽和脂肪須在0.75公克以下，飽和脂肪之熱量須在該食品總熱量之10%以下）
鈉	120毫克	120毫克
糖	5公克	2.5公克
乳糖（僅限乳製品可宣稱）	2公克	2公克

註1：糖係指單醣與雙醣之總和。

註2：乳製品係指乳品類及乳品加工食品。

註3：第一欄所列營養素標示「較…低」、「較…少」或「減…」(不包含減鈉鹽)時，該固體（半固體）或液體食品中所含該營養素量與同類參考食品所含該營養素量之差距必須分別達到或超過本表第二欄或第三欄所示之量，且須標明被比較之同類參考食品之品名及其減低之量或其減低之比例數。

表三　第一欄所列營養素標示「高」、「多」、「強化」或「富含」時，該食品每100公克之固體（半固體）、每100毫升之液體或每100大卡之液體所含該營養素量必須分別達到或超過本表第二欄、第三欄或第四欄所示之量。

(1)無特殊族群訴求適用

第一欄	第二欄	第三欄	第四欄
營養素	固體（半固體） 100公克	液體 100毫升	液體 100大卡
膳食纖維	6公克	3公克	3公克
維生素A	210微克RE(1)	105微克RE(1)	70微克RE(1)
維生素B1	0.42毫克	0.21毫克	0.14毫克
維生素B2	0.48毫克	0.24毫克	0.16毫克
維生素C	30毫克	15毫克	10毫克
維生素E	3.9毫克α-TE(2)	1.95毫克α-TE(2)	1.3毫克α-TE(2)
鈣	360毫克	180毫克	120毫克
鐵	4.5毫克	2.25毫克	1.5毫克

(2)1-3歲

第一欄	第二欄	第三欄	第四欄
營養素	固體（半固體） 100公克	液體 100毫升	液體 100大卡
膳食纖維	6公克	3公克	3公克
維生素A	120微克RE(1)	60微克RE(1)	40微克RE(1)
維生素B1	0.18毫克	0.09毫克	0.06毫克
維生素B2	0.21毫克	0.11毫克	0.07毫克
維生素C	12毫克	6毫克	4毫克
維生素E	1.5毫克α-TE(2)	0.75毫克α-TE(2)	0.5毫克α-TE(2)
鈣	150毫克	75毫克	50毫克
鐵	3毫克	1.5毫克	1毫克

(3)孕乳婦

第一欄	第二欄	第三欄	第四欄
營養素	固體（半固體） 100公克	液體 100毫升	液體 100大卡
膳食纖維	6公克	3公克	3公克
維生素A	180微克RE(1)	90微克RE(1)	60微克RE(1)
維生素B1	0.33毫克	0.17毫克	0.11毫克
維生素B2	0.36毫克	0.18毫克	0.12毫克
維生素C	33毫克	16.5毫克	11毫克
維生素E	4.2毫克α-TE(2)	2.1毫克α-TE(2)	1.4毫克α-TE(2)
鈣	300毫克	150毫克	100毫克
鐵	13.5毫克	6.75毫克	4.5毫克

註1：RE（Retinol Equivalent）即視網醇當量。

1 μg RE = 1 μg視網醇（Retinol）= 6 μg b-胡蘿蔔素）b-Carotene）

註2：a-TE（a-Tocopherol Equivalent）即生育醇當量。

1 mg a-TE = 1 mga-Tocopherol

表四　第一欄所列營養素標示「來源」、「供給」、「含」或「含有」時，該食品每100公克之固體（半固體）、每100毫升之液體或每100大卡之液體所含該營養素量必須分別達到或超過本表第二欄、第三欄或第四欄所示之量。

(1)無特殊族群訴求適用

第一欄	第二欄	第三欄	第四欄
營養素	固體（半固體） 100公克	液體 100毫升	液體 100大卡
膳食纖維	3公克	1.5公克	1.5公克
維生素A	105微克RE(1)	52.5微克RE(1)	35微克RE(1)
維生素B_1	0.21毫克	0.11毫克	0.07毫克
維生素B_2	0.24毫克	0.12毫克	0.08毫克
維生素C	15毫克	7.5毫克	5毫克
維生素E	1.95毫克α-TE(2)	0.98毫克α-TE(2)	0.65毫克α-TE(2)
鈣	180毫克	90毫克	60毫克
鐵	2.25毫克	1.13毫克	0.75毫克
碘（僅限鹽品可宣稱）	12 ppm（須同時符合「食品添加物使用範圍及限量暨規格標準」）		

(2)1-3歲

第一欄	第二欄	第三欄	第四欄
營養素	固體（半固體） 100公克	液體 100毫升	液體 100大卡
膳食纖維	3公克	1.5公克	1.5公克
維生素A	60微克RE[1]	30微克RE[1]	20微克RE[1]
維生素B1	0.09毫克	0.05毫克	0.03毫克
維生素B2	0.11毫克	0.05毫克	0.04毫克
維生素C	6毫克	3毫克	2毫克
維生素E	0.75毫克α-TE[2]	0.38毫克α-TE[2]	0.25毫克α-TE[2]
鈣	75毫克	37.5毫克	25毫克
鐵	1.5毫克	0.75毫克	0.5毫克

(3)孕乳婦

第一欄	第二欄	第三欄	第四欄
營養素	固體（半固體） 100公克	液體 100毫升	液體 100大卡
膳食纖維	3公克	1.5公克	1.5公克
維生素A	90微克RE[1]	45微克RE[1]	30微克RE[1]
維生素B_1	0.17毫克	0.08毫克	0.06毫克
維生素B_2	0.18毫克	0.09毫克	0.06毫克
維生素C	16.5毫克	8.25毫克	5.5毫克
維生素E	2.1毫克α-TE[2]	1.05毫克α-TE[2]	0.7毫克α-TE[2]
鈣	150毫克	75毫克	50毫克
鐵	6.75毫克	3.38毫克	2.25毫克

註1：RE（Retinol Equivalent）即視網醇當量。

1 μg RE =1 μg視網醇（Retinol）= 6 μg b-胡蘿蔔素（b-Carotene）

註2：a-TE（a-Tocopherol Equivalent）即生育醇當量。

1 mg a-TE =1 mga-Tocopherol

註3：宣稱「碘鹽」、「含碘鹽」或是「加碘鹽」等同意義字之鹽品，除碘含量必須達到或超過本表所示之量，亦須同時符合「食品添加物使用範圍及限量暨規格標準」，並加

註標示醒語：「本產品含有碘，爲必須營養素之一，但不適用於高碘性甲狀腺機能亢進患者及碘131放療患者。」

註4：第一欄所列營養素標示「較…高」或「較…多」時，該固體（半固體）或液體食品中所含該營養素量與同類參考食品所含該營養素量之差距必須分別達到或超過本表第二欄、第三欄或第四欄所示之量，且須標明被比較之同類參考食品之品名及其增加之量或其增加之比例數。

表五　下列食品如欲進行「可補充攝取」之營養宣稱時，應以每30公克(實重)作為衡量基準。

—起司、起司粉、乳油（Cream）、奶精
—肉鬆、肉醬、肉燥、肉酥、肉脯、肉絨、醃燻肉品
—魚鬆、魚醬、醃漬水產類、海苔醬
—豆腐乳、素肉鬆、素肉醬、拌飯料
—果醬、花生醬、芝麻醬、花生粉
—西式烘焙食品（包括餅乾類，不包括蛋糕類、麵包類、披薩）
—中式糕餅（包括餅乾類）
—其他經中央主管機關公告指定之食品

表六　下列食品如欲進行「可補充攝取」之營養宣稱時，應以每1公克（乾貨）作為衡量基準。

—蝦皮、蝦米、海菜、髮菜、柴魚、海帶芽、海苔片、紫菜、洋菜、海蜇皮
—其他經中央主管機關公告指定之食品

表七　不得宣稱「高」、「多」、「強化」、「富含」、「來源」、「供給」、「含」及「含有」，以及營養素之生理功能例句之食品

—額外使用營養添加劑之零食類食品
米果、膨發及擠壓類
蜜餞及脫水蔬果類
種子類
核果類
豆類製品
水產休閒食品

—糖所占熱量超過總熱量百分之十之汽水、可樂
—額外使用食品營養添加劑之糖果類食品（不包含符合表一之糖含量宣稱之口香糖、泡泡糖）
硬糖
軟糖類

冬瓜糖、木瓜糖、蜜甘薯
巧克力
口齒芳香糖
其他糖果

—調味料類
乾粉類
味增、豆豉
調味油類
調味醬（用量較大）
沾醬（用量較小）
蘑菇醬、黑胡椒醬
義大利麵醬
糖類（固體、液體）
鮮味劑
蒜頭酥、紅蔥頭
八角粒、粉狀香料
桂花醬
其他調味料

—醃漬醬菜類

—其他經中央主管機關公告指定之食品

食品過敏原標示規定

民國103年3月7日衛生福利部公告訂定全文2點；並自104年7月1日生效。

一　市售有容器或包裝之食品，含有下列對特殊過敏體質者致生過敏之內容物，應於其容器或外包裝上，顯著標示含有致過敏性內容物名稱之醒語資訊：

㈠蝦及其製品。

㈡蟹及其製品。

㈢芒果及其製品。

㈣花生及其製品。

㈤牛奶及其製品；由牛奶取得之乳糖醇（lactitol），不在此限。

㈥蛋及其製品。

二　前項醒語資訊，應載明「本產品含有○○」、「本產品含有○○，不適合其過敏體質者食用」或等同意義字樣。

市售眞空包裝食品標示相關規定

①民國99年10月14日行政院衛生署公告全文4點；並自公告日起一個月生效。

②民國100年8月22日行政院衛生署公告修正第1、3、4點；並自101年2月22日生效。

③民國102年8月5日衛生福利部公告；並自即日生效。

一　標示內容：屬即食食品者，依冷藏及冷凍性質，應標明「須冷藏」或「須冷凍」之字樣；屬非即食食品者（生鮮農畜禽水產品除外），應標明「非供即食，應充分加熱」之字樣。

二　標示位置：須標示於最小販售單位之外包裝正面明顯易見處。

三　標示字樣之字體：「須冷藏」或「須冷凍」字樣之字體長寬不得小於一公分；「非供即食，應充分加熱」字樣之字體長寬不得小於零點五公分。

四　其他事項：「須冷藏」、「須冷凍」或「非供即食，應充分加熱」字樣之字體顏色須與產品外包裝底色明顯不同，俾利辨認。

全穀產品宣稱及標示原則

①民國99年9月10日行政院衛生署函訂定。
②民國102年4月30日行政院衛生署函修正。

一　全穀產品宣稱及標示原則：

㈠固體產品所含全穀成分占配方總重量百分比[1]51%[2]（含）以上，始可以全穀產品宣稱，若產品中單一穀類占配方總重量百分比51%以上，可以該穀類名稱進行產品命名（如：全麥○○、全蕎麥○○等）。

㈡如產品所含全穀成分未達配方總重量百分比51%（含）以上，不得宣稱為全穀產品，僅能以「本產品部分原料使用全穀粉（如：全麥）原料製作」，或「本產品含部分全穀粉（如：全麥麵粉）」等方式宣稱。

㈢如產品欲宣稱為全穀原料粉，則內容物（原料）須100%為全穀，始可宣稱為全穀原料粉[3]。

註1：固體全穀製品占配方總重量百分比計算方式如下：
（全穀成分乾基重量／配方乾基總重量）×100%
乾基重即扣除原料中水分後之重量，如：100公克牛奶中平均有90公克為水分，則乾基重為100-90＝10（公克）。

註2：百分比計算方式至小數點下1位，並依CNS 2925「規定極限值之有效位數指示法」所規定修整至整數。因此，如全穀含量占配方總重量百分比為50.4%，則視為50%；如占配方總重量百分比為50.5%，則視為50%；占配方總重量百分比為50.6%，則視為51%。

註3：所謂全穀原料粉，係指內容物皆由全穀原料組成，且未含有其他食品原料或添加物。如：全麥麵粉、全大麥粉、全蕎麥粉、全玉米粉、糙米粉、紫米粉、紅糯米粉、糙薏苡仁粉等。

二　穀類及全穀定義如下：

名稱	定義	說明
穀類（grain） （穀粒及穀粉）	1. 係指可供人類食用之禾穀類或仿穀類（Pseudograin）植物種實泛稱。 2. 本項定義所包含之穀類有： 禾穀類（True grains）： 包括稻米（rice）、小麥（wheat）、玉米（corn）、燕麥（oats）、大麥（barley）、裸麥（或稱黑麥）（rye）、高粱（sorghum）、小米	1. 為能與國際接軌，故參考國際間對穀類之相關定義。 2. 豆類、油脂種子類（oilseeds）、根莖類不認定為穀類。

	（millet）、薏苡仁（adlay, Job's tears）、菰米（或稱野米, wild rice）、畫眉草籽（teff）、黑小麥（triticale）、非洲小米（fonio）、加那利子（canary seed）等。 仿穀類（Pseudograins）： 包括莧米（或稱籽粒莧、穀粒莧）（amaranth）、蕎麥（buckwheat）、藜麥（quinoa）等。	
全穀 （whole grain） （全穀粒及穀粉）	1. 係指包括果皮（糠層、麩皮）、胚芽及胚乳之穀物。	有關混合果皮（糠層、麩皮）、胚芽、胚乳，並符合全穀之定義中，如果整顆穀物經過破碎、粉碎、磨成細粉，或成片狀，但保有與原來穀物相同比例的內胚乳、胚芽和麩皮，始得稱爲全穀類。

宣稱含果蔬汁之市售包裝飲料標示規定

①民國102年10月2日衛生福利部公告訂定發布全文7點；並自104年7月1日生效。

②民國103年3月3日衛生福利部公告修正發布全文6點；並自103年7月1日生效。

一　本規定依食品安全衛生管理法第二十二條第一項第十款及第二項規定訂定之。

二　本規定適用於產品外包裝標示果蔬名稱（含品名）或標明果蔬圖示（樣），且直接供飲用之包裝飲料。

三　果蔬汁總含量達百分之十以上者，應符合下列規定：

㈠應於外包裝正面處顯著標示原汁含有率。

㈡由二種以上果蔬汁混合而成，且品名標示為果蔬汁者，尚須符合下列規定：

1. 品名揭露全部果蔬名稱，其名稱應依含量多寡由高至低依序標示。
2. 品名未揭露全部果蔬名稱，應於品名或外包裝正面處顯著標示「綜合果（蔬）汁」、「混合果（蔬）汁」或等同意義字樣。

四　果蔬汁總含量未達百分之十者，除內容物名稱外，不得標示果蔬汁或等同意義字樣，並應於外包裝正面處顯著標示「果（蔬）汁含量未達百分之十」或等同意義字樣，或直接標示其原汁含有率。

五　未含果蔬汁者，應符合下列規定：

㈠應於產品外包裝正面顯著處標示「無果（蔬）汁」或等同意義字樣。

㈡產品品名含果蔬名稱者，並應於品名中標示「口味」、「風味」或等同意義字樣。

六　應於外包裝正面顯著處標示之原汁含有率、「綜合果（蔬）汁」、「混合果（蔬）汁」、「果（蔬）汁含量未達百分之十」、「無果（蔬）汁」或等同意義字樣，其字體顏色應與底色明顯不同，長寬應符合下表規定。

產品體積（mL）	字體長寬（cm）
150以下	各0.3以上
151至300	各0.5以上
301至600	各0.8以上
601以上	各1.2以上

鮮乳保久乳調味乳乳飲品及乳粉品名及標示規定

民國103年2月19日衛生福利部公告訂定全文7點；並自103年7月1日生效。

一　本規定依據食品衛生管理法第二十二條第一項第二款及第九款規定訂定之。

二　本規定用詞，定義如下：

(一)鮮乳：指以生乳為原料，經加溫殺菌包裝後冷藏供飲用之乳汁。包含脂肪調整鮮乳（高脂、全脂、中脂、低脂及脫脂）、強化鮮乳及低乳糖鮮乳。

強化鮮乳得添加生乳中所含之營養素。

(二)保久乳：指以生乳或鮮乳經高壓滅菌或高溫滅菌，以無菌包裝後供飲用之乳汁；或以瓶（罐）裝生乳，經高壓滅菌或高溫滅菌後供飲用之乳汁，可於室溫下儲藏。

(三)調味乳：指以百分之五十以上之生乳、鮮乳或保久乳為主要原料，添加調味料等加工製成。

(四)保久調味乳：指調味乳經高壓滅菌或高溫滅菌，以無菌包裝後供飲用之乳汁；或以瓶（罐）裝調味乳，經高壓滅菌或高溫滅菌後供飲用之乳汁。

(五)乳飲品：指將乳粉或濃縮乳加水還原成比例與原鮮乳比例相同之還原乳，並占總內容物含量百分之五十以上，或還原乳混合生乳、鮮乳或保久乳後，占總內容物含量百分之五十以上，得混和其他非乳原料及食品添加物加工製成未發酵飲用製品。

(六)保久乳飲品：指乳飲品經高壓滅菌或高溫滅菌，以無菌包裝後供飲用之乳汁；或以瓶（罐）裝乳飲品，經高壓滅菌或高溫滅菌後供飲用之乳汁。

(七)乳粉：指由生乳除去水分所製成之粉末狀產品。包含脂肪調整乳粉(高脂，全脂，中脂，低脂及脫脂)、強化乳粉及低乳糖乳粉。

強化乳粉得添加生乳中所含之營養素。

(八)調製乳粉：指由生乳、鮮乳、或乳粉等為主要原料，並占總內容物含量百分之五十以上，混合食用乳清粉、或調整其他營養與風味成分或各種必要之食品添加物，予以調合而成之粉末狀產品。

三　符合前點規定之市售包裝乳製品，除應依食品衛生管理法第二十二條第一項第一款至第八款所規定標示外，其品名標示應符合下列規定：

㈠鮮乳產品，品名爲「鮮乳」、「鮮奶」、「牛／羊乳」、或「牛／羊奶」。
㈡保久乳產品，品名爲「保久乳」、「牛／羊乳」、或等同意義字樣。未以「保久乳」爲品名者，應於產品外包裝顯著處以中文標示「保久乳」字樣。
㈢調味乳產品，品名爲「調味乳」、「牛／羊乳」、或等同意義字樣，未以「調味乳」爲品名者，應於產品外包裝顯著處以中文標示「調味乳」字樣。
㈣保久調味乳產品，品名爲「保久調味乳」、「牛／羊乳」、或等同意義字樣。未以「保久調味乳」爲品名者，應於產品外包裝顯著處以中文標示「保久調味乳」字樣，
㈤乳飲品產品，品名爲「乳飲品」、「牛／羊乳」、或等同意義字樣。未以「乳飲品」爲品名者，應於產品外包裝顯著處以中文標示「乳飲品」字樣。
㈥保久乳飲品產品，品名爲「保久乳飲品」、「牛／羊乳」、或等同意義字樣。未以「保久乳飲品」爲品名者，應於產品外包裝顯著處以中文標示「保久乳飲品」字樣。
㈦乳粉產品，品名爲「乳粉」或「奶粉」。
㈧調製乳粉產品，品名爲「調製乳粉」。未以「調製乳粉」爲品名者，應於產品外包裝顯著處以中文標示「調製乳粉」字樣。

四　市售包裝之保久乳、保久調味乳及保久乳飲品產品，應於包裝明顯處以中文標示滅菌方式。

五　市售包裝之調製乳粉產品，應於包裝明顯處以中文顯著標示乳粉含量百分比。

乳粉含量百分比指固體乳粉產品所含乳粉重量占配方總重量的百分比，其計算方式爲：

$$乳粉含量（\%）=\frac{乳粉重量}{配方總重量}\times 100\%$$

六　以下標示之字體長寬須大於四毫米，字體顏色須與包裝底色不同：
㈠第三點中，未以保久乳、調味乳、保久調味乳、乳飲品、保久乳飲品或調製乳粉爲品名者，產品外包裝應標示「保久乳」、「調味乳」、「保久調味乳」、「乳飲品」、「保久乳飲品」或「調製乳粉」字樣。
㈡調製乳粉產品之乳粉含量百分比。

七　嬰兒配方食品、較大嬰兒配方輔助食品及特殊醫療用途嬰兒配方食品非屬於本規定規範之對象。

連鎖飲料便利商店及速食業之現場調製飲料標示規定

民國104年7月20日衛生福利部公告；並自104年7月31日生效。

一　本規定依食品安全衛生管理法第二十五條第二項規定訂定之。
二　具營業登記之連鎖飲料業、連鎖便利商店業及連鎖速食業（以下簡稱爲連鎖業者）之現場調製飲料，應依本規定辦理標示。
三　前點所稱之連鎖業者，指公司或商業登記上使用相同之名義，或經由加盟、授權等方式使用相同名義者。
四　現場調製之飲料，應標示全糖之添加量及該糖量所含熱量。該添加量另得以換算方糖數標示之（每顆方糖以五公克計），其所含熱量得以每公克四大卡或每顆方糖二十大卡標示之。現場調製飲料糖添加量之標示及該糖添加量所含熱量之標示規定。
五　茶、咖啡及果蔬品名之飲料，應依下列規定標示：
㈠茶飲料：
1. 茶葉原料來源之原產地（國）。若茶葉原料混合二個以上產地（國）者，應依其含量多寡由高至低標示之。
2. 未以茶葉調製，而以添加茶精等香料者，應於品名標示「○○風味」或「○○口味」字樣。

㈡咖啡飲料：
1. 咖啡原料來源之原產地（國）。若咖啡原料混合二個以上產地（國）者，應依其含量多寡由高至低標示之。
2. 應以紅黃綠標示區分咖啡因含量。該標示得以符號或圖樣標示之。
(1)紅色代表每杯咖啡因總含量二百零一毫克以上。
(2)黃色代表每杯咖啡因總含量一百零一毫克至二百毫克。
(3)綠色代表每杯咖啡因總含量一百毫克以下。

㈢果蔬品名之飲料：
1. 果蔬汁含量應達百分之十以上，始得以「○○汁」爲品名。
2. 未含果蔬汁者，應於品名標示「○○風味」或「○○口味」字樣。

六　本規定之標示應以中文顯著標示，得以卡片、菜單註記、標記（標籤）或標示牌（板）等型式，採張貼懸掛、立（插）牌、黏貼或其他足以明顯辨明之方式爲之。

前項以菜單註記、標記（標籤）者，其字體長度及寬度各不得小於零點二公分；以其他標示型式者，各不得小於二公分。

食品標示宣傳或廣告詞句涉及誇張易生誤解或醫療效能之認定基準

①民國101年9月28日行政院衛生署令訂定發布全文4點；並自即日生效。
②民國103年1月7日衛生福利部令修正發布第1、3點；並自即日生效。
③民國105年6月17日衛生福利部令修正發布第4點附表一、附表二，並自106年1月1日生效。
④民國106年3月16日衛生福利部令修正發布第1點及第4點附表二，並自即日生效。

一 衛生福利部（以下稱本部）為維護國人健康，保障消費者權益，有效執行食品安全衛生管理法第二十八條，禁止食品標示、宣傳或廣告誇張、易生誤解或宣稱醫療效能，特訂定本基準。

二 食品標示、宣傳或廣告如有誇張、易生誤解或宣稱醫療效能之情形，且涉及違反健康食品管理法第六條規定者，應依違反健康食品管理法論處。

三 涉及誇張、易生誤解或醫療效能之認定基準如下：

(一)使用下列詞句者，應認定為涉及醫療效能：

1. 宣稱預防、改善、減輕、診斷或治療疾病或特定生理情形
例句：治療近視。恢復視力。防止便秘。利尿。改善過敏體質。壯陽。強精。減輕過敏性皮膚病。治失眠。防止貧血。降血壓。改善血濁。清血。調整內分泌。防止更年期的提早。
2. 宣稱減輕或降低導致疾病有關之體內成分：
例句：解肝毒。降肝脂。
3. 宣稱產品對疾病及疾病症候群或症狀有效：
例句：消滯。降肝火。改善喉嚨發炎。祛痰止喘。消腫止痛。消除心律不整。解毒。
4. 涉及中藥材之效能者：
例句：補腎。溫腎（化氣）。滋腎。固腎。健脾。補脾。益脾。溫脾。和胃。養胃。補胃。益胃。溫胃（建中）。翻胃。養心。清心火。補心。寧心。瀉心。鎮心。強心。清肺。宣肺。潤肺。傷肺。溫肺（化痰）。補肺。瀉肺。疏肝。養肝。瀉肝。鎮肝（熄風）。澀腸。潤腸。活血。化瘀。
5. 引用或摘錄出版品、典籍或以他人名義並述及醫藥效能：
例句：「本草備要」記載：冬蟲夏草可止血化痰。「本草

綱目」記載：黑豆可止痛。散五臟結積內寒。

㈡使用下列詞句者，應認定為未涉及醫療效能，但涉及誇張或易生誤解：

1. 涉及生理功能者：

例句：增強抵抗力。強化細胞功能。增智。補腦。增強記憶力。改善體質。解酒。清除自由基。排毒素。分解有害物質。改善更年期障礙。平胃氣。防止口臭。

2. 未涉及中藥材效能而涉及五官臟器者：

例句：保護眼睛。增加血管彈性。

3. 涉及改變身體外觀者：

例句：豐胸。預防乳房下垂。減肥。塑身。增高。使頭髮烏黑。延遲衰老。防止老化。改善皺紋。美白。纖體（瘦身）。

4. 引用本部部授食字號或相當意義詞句者：

例句：部授食字第○○○○○○○○○○○號。衛署食字第○○○○○○○○○○○號。署授食字第○○○○○○○○○○○號。FDA○字第○○○○○○○○○○○號。衛署食字第○○○○○○○○○○○號許可。衛署食字第○○○○○○○○○○○號審查合格。領有衛生署食字號。獲得衛生署食字號許可。通過衛生署配方審查。本產品經衛署食字第○○○○○○○○○○○號配方審查認定為食品。本產品經衛署食字第○○○○○○○○○○○號查驗登記認定為食品。

四　使用下列詞句者，應認定為未涉及誇張、易生誤解或醫療效能：

㈠通常可使用之例句：

幫助牙齒骨骼正常發育。幫助消化。幫助維持消化道機能。改變細菌叢生態。使排便順暢。調整體質。調節生理機能。滋補強身。增強體力。精神旺盛。養顏美容。幫助入睡。營養補給。健康維持。青春美麗。產前產後或病後之補養。促進新陳代謝。清涼解渴。生津止渴。促進食慾。開胃。退火。降火氣。使口氣芬芳。促進唾液分泌。潤喉。「本草綱目」記載梅子氣味甘酸，可生津解渴（未述及醫藥效能）。

㈡一般營養素可敘述之生理功能例句（須明敘係營養素之生理功能，例如：膳食纖維可促進腸道蠕動；維生素A有助於維持在暗處的視覺；維生素D可增進鈣吸收）：

1. 維生素或礦物質：

例句如附表一。

2. 其他營養素：

例句如附表二。

附表一　維生素或礦物質例句

營養素成分	每日最低攝取量	可敘述之生理功能例句
維生素A或β-或胡蘿蔔素		有助於維持在暗處的視覺。增進皮膚與粘膜的健康。幫助牙齒和骨骼的發育與生長。
維生素D		增進鈣吸收。幫助骨骼與牙齒的生長發育。促進釋放骨鈣，以維持血鈣平衡。有助於維持神經、肌肉的正常生理。
維生素E		減少不飽和脂肪酸的氧化。有助於維持細胞膜的完整性。具抗氧化作用。增進皮膚與血球的健康。有助於減少自由基的產生。
維生素K		有助血液正常的凝固功能。促進骨質的鈣化。活化肝臟與血液中的凝血蛋白質。
維生素C		促進膠原蛋白的形成，有助於傷口癒合。有助於維持細胞排列的緊密性。增進體內結締組織、骨骼及牙齒的生長。促進鐵的吸收。具抗氧化作用。
維生素B1		有助於維持能量正常代謝。幫助維持皮膚、心臟及神經系統的正常功能。有助於維持正常的食慾。
維生素B2		有助於維持能量正常代謝。有助於維持皮膚的健康。
菸鹼素		有助於維持能量正常代謝。增進皮膚、神經系統、黏膜及消化系統的健康。
維生素B6		有助於維持胺基酸正常代謝。有助於紅血球中紫質的形成。幫助色胺酸轉變成菸鹼素。有助於紅血球維持正常型態。增進神經系統的健康。
葉酸		有助於紅血球的形成。有助於核酸與核蛋白的形成。有助胎兒的正常發育與生長。
維生素B12		有助於紅血球的形成。增進神經系統的健康。
生物素		有助於維持能量與胺基酸的正常代謝。有助於脂肪與肝醣的合成。有助於嘌呤的合成。增進皮膚和黏膜的健康。
泛酸		有助於維持能量正常代謝。增進皮膚和黏膜的健康。有助於體脂肪、膽固醇的合成及胺基酸的代謝。

鈣		有助於維持骨骼與牙齒的正常發育與健康。幫助血液正常的凝固功能。有助於肌肉與心臟的正常收縮及神經的感應性。活化凝血酶元轉變爲凝血酶，幫助血液凝固。調控細胞的通透性。
鐵		有助於正常紅血球的形成。構成血紅素與肌紅素的重要成分。有助於氧氣的輸送與利用。
碘		合成甲狀腺激素的主要成分。有助於維持正常生長、發育、神經肌肉的功能。調節細胞的氧化作用。有助於維持甲狀腺激素的正常分泌。有助於維持正常基礎代謝。
鎂		有助於骨骼與牙齒的正常發育。有助於維持醣類的正常代謝。有助於心臟、肌肉及神經的正常功能。有助於身體正常代謝。
鋅		爲胰島素及多種酵素的成分。有助於維持能量、醣類、蛋白質與核酸的正常代謝。增進皮膚健康。有助於維持正常味覺與食慾。有助於維持生長發育與生殖機能。有助於皮膚組織蛋白質的合成。
鉻	6μg	有助於維持醣類正常代謝。

註：營養素成分「含量」應符合「包裝食品營養宣稱應遵行事項」及「包裝維生素礦物質類之錠狀膠囊狀食品營養標示應遵行事項」，前開規定未列者，「每日最低攝取量」應達附表一規定以上，方得標示、宣稱或廣告該附表「可敘述之生理功能例句」。

附表二　其他營養素例句

營養素成分	每日最低攝取量	可敘述之生理功能例句
蛋白質		人體細胞、組織、器官的主要構成物質。幫助生長發育。有助於組織的修復。爲肌肉合成的來源之一。可用於肌肉生長。
膳食纖維		可促進腸道蠕動。增加飽足感。使糞便比較柔軟而易於排出。膳食中有適量的膳食纖維時，可增加糞便量。

註：營養素成分「含量」應符合「包裝食品營養宣稱應遵行事項」及「包裝維生素礦物質類之錠狀膠囊狀食品營養標示應遵行事項」，前開規定未列者，「每日最低攝取量」應達附表二規定以上，方得標示、宣稱或廣告該附表「可敘述之生理功能例句」。

肆、食品輸入與查驗登記

輸入食品系統性查核實施辦法

①民國103年2月11日衛生福利部令訂定發布全文8條；並自發布日施行。
②民國103年10月17日衛生福利部令修正發布第3條附表。
③民國106年8月4日衛生福利部令修正發布第4、5、8條條文及第3條附表；除第3條附表之水產品與乳製品實施系統性查核定於107年1月1日施行外，其餘修正條文自發布日施行。

第一條

本辦法依食品安全衛生管理法第三十五條第二項規定訂定之。

第二條

本辦法用詞，定義如下：

一　系統性查核：指針對輸出國（地）之食品衛生安全管理體系與政府機關監督措施之查核。
二　查核機關：指衛生福利部食品藥物管理署。
三　書面審查：指針對輸出國（地）政府機關提供輸出國（地）之食品衛生安全管理體系與政府機關監督措施之相關資料，進行審查。
四　實地查核：指查核機關派員至輸出國（地），對其食品衛生安全管理體系，進行系統性查核。

第三條

實施系統性查核之產品範圍，如附表。

第四條

系統性查核應由輸出國（地）政府機關，向查核機關提出書面申請，由查核機關進行書面審查，必要時於書面審查後實地查核，經評估確認其食品衛生安全管理體系與政府機關監督措施與我國具等效性後，核定並同意輸出國（地）之申請輸入。

查核機關進行前項書面審查時，得視審查需求，要求輸出國（地）政府機關於指定期限內提供所需之文件。

依本辦法應實施系統性查核之產品，除有第七條之情形外，未經第一項之同意，不得依本法第三十條規定申請查驗。

第五條

完成系統性查核之輸出國（地）或依第七條免系統性查核者，有下列情形之一時，查核機關得要求書面審查或實地查核，以確認輸出國（地）之管理體系與我國具等效性：

一　輸出國（地）食品衛生安全管理體系或政府機關監督措施有重大變革。
二　輸出國（地）境內發生重大食品衛生安全事件。
三　輸出國（地）輸至我國或其他國家之食品及其相關產品，經輸入查驗有嚴重違規情形。

四　依第七條免系統性查核或三年以上未執行實地查核，經查核機關認定有必要審查或查核。

五　其他經認定輸出國（地）食品及其相關產品有危害食品衛生安全之虞情形。

第六條

實地查核結果不符合時，得要求輸出國（地）限期將改善報告送查核機關審查，必要時，進行實地查核複查改善情形，並由輸出國（地）負擔複查費用。

第七條

依本辦法應實施系統性查核之產品，於本辦法施行前，已有輸入紀錄者，於原已輸入範圍內，得免申請系統性查核。

第八條

本辦法自發布日施行。

本辦法中華民國一百零六年八月四日修正發布之條文，除另定施行日期者外，自發布日施行。

附表

類別	項目	備註
肉類產品	世界關務組織制定之國際商品統一分類代碼（HS code）為02、0504、1601、1602項下之產品。	1. 左欄所列產品之輸入規定為F01或F02者。 2. 兩生類、爬蟲類、靈長類、水生哺乳動物類等其他非屬禽畜動物類及其產品，不在實施系統性查核之範圍內。
水產品	世界關務組織制定之國際商品統一分類代碼（HS code）為03、1604、1605項下之產品。	1. 左欄所列產品之輸入規定為F01或F02者。 2. 本類別自一百零七年一月一日施行。
乳製品	世界關務組織制定之國際商品統一分類代碼（HS code）為0401、0402、0403、0404、0405、0406、9806項下之產品。	1. 左欄所列產品之輸入規定為F01或F02者。 2. 本類別自一百零七年一月一日施行。
其他牛來源產品	曾發生牛海綿狀腦病國家產製之非屬肉類產品之其他牛來源食品。	左欄所列產品屬以下項目，不在實施系統性查核之範圍內： 1. 不含蛋白質之牛油及其衍生物。 2. 不含蛋白質或脂質之磷酸氫鈣。 3. 牛原皮等。 4. 從牛原皮製得之明膠與膠原蛋白。 5. 牛來源原料源自非牛海綿狀腦病發生國家或我國已完成該原料系統性查核之牛海綿狀腦病國家，且檢附原料原產地證明文件以及產品衛生證明文件者。

食品及相關產品輸入查驗辦法

①民國90年12月14日行政院衛生署令訂定發布全文24條；並自發布日施行。

②民國96年6月22日行政院衛生署令修正發布全文24條；並自96年7月1日施行。

③民國99年12月30日行政院衛生署令修正發布名稱及全文22條；並自100年1月1日施行（原名稱：輸入食品查驗辦法）。

④民國102年4月1日行政院衛生署令修正發布第6、10、22條條文；增訂第3-1條條文；並自發布日施行。

⑤民國103年1月27日衛生福利部令修正發布名稱及全文28條；除第20、21條自103年6月19日施行者外，自發布日施行（原名稱：輸入食品及相關產品查驗辦法）。

⑥民國104年6月24日衛生福利部令修正發布第1、17條條文。

第一章　總　則

第一條

本辦法依食品安全衛生管理法（以下簡稱本法）第三十三條第三項規定訂定之。

第二條

本辦法用詞，定義如下：

一　報驗義務人：指輸入食品、食品添加物、食品器具、食品包裝或食品用洗潔劑等相關產品（以下簡稱產品）之業者。

二　查驗機關：指中央主管機關或其委任、委託之機關（構）、法人或團體。

三　查核：指由查驗人員核對產品品名、規格、包裝，並就其外觀、性狀、標示及其他符合法令規定之檢查。

四　檢驗：指由查驗人員抽取樣品送交實驗室，進行感官、化學、生物或物理性之檢查及化驗。

第二章　申請查驗

第三條

報驗義務人或其代理人於產品到達港埠前十五日內，向輸入港埠所在地之查驗機關申請查驗。

前項查驗申請由代理人爲之者，應檢具委託代理文件；代理人爲個人者，並應檢具身分證明文件；以代理申請查驗及申報爲業務之事業者，並應檢具報關（驗）業務證照、公司或商號登記證明文件。

第四條

報驗義務人應檢具下列文件，向查驗機關申請查驗：

一　查驗申請書。

二　產品資料表。

三　進口報單影本。

四　衛生福利部食品藥物管理署（以下簡稱食品藥物署）指定之文件。

查驗機關得依本法第三十二條規定，要求報驗義務人提供前項以外之其他必要文件、資料，報驗義務人不得規避、妨礙或拒絕。

第五條

報驗義務人得向查驗機關辦理輸入產品資訊預先申報作業，經查驗機關發給同意文件者，其依前條規定申請查驗時，得免檢具前條第一項第二款文件。

前項同意文件之有效期間為二年。

申請查驗產品與預先申報產品資訊不符者，查驗機關得廢止第一項同意文件，並於一年內暫停受理該報驗義務人為第一項之申請。

第六條

報驗義務人申請查驗之同批產品，其進口報單、貨品分類號列、品名、成分、廠牌、製造廠及產地，均應相同。

輸入產品屬活、生鮮或冷藏魚、蝦、蟹、貝及軟體類四大類別之同一類別者，得併成一批申請查驗。

第七條

查驗機關對報驗義務人有下列情事之一者，不受理其查驗之申請：

一　未依第四條或前條規定申請查驗。

二　查驗申請書、產品資料表或其他相關事項不完整，經查驗機關通知限期補正，屆期未補正。

第三章　查驗程序

第八條

查驗機關對輸入之產品實施查驗，得就下列方式擇一或合併為之：

一　逐批查驗：對申請查驗之每批次產品，予以臨場查核及抽樣檢驗。

二　抽批查驗：對申請查驗之產品，依下列抽驗率執行抽批；經抽中者，予以臨場查核及抽樣檢驗：

㈠一般抽批查驗：抽驗率為百分之二至百分之十。

㈡加強抽批查驗：抽驗率為百分之二十至百分之五十。

三　逐批查核：對申請查驗之每批次產品，均予以臨場查核。

四　驗證查驗：經中央主管機關與輸出國輸出產品之衛生安全管制主管機關簽訂協定或協約所定之合格驗證廠商，以該廠商檢具符合協定或協約規定之證明文件所為之查驗。
五　監視查驗：對申請查驗之特定產品，每批次予以臨場查核及抽樣檢驗，並不受查驗結果而調降其查驗方式之限制。
查驗機關基於衛生安全考量，對於抽批查驗未抽中者，得予以臨場查核或抽樣檢驗；對於逐批查核者，得予以抽樣檢驗。

第九條

輸入產品有下列情形之一者，採逐批查驗：
一　依國內外產品衛生安全資訊或科學證據，對人體有危害之虞。
二　依食品藥物署所定產品年度查驗計畫（以下簡稱查驗計畫）列為逐批查驗。
三　報驗義務人前一批為加強抽批查驗之同產地、同貨品分類號列產品，檢驗結果不符合規定。
四　採監視查驗之產品，連續二批檢驗不符合規定。
五　查驗機關認有必要予以逐批查驗。
逐批查驗產品未完成查驗程序前，再申請查驗之產品，仍依逐批查驗方式執行。

第一〇條

輸入產品有下列情形之一者，採加強抽批查驗：
一　依查驗計畫列為加強抽批查驗。
二　原屬逐批查驗之申請查驗產品，同一報驗義務人連續輸入五批同產地、同貨品分類號列產品，皆經檢驗符合規定。但該同一報驗義務人連續輸入五批符合規定產品之前一批為檢驗不合格產品，則連續輸入五批合格產品之數量應達該前一批不合格產品之三倍量。
三　報驗義務人前一批為一般抽批查驗之同產地、同貨品分類號列產品，檢驗結果不符合規定。
四　查驗機關認有必要予以加強抽批查驗。
原採逐批查驗產品，查驗機關基於衛生安全考量，得不適用前項第二款規定。

第一一條

輸入產品有下列情形之一者，採一般抽批查驗：
一　非採逐批查驗、加強抽批查驗、驗證查驗或監視查驗之產品。
二　原屬加強抽批查驗之申請查驗產品，同一報驗義務人連續輸入五批同產地、同貨品分類號列產品，經檢驗符合規定。但該同一報驗義務人連續輸入五批符合規定產品之前一批為檢驗不合格產品，則連續輸入五批合格產品之數量應達該前一批不合格產品之三倍量。
原採加強抽批查驗產品，查驗機關基於衛生安全考量，得不適用前項第二款規定。

第一二條

報驗義務人輸入產品經臨場查核結果不符合規定，再次輸入同產地、同貨品分類號列產品，經第八條第一項第二款抽批查驗爲未抽中者，採逐批查核。

前項逐批查核，同一報驗義務人連續輸入三批符合規定產品，該總數量達前一批不符合規定產品之二倍量者，免除逐批查核。

第一三條

查驗機關基於衛生安全考量認爲有必要者，得針對特定產品採監視查驗。

第四章　績優廠商之優惠措施

第一四條

報驗義務人具有下列情形之一者，其輸入之產品，得以一般抽批查驗之最低抽驗率爲之：

一　向食品藥物署提出輸入產品品管計畫，經核准同意錄案，且一年內採一般抽批查驗，連續十批檢驗符合規定。

二　輸入產品於一年內採一般抽批查驗，連續二十批檢驗符合規定。

三　輸入產品於二年內採一般抽批查驗，連續三十批檢驗符合規定。

前項採一般抽批查驗最低抽驗率產品，經邊境或市售抽樣檢驗不符合規定者，停止適用前項優惠措施。

第一五條

符合前條第一項第一款規定，且自採一般抽批最低抽驗率之日起二年內查驗結果均符合規定者，得僅就第四條規定之文件進行審查。

查驗機關對前項產品，必要時仍得予以臨場查核或抽樣檢驗；查驗結果不符合規定者，停止適用前條及前項優惠措施。

第五章　查驗作業

第一六條

查驗機關辦理查驗所需樣品，以無償方式取得，其數量以足供檢驗所需者爲限。抽取樣品，應開具取樣憑單予報驗義務人。

第一七條

查驗之查核、抽樣，於產品存置處所實施；其屬整櫃貨櫃裝運者，應於集中查驗區或經食品藥物署認可之特定區域實施。

前項查驗，報驗義務人應予配合，且不得指定抽樣之樣品。

第一八條

輸入產品之檢驗，以抽樣先後順序爲之。但依本法規定申請複驗者，查驗機關應提前檢驗。

第六章　具結先行放行

第一九條

查驗機關對於檢驗時間超過五日、在貨櫃場抽樣困難、容易腐敗或變質之產品，得於報驗義務人書立切結表明負保管責任後，簽發先行放行通知，供其辦理先行通關。但屬逐批查驗之產品，仍應暫行留置。

第二〇條

報驗義務人輸入產品屬下列情形之一者，經查驗機關審查符合前條規定時，命其繳納保證金後，准予具結先行放行：

一　採加強抽批查驗。

二　採監視查驗，期間內檢驗結果不符合規定。

前項保證金，其金額爲產品到岸價額之二倍。

第二一條

報驗義務人依前條規定繳納保證金，應以金融機構簽發之本票、支票或郵政匯票爲之。

產品經查驗符合規定，經取得輸入許可通知，且無本法第五十一條第三款情事者，前項保證金應予退還。

第七章　發　證

第二二條

輸入產品經查驗符合規定者，查驗機關核發輸入許可通知予報驗義務人；報驗義務人亦得向查驗機關申請核發書面之輸入許可通知。

報驗義務人應自收受許可通知之次日起十五日內，憑取樣憑單領取餘存樣品。屆期未領取或樣品之性質不適合久存者，由查驗機關逕行處置。

第二三條

輸入產品經查驗不符合規定者，查驗機關應核發查驗不符合通知書予報驗義務人。

報驗義務人於收受前項通知之次日起十五日內，得向查驗機關申請複驗，以一次爲限，並由原檢驗實驗室就原抽取之餘存樣品爲之。

輸入產品經依前項查驗不符合規定者，除法令另有規定者外，其餘存之樣品，於申請複驗之期限屆至後，應予銷毀。

第二四條

輸入產品查驗不符合規定者，除法令另有規定者外，由報驗義務人依下列方式之一處置：

一　辦理退運或銷毀。

二　不符合本法第十七條、第十八條，或違反第二十一條第一項規定者，得向食品藥物署申請限期消毒、改製或採行適當安全措施。

三　標示違反本法第二十二條、第二十四條、第二十六條、第二十七條或第二十八條第一項規定者，得向食品藥物署申請限期改正。

報驗義務人依前項第二款或第三款處置產品者，經食品藥物署審查同意後，簽發先行放行通知，供其辦理通關。

輸入產品經查驗不符合規定，如已具結先行放行者，報驗義務人亦應依第一項規定辦理。

第八章　其他查驗規定

第二五條

同一報驗義務人輸入同產地、同貨品分類號列產品，自核發查驗不符合通知書之日起六個月內，檢驗不符合規定達二批，食品藥物署得要求報驗義務人限期提供書面資料，說明不符合原因之改善或預防措施。

同產地、同貨品分類號列產品，自核發查驗不符合通知書之日起六個月內，檢驗不符合規定達三批，食品藥物署得要求輸出國（地區）政府限期提供書面資料，說明不符合原因之改善或預防措施。

第二六條

報驗義務人或輸出國（地區）政府未於前條之期限內提供書面資料，或於收受前條通知後，再次申請查驗之產品，經檢驗仍不符合規定者，食品藥物署得針對相關業者、產地之產品，暫停受理查驗。

第九章　附　則

第二七條

查驗人員依本辦法執行查驗之外勤業務時，應配帶身分證明文件。

第二八條

本辦法除中華民國一百零三年一月二十七日修正發布之第二十條及第二十一條自一百零三年六月十九日施行者外，自發布日施行。

食品與相關產品查驗登記及許可證管理辦法

①民國90年12月 3日行政院衛生署令訂定發布全文13條。
②民國91年6月19日行政院衛生署令修正發布名稱及第4、8、10、11條條文（原名稱：食品暨相關產品查驗登記暨許可證管理辦法）。
③民國100年9月29日行政院衛生署令修正發布第1、12條條文。
民國102年7月19日行政院公告第3、4、5條、第6條第1項、第7條、第8條第1項、第10、11、12條所列屬「行政院衛生署」之權責事項，自102年7月23日起改由「衛生福利部」管轄。
④民國102年8月20日衛生福利部令修正發布全文13條；並自發布日施行。

第一條
本辦法依食品衛生管理法第二十一條第三項規定訂定之。
第二條
本辦法所稱查驗登記，係指審查、檢驗、登載有關事項及核發許可證。
前項登載依產品類別及特性得包括下列有關事項：
一　中文及外文品名。
二　原料成分。
三　包裝。
四　原廠名稱及地址。
五　申請廠商名稱及地址。
六　許可證有效期限。
七　其他登記事項。
第一項所稱許可證，係指經查驗登記所核發之許可證件或許可文件。
第三條
食品業者向中央主管機關申請查驗登記時，應備具申請書，繳納審查費、檢驗費、證書費，並依產品類別及特性分別檢附下列一部或全部證件：
一　產品成分含量表、規格表、檢驗方法、檢驗成績書、營養成分分析表、製程作業要點資料。
二　完整技術性資料。
三　標籤、包裝、中文標示、說明書、樣品、實物照片。
四　申請輸入查驗登記者，原廠為合法製售工廠之官方證明文件、委託書。
五　申請廠商營利事業登記證影本。

六　其他必要之文件。

第四條

申請查驗登記，經中央主管機關審查通過通知領取許可證者，應於二個月內前來領取，逾期未領視同放棄，由中央主管機關逕予廢止該許可證。

第五條

依本法第二十一條第一項規定向中央主管機關申請之許可證，其有效期間為一年至五年，由中央主管機關依產品類別及特性公告指定之；期滿仍需展延者，應於期滿前三個月內，備具申請書、許可證及本辦法第三條所定一部或全部證件，向中央主管機關申請核准展延，並繳納審查費。但每次核定展延，期間不得超過五年。逾期未申請或不准展延者，廢止其許可證。其應換發新證者，並應繳納證書費。

第六條

許可證之登記事項如有變更，應備具申請書、許可證及本辦法第三條所定一部或全部證件，向中央主管機關申請變更登記，並繳納審查費。其應換發新證者，並應繳納證書費。

前項申請屬變更品質者，應另檢附樣品並繳納檢驗費。

第七條

許可證辦理移轉時，應備具申請書及本辦法第三條所定一部或全部證件，向中央主管機關申請移轉登記，並繳納審查費、證書費。

第八條

許可證如有污損或遺失，應敘明理由，備具申請書及本辦法第三條所定一部或全部證件，向中央主管機關申請換發或補發，並繳納審查費、證書費。污損者應同時將原證繳銷，遺失者，應申請將原證廢止。

前項申請換發或補發之許可證，其有效期間以原證為準。

第九條

經依本法規定，公告禁止其製造或輸入者，廢止原許可證。

第一〇條

食品業者基於業務之考量，得敘明理由，備具申請書、許可證及有關證件，向中央主管機關申請註銷。經核定後由中央主管機關公告廢止許可證。

第一一條

食品業者申請查驗登記及許可證之換發、補發、展延、移轉、廢止、登記事項變更，經中央主管機關通知送驗或補送文件者，應於二個月內辦理，必要時得申請延期一個月，逾期未辦視同放棄，由中央主管機關逕予結案。

第一二條

本辦法所定查驗登記事項，其申請書格式、申請書應載明之事項、申請案應檢附之證件及許可證格式，由中央主管機關定之。

前項查驗登記事項屬標章標準圖樣者，得依產品類別所需，由中央主管機關定之。

第一三條

本辦法自發布日施行。

食品與相關產品查驗登記業務委託辦法

①民國94年5月25日行政院衛生署令訂定發布全文21條；並自發布日施行。
民國102年7月19日行政院公告第2條第1項、第3、6、8、9條、第10條附表、第11、12條、13條第1、2項、第15、17條、第18條第1項、第19、20條所列屬「行政院衛生署」之權責事項，自102年7月23日起改由「衛生福利部」管轄。
②民國102年8月20日衛生福利部令修正發布全文21條；並自發布日施行。
③民國105年11月30日衛生福利部令修正發布第1條條文。

第一條
本辦法依食品安全衛生管理法第二十一條第六項規定訂定之。

第二條
中央主管機關，依本法第二十一條第一項公告指定食品與相關產品之查驗登記業務委託其他機構（以下簡稱受託機構）辦理時，應依本辦法之規定。
查驗登記業務之委託範圍，包括新申請許可證及許可證之換發、補發、展延、移轉、廢止、登記事項變更等事項。

第三條
中央主管機關為前條之委託時，應以公開遴選方式決定受託機構。

第四條
受託機構應以食品相關專業領域之政府機關（構）、財團法人或研究機構，且具備三年以上執行食品衛生管理相關研究計畫經驗，成果獲得政府機關採行者或具有辦理相關食品認證驗證業務三年以上者為限。
受託機構應具備完善之工作環境及設施、訂定有受委託辦理業務之作業程序及品質保證計畫，並應聘僱足夠之專業審查人員。

第五條
前條專業審查人員應具有從事食品與相關產品查驗登記或認證驗證相關工作一年以上，並合於下列資格之一者：
一　經教育部承認之國內外大專以上學校食品衛生相關科系所畢業。
二　普通考試或專門職業及技術人員普通考試以上食品相關類科考試及格領有證書。
三　在政府機關曾任委任第五職等以上。

第六條

受託機構應與中央主管機關簽訂書面委託契約，辦理食品與相關產品查驗登記業務。

第七條

受託機構應維持足夠資源及執行能力，以有效辦理相關受託事項。受託機構不得將受託業務再委託其他機構辦理。

第八條

受託機構如擬異動或增置專業審查人員，應於異動或增置前一個月內，陳報中央主管機關備查。

第九條

受託機構之名稱、所在地，執行業務之種類項目、辦理期限，由中央主管機關公告之。

第一〇條

受託機構執行查驗登記業務時，應依食品衛生管理相關法令、委託審查作業流程圖（如附表）、辦理期限及中央主管機關文書作業規定辦理。

第一一條

查驗登記申請案件由食品業者向中央主管機關送件，並繳交審查費；中央主管機關完成收文程序後再移送受託機構辦理。

受託機構執行查驗登記業務，視同中央主管機關之查驗，食品業者應予接受並配合。其有應行通知補件或說明事項，得逕行通知。

受託機構完成個別查驗登記案件之查驗後，應將查驗結果併同食品業者檢具之所有文件資料送交中央主管機關，經中央主管機關覆核後發證或駁回申請案件。

第一二條

受託機構應以適當方式，依序記錄所執行之查驗登記業務，該紀錄並應經由各級有關人員簽章，按月陳報中央主管機關。受託機構並應妥善保存三年備查。

第一三條

中央主管機關基於查驗登記作業需要，得提供受託機構相關資訊。

受託機構對於本中央主管機關提供之資訊及食品業者所檢具之文件、個人資料，應盡保密及善良管理人之責任。

第一四條

受託機構在查驗登記作業上有所違失、文件資料遺失、外洩、洩漏職務上之機密或侵害第三人合法權益時，應負相關法律責任。

第一五條

受託機構非經中央主管機關同意，不得對外發表或刊登與查驗登記業務有關之資料或消息。

第一六條

受託機構非有正當理由，不得延誤查驗登記工作。

第一七條

中央主管機關得隨時監督稽核受託機構所執行查驗登記業務，並定期評估執行績效，受託機構應予配合，不得規避、妨礙或拒絕。

前項稽核有缺失者，中央主管機關得予輔導並令限期改善。

受託機構所聘僱之專業審查人員，應接受中央主管機關之調訓。

第一八條

委託契約有效期間爲三年。中央主管機關於委託期限屆滿時，得視受託機構歷年執行績效，優先委託其繼續執行。

如擬續約，雙方應於期滿前二個月協議之，續約以一次爲限。

第一九條

受託機構於受託期限內如有不可抗力或非可歸責之事由，足以影響受託事項之執行時，應立即通知中央主管機關，並經雙方協議調整受託事項。

第二〇條

受託機構有下列情事之一者，中央主管機關得終止委託契約：

一　違反第四條第二項、第五條、第七條第一項之資格要件或第八條、第十一條第三項、第十二條、第十五條、第十六條、第十七條第一項、第十七條第三項規定，經限期令其改善，屆期不改善者。

二　違反第七條第二項、第十條、第十三條第二項規定者。

三　委託契約約定終止之事由者。

中央主管機關終止前項委託時，應採行適當措施，繼續維持各項服務。

第二一條

本辦法自發布日施行。

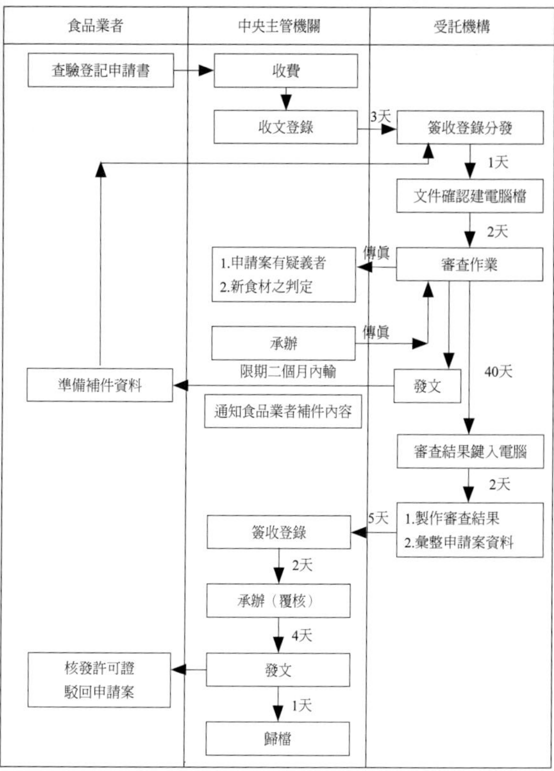
食品與相關產品查驗登記業務委託審查作業流程
食品業者
中央主管機關
受託機構
查驗登記申請書
收費
收文登錄
3天
簽收登錄分發
1天
文件確認建電腦檔
2天
傳眞
審查作業
1.申請案有疑義者
2.新食材之判定
傳眞
承辦
限期二個月內輸
準備補件資料
發文
40天
通知食品業者補件內容
審查結果鍵入電腦
2天
5天
1.製作審查結果
2.彙整申請案資料
簽收登錄
2天
承辦（覆核）
4天
核發許可證
駁回申請案
發文
1天
歸檔

製表日期：93.07.26

伍、健康食品

健康食品管理法

①民國88年2月3日總統令制定公布全文31條。
②民國88年12月22日總統令修正公布第19條條文。
③民國89年11月8日總統令修正公布第5條條文。
④民國91年1月30日總統令修正公布第7、9、11、17、22、23、24、27及31條條文。
⑤民國95年 5月17日總統令修正公布第2、3、14、15、24、28條條文。
民國102年7月19日行政院公告第5條所列屬「行政院衛生署」之權責事項，自102年7月23日起改由「衛生福利部」管轄。
⑥民國107年1月24日總統令修正公布第13條條文。

第一章　總　則

第一條
為加強健康食品之管理與監督，維護國民健康，並保障消費者之權益，特制定本法；本法未規定者，適用其他有關法律之規定。

第二條
本法所稱健康食品，指具有保健功效，並標示或廣告其具該功效之食品。
本法所稱之保健功效，係指增進民眾健康、減少疾病危害風險，且具有實質科學證據之功效，非屬治療、矯正人類疾病之醫療效能，並經中央主管機關公告者。

第三條
依本法之規定申請查驗登記之健康食品，符合下列條件之一者，應發給健康食品許可證：
一　經科學化之安全及保健功效評估試驗，證明無害人體健康，且成分具有明確保健功效；其保健功效成分依現有技術無法確定者，得依申請人所列舉具該保健功效之各項原料及佐證文獻，由中央主管機關評估認定之。
二　成分符合中央主管機關所定之健康食品規格標準。
第一項健康食品安全評估方法、保健功效評估方法及規格標準，由中央主管機關定之。中央主管機關未定之保健功效評估方法，得由學術研究單位提出，並經中央主管機關審查認可。

第四條
健康食品之保健功效，應以下列方式之一表達：
一　如攝取某項健康食品後，可補充人體缺乏之營養素時，宜稱該食品具有預防或改善與該營養素相關疾病之功效。

二　敘述攝取某種健康食品後，其中特定營養素、特定成分或該食品對人體生理結構或生理機能之影響。
三　提出科學證據，以支持該健康食品維持或影響人體生理結構或生理機能之說法。
四　敘述攝取某種健康食品後的一般性好處。

第五條

本法所稱主管機關：在中央為行政院衛生署；在直轄市為直轄市政府；在縣（市）為縣（市）政府。

第二章　健康食品之許可

第六條

食品非依本法之規定，不得標示或廣告為健康食品。

食品標示或廣告提供特殊營養素或具有特定保健功效者，應依本法之規定辦理之。

第七條

製造、輸入健康食品，應將其成分、規格、作用與功效、製程概要、檢驗規格與方法，及有關資料與證件，連同標籤及樣品，並繳納證書費、查驗費，申請中央主管機關查驗登記，發給許可證後，始得製造或輸入。

前項規定所稱證書費，係指申請查驗登記發給、換發或補發許可證之費用；所稱查驗費，係指審查費及檢驗費；其費額，由中央主管機關定之。

經查驗登記並發給許可證之健康食品，其登記事項如有變更，應具備申請書，向中央主管機關申請變更登記，並繳納審查費。

第一項規定之查驗，中央主管機關於必要時，得委託相關機關（構）、學校或團體辦理；其辦法，由中央主管機關定之。

第一項申請許可辦法，由中央主管機關定之。

第八條

健康食品之製造、輸入許可證有效期限為五年，期滿仍須繼續製造、輸入者，應於許可證到期前三個月內申請中央主管機關核准展延之。但每次展延不得超過五年。逾期未申請展延或不准展延者，原許可證自動失效。

前項許可證如有污損或遺失，應敘明理由申請原核發機關換發或補發，並應將原許可證同時繳銷，或由核發機關公告註銷。

第九條

健康食品之許可證於有效期間內，有下列之各款事由之一者，中央主管機關得對已經許可之健康食品重新評估：
一　科學研究對該產品之功效發生疑義。
二　產品之成分、配方或生產方式受到質疑。
三　其他經食品衛生主管機關認定有必要時。

中央主管機關對健康食品重新評估不合格時，應通知相關廠商限期改善；屆期未改善者，中央主管機關得廢止其許可證。

第三章　健康食品之安全衛生管理

第一〇條

健康食品之製造，應符合良好作業規範。

輸入之健康食品，應符合原產國之良好作業規範。

第一項規範之標準，由中央主管機關定之。

第一一條

健康食品與其容器及包裝，應符合衛生之要求；其標準，由中央主管機關定之。

第一二條

健康食品或其原料有下列情形之一者，不得製造、調配、加工、販賣、儲存、輸入、輸出、贈與或公開陳列：

一　變質或腐敗者。

二　染有病原菌者。

三　殘留農藥含量超過中央主管機關所定安全容許量者。

四　受原子塵、放射能污染，其含量超過中央主管機關所定安全容許量者。

五　攙僞、假冒者。

六　逾保存期限者。

七　含有其他有害人體健康之物質或異物者。

第四章　健康食品之標示及廣告

第一三條

健康食品應以中文及通用符號顯著標示下列事項於容器、包裝或說明書上：

一　品名。

二　內容物名稱；其爲二種以上混合物時，應依其含量多寡由高至低分別標示之。

三　淨重、容量或數量。

四　食品添加物名稱；混合二種以上食品添加物，以功能性命名者，應分別標明添加物名稱。

五　有效日期、保存方法及條件。

六　廠商名稱、地址。輸入者應註明國內負責廠商名稱、地址。

七　核准之功效。

八　許可證字號、「健康食品」字樣及標準圖樣。

九　攝取量、食用時應注意事項、可能造成健康傷害以及其他必要之警語。

十　營養成分及含量。

十一　其他經中央主管機關公告指定之標示事項。

第十款之標示方式和內容，由中央主管機關定之。

第一四條

健康食品之標示或廣告不得有虛僞不實、誇張之內容，其宣稱之保健效能不得超過許可範圍，並應依中央主管機關查驗登記之內容。

健康食品之標示或廣告，不得涉及醫療效能之內容。

第一五條

傳播業者不得為未依第七條規定取得許可證之食品刊播為健康食品之廣告。

接受委託刊播之健康食品傳播業者，應自廣告之日起六個月，保存委託刊播廣告者之姓名（法人或團體名稱）、身分證或事業登記證字號、住居所（事務所或營業所）及電話等資料，且於主管機關要求提供時，不得規避、妨礙或拒絕。

第五章　健康食品之稽查及取締

第一六條

衛生主管機關得派員檢查健康食品製造業者、販賣業者之處所設施及有關業務，並得抽驗其健康食品，業者不得無故拒絕，但抽驗數量以足供檢驗之用者為限。

各級主管機關，對於涉嫌違反第六條至第十四條之業者，得命其暫停製造、調配、加工、販賣、陳列，並得將其該項物品定期封存，由業者出具保管書，暫行保管。

第一七條

經許可製造、輸入之健康食品，經發現有重大危害時，中央主管機關除應隨時公告禁止其製造、輸入外，並廢止其許可證；其已製造或輸入者，應限期禁止其輸出、販賣、運送、寄藏、牙保、轉讓或意圖販賣而陳列，必要時，並得沒入銷燬之。

第一八條

健康食品有下列情形之一者，其製造或輸入之業者，應即通知下游業者，並依規定限期收回市售品，連同庫存品依本法有關規定處理：

一　未經許可而擅自標示、廣告為健康食品者。

二　原領有許可證，經公告禁止製造或輸入者。

三　原許可證未申請展延或不准展延者。

四　違反第十條所定之情事者。

五　違反第十一條所定之情事者。

六　有第十二條所列各款情事之一者。

七　違反第十三條各款之規定者。

八　有第十四條所定之情事者。

九　其他經中央衛生主管機關公告應收回者。

製造或輸入業者收回前項所定之健康食品時，下游業者應予配合。

第一九條

健康食品得由當地主管機關依抽查、檢驗結果為下列處分：

一　未經許可而擅自標示或廣告為健康食品者，或有第十二條所列各款情形之一者，應予沒入銷毀。

二　不符第十條、第十一條所定之標準者，應予沒入銷毀。但實施消毒或採行適當安全措施後，仍可使用或得改製使用者，應通知限期消毒、改製或採行安全措施；逾期未遵行者，沒入銷毀之。

三　其標示違反第十三條或第十四條之規定者，應通知限期收回改正其標示；逾期不遵行者，沒入銷毀之。

四　無前三款情形，而經第十六條第二項規定命暫停製造、調配、加工、販賣、陳列並封存者，應撤銷原處分，並予啓封。

製造、調配、加工、販賣、輸入、輸出第一項第一款或第二款之健康食品業者，由當地主管機關公告其公司名稱、地址、負責人姓名、商品名稱及違法情節。

第二〇條

舉發或緝獲不符本法規定之健康食品者，主管機關應予獎勵；獎勵辦法由主管機關另行訂定。

第六章　罰　則

第二一條

未經核准擅自製造或輸入健康食品或違反第六條第一項規定者，處三年以下有期徒刑，得併科新台幣一百萬元以下罰金。

明知爲前項之食品而販賣、供應、運送、寄藏、牙保、轉讓、標示、廣告或意圖販賣而陳列者，依前項規定處罰之。

第二二條

違反第十二條之規定者，處新臺幣六萬元以上三十萬元以下罰鍰。

前項行爲一年內再違反者，處新臺幣九萬元以上九十萬元以下罰鍰，並得廢止其營業或工廠登記證照。

第一項行爲致危害人體健康者，處三年以下有期徒刑、拘役或科或併科新臺幣一百萬元以下罰金，並得廢止其營業或工廠登記證照。

第二三條

有下列行爲之一者，處新臺幣三萬元以上十五萬元以下罰鍰：

一　違反第十條之規定。

二　違反第十一條之規定。

三　違反第十三條之規定。

前項行爲一年內再違反者，處新臺幣九萬元以上九十萬元以下之罰鍰，並得廢止其營業或工廠登記證照。

第一項行爲致危害人體健康者，處三年以下有期徒刑、拘役或科或併科新臺幣一百萬元以下罰金，並得廢止其營業或工廠登記證照。

第二四條

健康食品業者違反第十四條規定者，主管機關應為下列之處分：

一　違反第一項規定者，處新臺幣十萬元以上五十萬元以下罰鍰。

二　違反第二項規定者，處新臺幣四十萬元以上二百萬元以下罰鍰。

三　前二款之罰鍰，應按次連續處罰至違規廣告停止刊播為止；情節重大者，並應廢止其健康食品之許可證。

四　經依前三款規定處罰，於一年內再次違反者，並應廢止其營業或工廠登記證照。

傳播業者違反第十五條第二項規定者，處新臺幣六萬元以上三十萬元以下罰鍰，並應按次連續處罰。

主管機關為第一項處分同時，應函知傳播業者及直轄市、縣（市）新聞主管機關。傳播業者自收文之次日起，應即停止刊播。

傳播業者刊播違反第十五條第一項規定之廣告，或未依前項規定，繼續刊播違反第十四條規定之廣告者，直轄市、縣（市）政府應處新臺幣十二萬元以上六十萬元以下罰鍰，並應按次連續處罰。

第二五條

違反第十八條之規定者，處新台幣三十萬元以上一百萬元以下罰鍰，並得按日連續處罰。

第二六條

法人之代表人、法人或自然人之代理人或受雇人，因執行業務，犯第二十一條至第二十二條之罪者，除依各該條之規定處罰其行為人外，對該法人或自然人亦科以各該條之罰金。

第二七條

拒絕、妨害或故意逃避第十六條、第十七條所規定之抽查、抽驗或經命暫停或禁止製造、調配、加工、販賣、陳列而不遵行者，處行為人新臺幣三萬元以上三十萬元以下罰鍰，並得連續處罰。

前項行為如情節重大或一年內再違反者，並得廢止其營業或工廠登記證照。

第二八條

本法所定之罰鍰，除第二十四條第四項規定外，由直轄市或縣（市）主管機關處罰。

第二九條

出賣人有違反本法第七條、第十條至第十四條之情事時，買受人得退貨，請求出賣人退還其價金；出賣人如係明知時，應加倍退還其價金；買受人如受有其他損害時，法院得因被害人之請求，依侵害情節命出賣人支付買受人零售價三倍以下或損害額三倍以下，由受害人擇一請求之懲罰性賠償金。但買受人為明知時，不在此限。

製造、輸入、販賣之業者為明知或與出賣人有共同過失時，應負連帶責任。

第七章　附　則

第三〇條

本法施行細則，由中央主管機關定之。

第三一條

本法自公布後六個月施行。

本法修正條文自公布日施行。

健康食品管理法施行細則

①民國88年8月1日行政院衛生署令訂定發布全文13條。
②民國91年7月2日行政院衛生署令修正發布第5、6條條文。
③民國95年10月30日行政院衛生署令修正發布第2、12條條文；並刪除第3、4條條文。
④民國104年6月9日衛生福利部令修正發布第9、10、12條條文。

第一條
本細則依健康食品管理法（以下簡稱本法）第三十條規定訂定之。

第二條
本法第六條第二項所稱特殊營養素，係指具有明確保健功效之成分，並經中央主管機關認定者。

第三條（刪除）

第四條（刪除）

第五條（刪除）

第六條（刪除）

第七條
申請健康食品查驗登記時，或經發給許可證後，其名稱、標籤、包裝、圖案、標示等如有仿冒或影射他人註冊商標之嫌疑者，中央主管機關得通知其限期改正或爲其他必要措施。

第八條
本法第十條第二項所稱符合原產國之良好作業規範，係指輸入之健康食品符合原產國主管機關所定之產品生產作業規範。
前項規範，應與本法第十條第一項之良好作業規範相當。

第九條
本法第十一條所稱健康食品容器或包裝應符合之衛生標準，爲中央主管機關依食品安全衛生管理法所定之相關標準。

第一〇條
本法第十二條第二款所稱染有病原菌、第三款所稱殘留農藥安全容許量、第四款所稱原子塵、放射能污染安全容許量及第七款所稱有害人體健康之物質或異物，適用食品安全衛生管理法及其相關規定。

第一一條
本法第十二條第六款所稱逾保存期限，係指保存期限已逾本法第十三條第一項第四款所稱之有效日期。

第一二條

本法第十三條第一項第一款至第五款及第九款所定健康食品應標示之事項，適用食品安全衛生管理法及其相關規定。

本法第十三條第一項第六款至第八款之標示字體，適用食品安全衛生管理法及其相關規定。

第一三條

本細則自發布日施行。

健康食品申請許可辦法

①民國88年5月29日行政院衛生署令訂定發布全文20條。
②民國95年10月30日行政院衛生署令修正發布第1、2、3、4、11、12、13條條文；並增訂第2-1、2-2條條文。
③民國101年8月29日行政院衛生署令修正發布第2、2-1、17、20條條文；並自發布日施行。
④民國103年1月28日衛生福利部令修正發布第4、8條條文。
⑤民國105年1月21日衛生福利部令修正發布第2、2-1、3、4、6～8、13條條文。

第一條
本辦法依健康食品管理法（以下簡稱本法）第七條第五項規定訂定之。
第二條
依本法第三條第一項第一款申請查驗登記者，應繳納初審審查費並檢具完整樣品及下列文件、資料：
一　申請書表。
二　產品原料成分規格含量表。
三　產品之安全評估報告。
四　產品之保健功效評估報告。
五　產品之保健功效成分鑑定報告及其檢驗方法。
六　產品及其保健功效成分安定性試驗報告。
七　產品製程概要。
八　良好作業規範之證明資料。
九　產品衛生檢驗規格及其檢驗報告。
十　一般營養成分分析報告。
十一　相關研究報告文獻資料。
十二　產品包裝標籤及說明書。
十三　申請者公司登記或商業登記之證明文件。
第二條之一
依本法第三條第一項第二款申請查驗登記者，應繳納初審審查費並檢具完整樣品及下列文件、資料：
一　申請書表。
二　產品原料成分規格含量表。
三　產品之成分規格檢驗報告。
四　產品及其保健功效成分安定性試驗報告。
五　產品製程概要。

六　良好作業規範之證明資料。
七　產品衛生檢驗規格及其檢驗報告。
八　一般營養成分分析報告。
九　產品包裝標籤及說明書。
十　申請者公司登記或商業登記之證明文件。

第二條之二

產品依本法第三條第一項第一款或第二款規定向中央衛生主管機關申請查驗登記，中央衛生主管機關對於每件申請案產品每次僅受理乙項保健功效或規格標準之查驗登記，經核可後應發給健康食品許可證乙張。

領有健康食品許可證之產品，得增列保健功效，增列方式以許可證變更登記向中央衛生主管機關申請。

第三條

申請案由中央衛生主管機關作初步審查，包括文件資料之齊全性、申請廠商之資料、產品包裝標籤及說明書之內容、產品原料成分之一般食用安全性等項目。

申請案初審爲資料不完整者，經中央衛生主管機關通知後應於二個月內補送必要之文件資料。必要時，得申請延長一個月；逾期未補送完整者，其申請案得逕予否准。

依本法第三條第一項申請查驗登記並經初審通過者，應於初審通過通知送達之次日起一個月內，繳納複審審查費，並依通知指定之份數，檢送第二條或前條經補正後之完整文件資料影本至中央衛生主管機關。逾期未繳納複審審查費或檢送不完整者，其申請案得逕予否准。

第四條

依本法第三條第一項第一款申請查驗登記並經初審通過者，由中央衛生主管機關健康食品審議小組就所提具之申請文件資料，審查產品之安全性及保健功效、包裝標籤及說明書之確實性，並向中央衛生主管機關提出對該申請案之評審意見。

依本法第三條第一項第二款申請查驗登記並經初審通過者，除有必要外，免送交中央衛生主管機關健康食品審議小組複審，逕由中央衛生主管機關通知產品送驗確認。

第五條

中央衛生主管機關依前條評審意見及相關法令規定審核後，通知申請者其申請案爲不予通過、應再補送資料、應送驗確認或審核通過。

第六條

申請案複審爲應再補送資料者，經中央衛生主管機關通知後應於二個月內補送要求之資料。必要時，得申請延長一個月；逾期未補件完整者，其申請案得逕予否准。

第七條

申請案審核爲應送驗確認者，經中央衛生主管機關通知後應於一個月內依通知函說明事項，向中央衛生主管機關指定之檢驗機構送繳檢驗費及足夠檢驗之原裝完整樣品檢體，該檢驗結果作為中央衛生主管機關核發許可證之參考。逾期未繳納檢驗費或檢體未送驗者，其申請案得逕予否准。

第八條

申請案審核通過者，於申請者繳納證書費後，由中央衛生主管機關核發許可證，其有效期限為五年，效期屆滿前三個月內得申請展延；屆期未申請或不准展延者，原許可證自動失效。

健康食品許可證未申請展延致逾有效期限者，得於期限屆至後六個月內，檢具完整樣品及下列文件、資料，並依本辦法相關規定繳納費用，重新申請查驗登記：

一　申請書表。

二　產品原料成分規格含量表。

三　產品之保健功效成分鑑定報告及其檢驗方法。

四　產品製程概要。

五　良好作業規範之證明資料。

六　產品衛生檢驗規格及其檢驗報告。

七　一般營養成分分析報告。

八　產品包裝標籤及說明書。

九　申請者公司登記或商業登記之證明文件。

十　原許可證正本。

原依本法第三條第一項第一款規定發給許可證，必要時，中央衛生主管機關得另要求檢附產品之安全評估報告、保健功效評估報告、保健功效安定性試驗報告及相關研究報告文獻資料。

原依本法第三條第一項第二款規定發給許可證，必要時，中央衛生主管機關得另要求檢附產品之保健功效安定性試驗報告。

依第二項規定重新申請查驗登記者，除有必要外，免送交中央衛生主管機關健康食品審議小組複審，亦免送驗確認。

第九條

原料成分規格含量表之審核重點為：

一　原料成分應對人體健康安全無害，不得有本法第十二條所列各款之情形。

二　原料成分之規格含量應包括所有原料及食品添加物之詳細名稱及含量。

三　食品添加物之使用範圍及用量應符合中央衛生主管機關公告之規定。

第一〇條

產品之安全評估報告之審核重點為：

一　產品之安全評估試驗應依中央衛生主管機關公告之「健康食品安全評估方法」進行，並檢具該方法所規定之毒性測試資料。

二　屬下列情形之一者，得免提毒性測試資料：

㈠產品之原料為傳統食用且以通常加工食品形式供食者。
㈡產品具有完整之毒理學安全性學術文獻報告及曾供食用之紀錄，且其原料、組成成分及製造過程與所提具之學術文獻報告完全相符者。

第一一條

產品之保健功效評估報告之審核重點為：產品之保健功效評估試驗應依中央衛生主管機關公告之「健康食品保健功效評估方法」進行；非以公告之方法進行保健功效評估試驗者，應提具所用試驗方法之科學支持証據，以供評估審核該方法之正確性。

產品成分規格書之審核重點為：應符合中央主管機關所訂之規格標準。

第一二條

產品之保健功效成分鑑定報告及其檢驗方法之審核重點為：

一　依本法第三條第一項第一款，成分應具有明確之保健功效。
二　鑑定報告應包括保健功效成分之定性及定量試驗結果。
三　檢驗方法應具有公認之科學可靠性及正確性。
四　在現有技術下無法確定有效保健功效成分者，應列舉具該保健功效之各項原料或佐證文獻。

產品之成分規格檢驗報告審核重點為：檢驗結果及方法應符合中央主管機關所訂之規格標準。

第一三條

產品及其保健功效成分安定性試驗報告之審核重點為：

一　安定性試驗報告為審核產品保健功效有效期限之依據。
二　安定性試驗報告應包括試驗方式、數據及結果，並至少應檢測三批樣品。
三　依本法第三條第一項第一款申請查驗登記者，安定性試驗應選擇具代表意義之功效成分為檢測指標；在現有技術下無法確定有效保健功效成分者，應以「健康食品保健功效評估方法」所訂之項目為檢測指標。
四　依本法第三條第一項第二款申請查驗登記者，安定性試驗應以申請之規格標準所載之成分為檢測指標。

第一四條

產品製程概要之審核重點為：

一　產品製程概要應包括原料調理、加工流程及加工條件。
二　經萃取者，應說明萃取方法及其溶劑；經濃縮者，應說明濃縮之倍數。

第一五條

良好作業規範證明資料之審核重點為：

一　國產產品應檢附符合中央衛生主管機關所訂良好作業規範之相關製程管制資料，必要時中央衛生主管機關得進行現場查核。
二　輸入產品應檢附原產國良好作業規範之法規全文、品管計畫書及符合原產國良好作業規範之官方證明文件。

第一六條

產品衛生檢驗規格及其檢驗報告之審核重點爲：

一　衛生檢驗規格應符合本法第十一條及第十二條規定。

二　衛生檢驗至少應檢驗三批樣品。

第一七條

一般營養成分分析報告之審核重點如下：

一　營養成分分析至少應包括健康食品及相關產品營養標示規定所要求之項目。

二　營養成分分析至少應分析三批樣品。

第一八條

相關研究報告文獻資料之審核重點爲：

所提國內外同類產品之研究應用狀況及相關文獻資料，應具有公認之科學可靠性及正確性。

第一九條

產品包裝標籤及說明書之審核重點爲：

一　產品容器、包裝或說明書之標示應符合本法第十三條及第十四條規定。

二　送審之保健功效敘述應與評估報告結果相符，其內容應眞實且無引人錯誤之情事。

第二〇條

本辦法自本法施行之日施行。

本辦法修正條文，自發布日施行。

健康食品查驗登記審查原則

①民國96年6月11日行政院衛生署函訂定發布全文30點。

②民國106年7月17日衛生福利部函修正發布第2、3、5～16、19、20、24、25、28～30點；刪除第18、23、26、27點，並自即日生效。

壹　總　則

一　爲執行健康食品管理法（以下簡稱本法）第七條第一項之規定，使健康食品查驗登記案件之審查品質具一致性，特訂定本原則。

二　申請案應檢附文件資料、補件、申復等審查原則如下：

(一)文件資料

1. 申請案應依健康食品申請許可辦法之規定，檢具相關文件及資料，申請商並應審慎確認所送資料無誤，若有資料不實或誤植，情節重大者，得逕予核駁。
2. 申請案執行之相關試驗，如人體食用研究、動物實驗、輻射實驗等，應有符合人體研究法、動物保護法、游離輻射防護法等相關規定之證明文件。爲確保評估試驗符合倫理與科學，可參考相關法規來執行試驗，如藥品優良臨床試驗準則及藥物非臨床試驗優良操作規範等。
3. 申請案執行之評估試驗，應符合現行評估方法要求，若爲修正評估方法公告前所執行之試驗，除另有公告外，應於修正公告生效日起2年內申請查驗登記，始得適用該次修正前之公告評估方法。
4. 評估試驗報告之內容規模，未符合公告評估方法要求者（如：受試人數及篩選條件、動物品系及週齡與隻數、試驗週期、必測項目等），得逕予核駁。
5. 評估試驗報告應爲申請案專案撰寫之報告。報告撰寫（如格式、單位、大小寫）應參考科學文獻規範。
6. 得檢附申請案試驗執行機構單位之試驗項目通過認證／查核，或實驗室具符合優良操作規範等認證之證明文件影本。
7. 試驗計畫主持人之資格，除另有規定外，應具備足夠之相關專業背景與研究經驗或著作。

(二)申請案經核需補件者，初審及複審階段之補正期限各爲二個月，必要時得各申請延長一個月，並各以一次爲限；逾期未補送完整者，得依健康食品申請許可辦法第三條及第六條規定逕予核駁。

㈢申請案未獲核准者，得自處分通知送達之次日起六個月內，敘明理由提出申復。但以一次爲限。

㈣申請案之補件資料或申復資料，倘爲重新執行試驗者，應明確說明前後試驗執行內容不同處，及新試驗結果之可重複性。

三　健康食品安全性評估分類基本上依健康食品安全性評估方法內所載之分類爲之。簡言之，第一類及第二類屬傳統食用之原料，第三類及第四類爲非傳統食用之原料。有關第一類及第二類之分野，原則上非經傳統方式萃取、濃縮之傳統食用原料應爲第二類；可供食用之中藥材，非屬中醫藥司公告爲「可同時供食品使用之中藥材」品項者，宜爲第二類。並依產品配方組成、風險特性及食品相關管理規定，得要求增加其他安全性試驗資料或提高安全性等級。

貳　依本法第三條第一項第一款申請之初審

四　委託製造合約書正本審查原則如下：

㈠申請案產品、申請商及委託製造廠均應載明於合約書中。

㈡合約應在有效期限內。

五　製造廠出具之產品原料成分規格含量表正本審查原則如下：

㈠應爲製造廠所出具之配方表，另應有功效成分規格。

㈡所有原料應有供貨來源、供貨規格及（包括原料之品管及衛生檢驗）與驗收報告。所附之報告應有執行人、核准人之簽章與日期。萃取、濃縮之原料應有製程、萃取溶劑或溶媒及濃縮方法與倍數；如係食品添加物，另應有食品添加物許可證影本、複方食品添加物，應有展開之配方；具空膠囊者，除上述文件外應另有該空膠囊配方。

㈢功效原料係外購者，應另有檢驗報告、製程及合法工廠文件影本。

㈣所有菌株，應另有購菌或菌株來源證明及菌種鑑定報告，乳酸菌產品並應有菌株鑑定報告。此外，菌株如係自行篩選者，其安全性分類至少應爲第二類。

㈤可供食用之中藥材產品，另應有基原鑑定報告。

㈥產品及原料應符合相關衛生標準規定。

㈦產品及原料使用之食品添加物（含溶劑）應符合食品添加物相關規定。

㈧乳酸菌產品之菌株與藥品爲相同來源時，其用法、用量及標示應與藥品適當區隔，每日建議攝取量不得等於或高於藥品。

六　產品之安全評估報告正本審查原則如下：

㈠報告應爲正本。

㈡試驗產品應與申請產品相同。

㈢安全性為第一類之產品，應檢附相關文獻並應有中文說明、重點劃線及側標籤。
㈣安全性為第二類以上之產品，應依健康食品安全性評估方法規定檢附相關報告。
㈤所附之安全性評估報告應有試驗計畫主持人及試驗執行人簽名以示負責。
㈥報告係動物實驗者，應有實驗動物照護及使用委員會或小組同意書。試驗計畫主持人與試驗執行人不同時，應有試驗執行機構之實驗動物照護及使用委員會或小組同意書。
㈦所附之組織病理檢驗報告應由具有動物病理經驗之獸醫師或醫師判讀並簽名以示負責，並應有清晰之彩色組織切片圖。
㈧所附之報告應有所有試驗個體之完整數據以供驗證。

七　產品之保健功效評估報告正本審查原則如下：

㈠報告應為正本。
㈡試驗產品應與申請產品相同，即最終產品。
㈢所附之功效評估報告應有試驗計畫主持人及試驗執行人簽名以示負責。
㈣報告係人體食用研究者：

1. 應有醫師參與，另應有人體研究倫理審查委員會同意書、計畫書（應有研究對象之實施方法及受試者體重、年齡、篩選條件等基本資料）、受試者志願書（同意書）、受試者篩檢表、飲食指導書及每日飲食追蹤紀錄等資料。
2. 安全性第二類以上產品，於執行人體食用研究前，宜先進行安全性評估試驗，以足夠之安全倍數做為人體食用研究之測試劑量。

㈤報告係動物實驗者，應有實驗動物照護及使用委員會或小組同意書。試驗計畫主持人與試驗執行人不同時，應有試驗執行機構之實驗動物照護及使用委員會或小組同意書。
㈥所附之組織病理檢驗報告應由具有動物病理經驗之獸醫師或醫師判讀並簽名以示負責，並應有清晰之彩色組織切片圖。
㈦所附之報告應有所有試驗個體之完整數據以供驗證。

八　產品之保健功效成分鑑定報告正本及其檢驗方法審查原則如下：

㈠應有三批結果報告，其中至少兩批檢驗完成日期應在三年內；該三批產品應為工廠生產線所製者。
㈡檢驗方法應具專一性，且應檢附確效等相關資料，依「健康食品查驗登記食品化學檢驗方法審核查檢表」及「健康食品查驗登記微生物檢驗方法審核查檢表」所載之內容為之。
㈢有公告檢驗方法或建議檢驗方法者，應優先為之；採其他檢驗方法者，應檢附參考文獻及方法比對資料，確認與公告檢驗方法或建議檢驗方法無差異或更優於。

九　產品及其保健功效成分安定性試驗報告正本審查原則如下：

㈠應有計畫書及結果報告。
㈡前款計畫書應包含產品基本資料（如產品名稱、包裝、顏色等描述）、試驗條件、分析項目及分析方法。
㈢第一款結果報告應有三批產品試驗結果及結論，其中至少兩批檢驗完成日期應在三年內；該三批產品應爲工廠生產線所製者。
㈣鑑定方法應具專一性，且應檢附確效等相關資料。
㈤膠囊及錠劑產品，應有崩散性試驗項目；膠囊產品另應有脆裂度試驗項目。

十　製造廠出具之產品製程概要資料正本審查原則爲：應由製造廠出具之，經萃取、濃縮製程者應加註萃取溶劑或溶媒及濃縮方法與倍數。製程所使用之溶劑或溶媒，應依食品相關規定爲之。

十一　良好作業規範之證明資料正本審查原則如下：
㈠國產者：
1. 通則部分：依健康食品工廠良好作業規範制定相關程序書。
2. 專則部分：應有產品之製程管制文件、品質管制文件及品管工程圖或等同之文件。
3. 製造廠如係藥廠兼製，應檢附藥廠得兼製食品之證明文件；如爲不同生產廠房，則應檢附廠區平面圖佐證。

㈡進口者：依健康食品申請許可辦法第十五條第一項第二款規定檢附法規全文、品管計畫書及符合原產國之官方證明文件正本。
㈢製造廠具其他品管系統認證者，得檢具相關證明文件影本佐證其具執行健康食品良好作業規範之能力。
㈣如產品製程係經兩間（含）以上之製造廠「分段製造」，應依不同製造廠出具個別之「健康食品工廠良好作業規範」文件資料。

十二　產品衛生檢驗規格及其檢驗報告正本審查原則如下：
㈠應有三批檢驗報告及檢驗方法清單，其中至少兩批檢驗完成日期應在三年內。
㈡報告內容應符合健康食品衛生標準規定，具一般性狀、一般衛生指標菌、病原菌、重金屬及砷限量。
㈢具食品衛生標準規定者，另應符合該標準規定。

十三　一般營養成分分析報告正本審查原則如下：
㈠應有三批檢驗報告及檢驗方法清單，其中至少兩批檢驗完成日期應在三年內。
㈡膠囊者，檢驗報告應含膠囊殼。
㈢應註明營養成分單位，並說明每一份量營養成分換算方式。

十四　相關研究報告文獻資料審查原則如下：
㈠文獻應有中文說明、重點劃線及側標籤。

㈡非中文或英文之文獻者，應有政府立案翻譯社之翻譯本。
㈢所提國內外同類產品之研究應用資料，以供佐證產品安全性、功效性、安定性及檢驗方法等，且文獻應符合一般學術倫理規範。

參　依本法第三條第一項第一款申請之複審

十五　功效評估報告應以申請產品實際從事試驗所得之報告；安全評估報告原則上應以最終產品進行，原則如下：
㈠安全評估報告呈現之無不良影響劑量（No-observed-adverse effect level, NOAEL）可供推算人體建議攝取量之安全性。
1. 安全性第三類（含）以上產品之無不良影響劑量應大於或等於人的建議攝取量的100倍。
2. 原則上安全性第二類產品，其最終產品型態如屬膠囊狀、錠狀、粉狀等固態產品或每日建議攝取量 100mL（含）以下液態產品，無不良影響劑量應大於或等於人的建議攝取量的60倍；產品每日建議攝取量高於前述者，無不良影響劑量應大於或等於人的建議攝取量的30倍。
3. 健康食品審議小組得就動物餵食限量及個案產品之配方（如各成分食用限量、總量）、製程（如原料及產品製取方式，是否涉及特定成分濃縮純化或特殊加工程序）、型態特性及食用方式等綜合評估，必要時，得要求提高無不良影響劑量應大於或等於人的建議攝取量的100倍。
㈡應以最終產品執行安全評估試驗，超過餵食限量（含濃縮）仍未能符合前款審查要求時，得要求增加以產品原料或成分進行試驗。
㈢對於安全評估試驗之測試物質非最終產品者，應有足以證明兩者具相關性等佐證資料，並有必要性及合理性說明。

十六　試驗報告使用之評估方法，如與本部公告之方法略有不同（如測定方法），須另檢附其科學性依據之說明或資料，以利評估；如為本部未定之保健功效評估方法（如保健功效之項目或評估模式），可先依循「健康食品保健功效評估方法提案申請作業指引」，提供相關資料，經審查通過後，通知申請人得受理查驗登記案件審查。

十七　功效評估報告以已發表於學術期刊者為佳；如未經發表，則須為具公信力試驗機構或單位完成之報告，或得由公司本身試驗出具，惟須列舉公司本身具有相當之專業研究能力及公正性。

十八　（刪除）

十九　功效評估試驗以人體進行時，產品得標示「經人體食用研究結果證實」字樣；為動物實驗時，產品應標示「經動物實驗結果證實」字樣。

二十　申請案所附之安全性或功效評估報告，應檢附有所有試驗個體之完整數據以供驗證。評估報告之分析樣本應為固定之受試者／試驗動物，不得任意刪除數據。並應使用適當之統計方法進行實驗數據之分析。

二一　申請案使用之成分如屬新穎性食品原料或物質，申請者所提具相關安全性或功效評估報告之試驗單位，必須由不同於該食品原料或物質之研發單位出具。

二二　經審查通過但保健功效詳確成分未明者，其相關保健功效成分標示原則得以品管指標成分替代。

二三　（刪除）

二四　已許可之健康食品，如因健康概念訴求或其他需要，擬變更配方：

㈠如變更配方中屬風味、色素成分，得以變更案提出申請。

㈡如變更配方中非屬風味、色素等成分，原則同意得免重新進行功效試驗，但需以新案方式提出申請並送交健康食品審議小組審查。委員依其擬變更之配方，決定是否影響保健功效訴求，進行審查；經審查同意變更配方者，不另發新證。

㈢前二款變更配方應以取代性變更而非增列性變更。

二五　功效評估試驗，採人體食用研究者，應有合適之實驗設計及控制，且執行期間應有飲食記錄。應視情況避免收納使用藥物的受試者。

採人體食用研究者，其試驗劑量可利用動物實驗之有效劑量進行推算。

採動物實驗者，如動物實驗之有效劑量與人體建議攝取量不同時，宜進一步有相關文獻，佐證其攝取量之有效性。

二六　（刪除）

二七　（刪除）

二八　檢送之書件、資料、文獻，如以非英文之外文撰寫者，應另檢附一份經政府立案翻譯社翻譯之中譯本。如係簡體中文，應有正體中文本，此份得自行翻譯。

檢驗方法及其確效報告應以正體中文呈現。

二九　業者申請健康食品之配方，宜儘量符合少油、少糖及少鹽的飲食原則。

㈠食用油製品如產品無特別之保健功效成分、配方或創新，不宜申請為健康食品。

㈡產品配方依每日建議攝取量，所含之外加精緻糖不得高於25公克，另高於17公克者應加註：「本品依每日建議攝取量○○公克／毫升，所含外加精緻糖量達○○公克，請注意熱量攝取」等類似等同詞句。

肆　依本法第三條第一項第二款申請之初審

三十　申請文件之審查原則，比照本原則第二點、第四點、第五點及第八點至第十四點辦理。

健康食品查驗委託辦法

①民國96年10月24日行政院衛生署令訂定發布全文17條；並自發布日施行。

民國102年7月19日行政院公告第2、6、7、8條、第9條第1項、第10、13、14、15、16條所列屬「行政院衛生署」之權責事項，自102年7月23日起改由「衛生福利部」管轄。

②民國103年4月10日衛生福利部令修正發布全文17條；並自發布日施行。

第一條

本辦法依健康食品管理法（以下簡稱本法）第七條第四項規定訂定之。

第二條

中央主管機關將本法第七條第一項規定之查驗業務委託相關機關（構）、學校或團體（以下簡稱受託機構）辦理時，應依本辦法之規定。

第三條

健康食品查驗業務之受託機關（構）應具下列資格之一：

一　具有辦理食品相關認證驗證業務或醫藥品相關查驗登記業務三年以上經驗。

二　具備執行食品衛生管理相關研究計畫三年以上經驗，成果獲得政府機關採行，且非為業者案件相關安全、功效評估實驗計畫之執行者。

三　具備完善之工作環境及相關設施、對受託之業務訂有作業程序及品質之保證計畫，並聘僱足夠之專業審查人員。

第四條

前條專業審查人員，應有從事健康食品、食品相關查驗登記或認證驗證相關工作一年以上經驗，並具下列資格之一：

一　經教育部承認之國內外大學院校以上學校食品營養相關科系所畢業。

二　經普通考試或專門職業及技術人員普通考試以上食品相關類科考試及格領有證書。

三　曾任衛生機關掌理食品衛生之委任第五職等以上職務。

第五條

受託機構不得將受託業務再委託其他機構辦理。

第六條

中央主管機關應將受託機構名稱、所在地，執行業務種類項目及辦理期限等相關事項公告周知。

第七條

受託機構執行查驗之業務時，應遵守健康食品管理相關法令、中央主管機關受理民眾申請案件辦理期限及文書作業之相關規定。

第八條

申請查驗登記案件由申請業者向中央主管機關送件，並繳納審查費；中央主管機關完成收文程序後再移由受託機構辦理。

受託機構執行查驗業務，視同中央主管機關執行職務，申請業者應予接受並且配合。申請案件需補件或說明事項，得由受託機構逕行通知。

第九條

受託機構應以適當方式，依序記錄所執行之查驗登記業務，該紀錄並應由各級有關人員簽章，按月陳報中央主管機關。

前項紀錄受託機構並應至少保存三年以備查核。

第一〇條

受託機構基於查驗作業需要，得向中央主管機關申請提供相關資訊。

受託機構對中央主管機關所提供之資訊及申請業者所檢具之文件、個人資料，應盡保密及善良管理人之責任。

第一一條

受託機構辦理查驗發生作業違失、文件資料遺失或外洩、洩漏職務上之機密、或其他侵害第三人之合法權益時，應負相關法律責任。

第一二條

受託機構不得對外發表或刊登與查驗業務有關之資料或消息。

第一三條

中央主管機關得視需要查核、評估受託機構辦理之相關業務，並得視需要調訓受託機構所聘僱之專業審查人員，受託機構應予配合，不得規避、妨礙或拒絕。

第一四條

中央主管機關得於委託期限屆滿時，視受託機構之歷年執行績效，優先委託其繼續執行。

第一五條

受託機構於受託期限內，如有不可抗力或非可歸責該機構之事由，足以影響受託事項之執行時，應即通知中央主管機關，經雙方協議後調整受託事項。

第一六條

受託機構發生委託契約所定終止事由或民法及相關法規所定終止事由，而經中央主管機關終止前項之委託時，仍應採行適當措施，繼續維持各項服務。

第一七條

本辦法自發布日施行。

健康食品衛生標準

民國88年6月21日行政院衛生署公告。

一　性狀標準：應具原有之風味及色澤。不得有腐敗、變色、異味、污染、發或含有異物。
二　細菌限量：病原菌不得檢出。
三　重金屬：最大容許量爲20 ppm（以鉛計）；砷最大容許量爲2 ppm。

健康食品安全性評估方法

民國88年8月2日行政院衛生署公告訂定發布全文2點。

壹　前　言

爲評估健康食品之安全性，依健康食品管理法第三條第二項規定訂定本方法。本方法規定健康食品安全性評估資料及毒性試驗項目及方法。

貳　毒性試驗之規範

一　試驗操作規範

研發所需進行之非臨床試驗請參考衛生署87年6月29日公告之「藥品非臨床試驗優良操作規範」進行，並妥善保存所有觀察結果、原始數據及文書紀錄，以確保各項試驗數據之品質及試驗之完整性與可信度。

二　安全性評估之分類

健康食品之安全評估分爲四個類別，主要係針對以往長期食用及製造加工之安全性作考量，故食用目的、方式、製造加工方法、流程、最終產品形式及攝食量等均爲分類之考慮因素。各類之安全評估項目如下：

第一類：屬下列二種情形之一者，得免再進行毒性測試。

㈠產品之原料爲傳統食用且以通常加工食品形式供食者。

㈡產品具有完整之毒理學安全性學術文獻報告及曾供食用之紀錄，且其原料、組成成分及製造過程與所提具之學術文獻報告完全相符者。

第二類：產品之原料爲傳統食用而非以通常加工食品形式供食者，應檢具下列項目之毒性測試資料。

㈠基因毒性試驗

㈡28天餵食毒性試驗

第三類：產品之原料非屬傳統食用者，應檢具下列項目之毒性測試資料。

㈠基因毒性試驗

㈡90天餵食毒性試驗

㈢致畸試驗

第四類：產品之原料非屬傳統食用且含有致癌物之類似物者，應檢具下列項目之毒性測試資料。

㈠基因毒性試驗

㈡90天餵食毒性試驗
㈢致畸試驗
㈣致癌性試驗
㈤繁殖試驗

三　毒性試驗之方法

毒性試驗之方法包括下列六項：㈠基因毒性試驗　㈡28天餵食毒性試驗　㈢90天餵食毒性試驗　㈣致畸試驗　㈤致癌性試驗　㈥繁殖試驗

㈠基因毒性試驗（Genotoxicity study）

基因毒性試驗可分爲體內（in vivo）與體外（in vitro）測試，其目的爲偵測試驗物質直接或間接引發的基因傷害及程度。一般基因毒性試驗有助於預測試驗物質的致癌性，且有助於致癌性試驗的結果分析。試驗物質須進行三種以上的基因毒性測試，包括：微生物基因突變分析，體外哺乳類細胞基因毒性分析，及動物體內基因毒性分析。依試驗物質的性質可增加其他的基因毒性測試（說明1）。

1. 微生物基因突變分析

一般使用細菌基因突變測試法（gene mutation in bacteria）。

(1) 菌株

需使用下列5種菌株：

① S. typhimurium TA98
② S. typhimurium TA100
③ S. typhimurium TA1535
④ S. typhimurium TA1537、TA97、或TA97a
⑤ S. typhimurium TA102、E. coli WP2 uvr A、或E. coli WP2 uvr A (pKM101)

註：4與5所列之三種菌株，分別擇一使用。

(2) 劑量範圍

進行五個以上劑量組，最高劑量須足以產生明顯的毒性。毒性之產生可由初步試驗中逆突變的菌落（revertants）數量的減少測得。若試驗物質爲高溶解度低毒性物質，最高劑量爲5 mg/plate，若試驗物質具有明顯的抗菌活性，則以產生抗菌活性的劑量作爲最高劑量。若試驗物質爲低溶解度物質，則以產生最少沈澱物的濃度作爲測試的最高濃度，但不超過5 mg/plate。

(3) 對照組

對照組包含陰性對照組及陽性對照組（說明2）。

(4) 代謝活化（Metabolic activation）

進行含有及不含有S9混合物的測試（說明3）。

(5) 測試方法

① 前置培養法（Preincubation method），或
② 平板混合試驗法（Plate incorporation method）

(6) 試驗結果
每盤培養皿中突變菌落的數量，須以各測試點之平均值，再以表格方式詳細記錄。

2. 體外哺乳類細胞基因毒性分析
一般使用體外哺乳類細胞的染色體異常分析法（In vitro Chromosomal aberration test with mammalian cells in culture）或體外鼷鼠淋巴瘤tk分析法（In vitro mouse lymphoma tk assay）。

(1) 體外哺乳類細胞的染色體異常分析法（Chromosomal aberration test with mammalian cells in culture）

細胞
使用哺乳類細胞株或初代哺乳類細胞。

劑量範圍
進行三個以上劑量組，劑量間隔可為2倍或自然對數對半（half-log）。依據初步試驗結果決定最高劑量，以試驗物質會造成50%以上之細胞生長抑制的濃度為最高劑量。若無觀察到細胞毒性，則以5 mg/ml或10 mM（以較低者為準）作為最高劑量。若試驗物質為低溶解度物質，則以產生最少沈澱物的濃度作為測試的最高濃度，但不超過5 mg/ml或10 mM。

對照組
對照組包含陰性對照組及陽性對照組（說明2）。

代謝活化
進行含有及不含有代謝活化系統的測試，如S9混合物（說明3）。

實驗步驟
i. 細胞在試驗物質處理後之適當時機，製備染色體玻片。由於試驗物質可能會造成細胞週期延長，故須在一個適當間隔製備檢品。
ii. 每個劑量組製備兩片玻片，每片至少觀察100個分裂中期細胞，檢查染色體結構變異與多套染色體（polyploid）的數目。在描述細胞形態異常時，須註明染色體或染色分體的結構變異種類。

試驗結果
以表格方式描述染色體變異的種類及數量，並計算含染色體結構變異細胞之頻率。

(2) 體外鼷鼠淋巴瘤tk分析法

細胞
使用L5178Y TK+/- 鼷鼠淋巴瘤細胞株。

劑量範圍
進行三個以上劑量組，劑量間隔可為2倍或自然對數對半。

依據初步試驗結果決定最高劑量，以試驗物質會造成80%以上之細胞死亡的濃度爲最高劑量。若無觀察到細胞毒性，則以5 mg/ml或10 mM（以較低者爲準）作爲最高劑量。若試驗物質爲低溶解度物質，則以產生最少沈澱物的濃度作爲測試的最高濃度，但不超過5 mg/ml或10 mM。

對照組

對照組包含陰性對照組及陽性對照組（說明2）。

代謝活化

進行含有及不含有S9混合物的測試（說明3）。

實驗步驟

i. 細胞在試驗物質處理後之適當時機，清洗去除試驗物質後，細胞繼續培養以測定其存活率，同時使細胞表現因試驗物質引發之致突變表現型（mutant phenotype）。

ii. 細胞經過適當的培養時間（足以表現引發之致突變表型），細胞分別培養於含及不含嘧啶類似物培養液中，以測定其致突變數量（numbers of mutants）及細胞複製之效率（cloning efficiency）。嘧啶類似物如bromodeoxyuridine（BrdU）、fluorodeoxyuridine（FdU）或 trifluorothymidine（TFT）等。

試驗結果

以表格方式描述每劑量組之細胞突變及存活之數目，同時計算細胞之存活率、複製效率及細胞致突變之頻率。

3. 動物活體基因毒性分析

一般使用囓齒類動物造血細胞的染色體傷害分析法（In vivo test for chromosomal damage using rodent hematopoietic cells）。

(1) 動物

一般使用雄性鼷鼠。若雄性與雌性動物在代謝或毒性上有明顯的差異時，則須同時使用雄、雌動物進行試驗。若試驗物質爲特別針對某種性別時，則應使用該性別動物進行試驗。

(2) 動物數量

每組至少五隻動物。

(3) 試驗物質給予途徑

以腹腔注射或強迫餵食給予。

(4) 劑量範圍

測試三個以上劑量組。

若試驗需要，可由短期試驗之單一（或重覆）劑量投予試驗物質決定最高容許劑量，最高容許劑量即該劑量可引發骨髓毒性或其他明顯之毒性症狀，如抑制體重增加等，一般以最高容許劑量作爲最高劑量。

(5) 對照組

一般以試驗物質使用之溶劑作爲陰性對照組，陽性對照組則給予會引發致突變物質。

(6) 試驗物質給予頻率

單一或重覆劑量均可。

(7) 測試方法

嚙齒類骨髓細胞染色體異常測試法（Chromosomal aberrations in bone marrow cells of rodents）

嚙齒類骨髓細胞之微核測試法（Micronuclei in bone marrow cells of rodents）

嚙齒類周邊血液之微核測試法（Micronuclei in peripheral blood of rodents）

(8) 實驗步驟

嚙齒類骨髓細胞之染色體異常測試法

i. 經試驗物質處理的動物在適當時間犧牲，製備染色體玻片。由於試驗物質可能會造成細胞週期延長，故須在一個適當間隔製備檢品。

ii. 每個劑量組製備兩片，每片至少觀察100個分裂中期細胞，檢查染色體結構變異與多套染色體的數目。在描述細胞形態異常時，須註明染色體或染色分體的結構變異種類。

嚙齒類骨髓細胞或周邊血液之微核測試法

i. 經試驗物質處理的動物在適當時間犧牲，並製備骨髓或血液抹片。一般動物經試驗物質處理後一段時間（18到30小時）即犧牲並收集檢品，或在24到72小時內進行多次採樣製作樣本。若試驗需要，可經由短期預備試驗結果，選擇反應最明顯的時間採樣。

ii. 每隻動物至少觀察1000個多染性紅血球（polychromatic erythrocytes）或網狀紅血球（reticulocytes），記錄微核發生的數目，同時計算多染性紅血球或網狀紅血球占全部紅血球的比例。可採用Giemsa或Acridine orange螢光染劑之染色方法。可以觀察網狀紅血球的產生取代多染性紅血球。

(9) 試驗結果

嚙齒類骨髓細胞之染色體異常測試法

以表格方式描述染色體變異的細胞總數，或每個細胞變異的頻率。

嚙齒類骨髓細胞或周邊血液之微核測試法

以表格記錄多染性紅血球或網狀紅血球中微核發生的數目，及多染性紅血球或網狀紅血球占全部紅血球的比例。說明

①基因毒性測試方法有：

A. 以基因突變爲參考指標的測試方法

a. Gene mutation test with bacteria
b. Gene mutation test with mammalian cells in culture
c. Test with Drosophila melanogaster
d. Spot test with mice
e. Specific locus test with mice

B. 以染色體變異做爲參考指標的測試方法

a. Chromosomal aberration test with mammalian cells in culture
b. Chromosomal aberration test with bone marrow cells of rodents
c. Micronucleus test with rodents
d. Chromosomal aberration test with genocytes of rodents
e. Dominant lethal test with rodents
f. Reciprocal translocation test with mice

C. 以基因受損爲參考指數的測試

a. Phage induction test with bacteria
b. DNA repair test with bacteria
c. Unscheduled DNA synthesis test (UDS) with mammalian cells
d. Sister chromatid exchange (SCE) test with mammalian cells

D. 其他測試

a. Mitotic recombination and gene conversion test with yeast
b. Sperm abnormality test

②一般以試驗物質使用之溶劑作爲陰性對照組，而陽性對照組則依試驗具代謝活化與否之測試，加入適當的致突變劑（mutagens）。

③使用S9混合物（S9及coenzymes等）。S9製備方法爲哺乳類動物（鼠）經藥物誘發代謝酵素處理後，自其肝臟萃取並經9000 Xg離心而得的肝臟酵素。

㈡28天餵食毒性試驗（28-day feeding toxicity study）

28天餵食毒性試驗之目的是測試試驗物質經重覆給予28天後對哺乳類動物可能產生之毒性影響，了解毒性變化之產生，同時測定無毒性顯示之劑量（no-observed-adverse-effect level, NOAEL）。

1. 動物品種及性別

嚙齒類，最常使用的動物爲鼠，雄、雌兩性動物的數量須相同，給予試驗物質之週齡爲5-6週。

2. 動物數量

每個劑量組使用雄、雌至少各10隻動物；若須進行試驗中期解剖或復原測試，動物數量須視解剖的次數適量增加。試驗終結需有足夠數量存活之動物以進行適當之毒性評估。

3. 試驗物質給予途徑

一般採用胃管經口餵食（gavage），必要時得混入飼料或飲水中。採用胃管經口餵食時之餵食體積應在10 ml/kg動物體重以下，若餵食體積過高，可採多次餵食方式，但須在6小時內完成。

4. 試驗物質給予期間

每天固定時間給予試驗物質，連續28天。

5. 劑量範圍

爲使毒性試驗能夠顯示試驗物質的毒性影響，了解劑量與毒性間的關係，並預估無毒性顯示之劑量（NOAEL）。試驗中至少要有三個劑量組：(1)高劑量爲該劑量足以使試驗動物產生毒性症狀，但不造成死亡；(2)低劑量爲不會引起毒性的劑量；(3)中間劑量爲足以引起最低毒性作用（如血中酵素值改變或體重成長速度下降）。此外，還要包括載體對照組或空白對照組，若試驗需要可加入參考對照組。劑量選擇之依據應加以說明。

若試驗物質混入飼料或飲水中，則濃度不得超過5%（w/w）。當以胃管強迫餵食，若在技術上可給予之最大劑量（但不得超過1000 mg/kg），而未顯現任何毒性徵兆，則以此劑量做爲最高劑量。

6. 觀察與檢驗

(1) 臨床觀察

①每天觀察動物至少二次（兩次時間間隔不得少於六小時），以確定死亡情形。

②每天觀察試驗動物的臨床症狀一次以上，記錄試驗動物顯示的毒性作用，包括作用之開始及過程。

(2) 體重與食物消耗量

定期測量動物的體重及食物消耗量。

①體重：試驗開始給予試驗物質前，測量動物體重；試驗期間每週至少測量一次。

②食物消耗量：試驗開始給予試驗物質前，測量食物消耗量；試驗期間每週至少測量一次。食物消耗量之測量可以每隻或每組爲單位。

若試驗物質是以混入飼料或飲用水的方式給予，則須以每隻或每組爲單位，定期測量飲食或飲水的消耗量，同時測量食物的掉落量，換算成實際的試驗物質消耗量。在試驗開始前及在適當時機進行試驗物質之穩定性與純度的量與質之測量。

(3) 臨床病理檢驗

①血液檢驗（Hematology）試驗動物須在試驗結束前採樣以進行血液檢驗，一般而言，全部動物均須進行血液檢驗，但可因實際情形考量，囓齒類動物每個劑量組至少選擇雄、雌各10隻動物進行檢測。血液檢驗項目應包括：hematocrit、hemoglobin、erythrocyte count、total and differential leukocyte counts 及凝血因子（例如clotting time、prothrombin time、activated partial thromboplastin time或platelet count）等之測量。視試驗需要而定。

②血清生化檢驗（Clinical Chemistry）試驗動物須在試驗結束前採樣以進行血清生化檢驗。一般而言，全部動物均須進行血清生化檢驗，但可因實際情形考量，每個劑量組選擇雄、雌至少各10隻動物進行檢測。血清生化檢驗內容應包括電解質的平衡、醣類的代謝、及肝與腎功能等。血清生化檢測項目包含alkaline phosphatase、alanine aminotransferase、aspartate aminotransferase、gamma-glutamyl transferase、albumin、bilirubin（total）、creatinine、urea nitrogen 、glucose、phosphorus、calcium、chloride、potassium、sodium、protein（total）等。

③尿液檢驗（Urinalysis）視試驗需要進行。每個劑量組選擇雄、雌至少各10隻動物，在試驗物質給予前後進行尿液檢驗一次以上。尿液檢驗項目：顯微鏡觀察尿沈渣，測量尿液之量、酸鹼值與比重，並測量尿液中之protein、glucose、ketones、bilirubin 與 occult blood等的含量。

④眼睛檢查（Ophthalmological examination）眼睛檢驗包括肉眼檢驗與鏡檢眼睛的外部及內部構造。最高劑量組及對照組的動物在試驗開始給予試驗物質前及試驗結束時進行眼睛檢查一次以上。若發現眼睛異常，則全部動物均須進行眼睛檢查。

(4) 組織病理檢驗

①試驗期間死亡的動物須儘快進行解剖，肉眼檢查器官與組織之變化。若許可，主要臟器分別稱重並進行組織病理檢查，以尋求死亡的原因及毒性變化的性質（如嚴重程度）。

②爲獲得更充足的毒性資料，垂死的動物均行安樂死。動物在犧牲之前須記錄臨床觀察之結果，若許可，收集血液樣品以進行血液及血清生化分析。動物進行屍體解剖，以肉眼觀察其器官與組織，並進行組織病理

檢驗，以了解毒性變化的性質（嚴重程度），若試驗
需要，記錄主要臟器的重量。

③試驗（試驗物質給予期間）結束，全部存活的動物行安樂死後，在剖檢前先收集血液樣品，以進行血液與血清生化分析。屍體解剖時，肉眼觀察及記錄動物的器官與組織之變化，並測量主要臟器重量。最高劑量組與對照組須進行組織病理檢驗，若最高劑量組中某種器官及／或組織發現病變現象，則全部動物的該器官及／或組織，及其他劑量組中發現任何組織病變，均應進行組織病理檢驗。

④一般器官與組織的組織病理檢驗及稱重之項目如下，但可依試驗性質之特性及肉眼檢查發現之異常變化而有所增減：i.臟器稱重：liver、adrenals、kidneys、gonad等分別稱重。ii.組織病理檢驗：adrenals、heart、kidneys、liver、spleen、及目標器官。

㈢90天餵食毒性試驗（90-day feeding toxicity study）

90天毒性試驗之目的是測試試驗物質經重覆餵食90天後對哺乳類動物可能產生之毒性影響，且提供更長期試驗劑量設定之依據。

一般而言，試驗之期間爲三個月，在試驗前須先進行一個月的短期重覆劑量毒性試驗。此短期試驗可爲長期毒性試驗決定適當的劑量範圍，同時可了解該試驗物質的早期毒性變化，再配合長期毒性試驗的結果，則可了解該試驗物質的毒性影響。

1. 動物品種及性別

囓齒類，最常使用的動物爲鼠，雄、雌兩性動物的數量須相同，給予試驗物質之週齡爲5-6週。

2. 動物數量

每個劑量組使用雄、雌至少各10隻動物。若須進行試驗中期解剖或復原測試，動物數量須視解剖的次數適量增加，試驗終結需有足夠數量存活之動物以進行適當之毒性評估。

3. 試驗物質給予途徑

一般採用胃管經口餵食（gavage），必要時得混入飼料或飲水中。採用胃管經口餵食時之餵食體積應在10 ml/kg動物體重以下，若餵食體積過大，可採多次餵食方式，但須在6小時內完成。

4. 試驗物質給予期間

每天固定時間給予試驗物質，連續90天。

5. 劑量範圍

參考㈡5. 28天餵食毒性試驗之劑量範圍。

6. 觀察與檢驗

(1) 臨床觀察

①每天觀察動物至少二次，以確定死亡情形。

②每天觀察試驗動物的臨床症狀一次以上，記錄試驗動物顯示的毒性作用，包括作用之開始及過程。若發現腫瘤生長，則記錄每個肉眼可觀察到或觸摸到的腫瘤發現時間、部位、大小、外觀及成長過程。並同時觀察動物行爲的改變、自主官能管制失調、及其他神經系統毒性徵象。

(2) 體重與食物消耗量

定期測量動物的體重及食物消耗量。

①體重：試驗開始給予試驗物質前，測量動物體重；試驗期間每週至少測量一次。

②食物消耗量：試驗開始給予試驗物質前，測量食物消耗量；試驗期間每週至少測量一次。食物消耗量之測量可以每隻或每組爲單位。若試驗物質是以混入飼料或飲用水的方式給予，則須以每隻或每組爲單位，定期測量飲食或飲水的消耗量，同時測量食物的掉落量，換算成實際的試驗物質消耗量。在試驗開始前及在適當時機進行試驗物質之穩定性與純度的量與質之測量。

(3) 臨床病理檢驗

血液檢驗（Hematology）

試驗動物須在試驗結束前採樣以進行血液檢驗，一般而言，全部動物均須進行血液檢驗，但可因實際情形考量，囓齒類動物每個劑量組至少選擇雄、雌各10隻動物進行檢測。血液檢驗項目應包括：hematocrit、hemoglobin、erythrocyte count、total and differential leukocyte counts 及凝血因子（例如clotting time、prothrombin time、activated partial thromboplastin time 或 platelet count）等之測量。視試驗需要而定。

血清生化檢驗（Clinical Chemistry）

試驗動物須在試驗結束前採樣以進行以進行血清生化檢驗。一般而言，全部動物均須進行血清生化檢驗，但可因實際情形考量，每個劑量組選擇雄、雌至少各10隻動物進行檢測。血清生化檢驗內容應包括電解質的平衡、醣類的代謝、及肝與腎功能等。

i. 血清生化檢測項目包含血清生化檢測項目包含alkaline phosphatase、alanine aminotransferase、aspartate aminotransferase、gamma-glutamyl transferase、albumin、bilirubin(total)、creatinine、urea nitrogen、glucose、phosphorus、calcium、chloride、potassium、sodium、protein(total)等。

ii. 若需更深入研究試驗物質之毒性機轉，其他生化分析方法可視試驗物質之特性及試驗需要列入，如acid/base balance、cholinesterases、hormones、lipids、methemoglobin等項目。

尿液檢驗（Urinalysis）

視試驗需要進行。每個劑量組選擇雄、雌至少各10隻動物，在試驗物質給予期間進行尿液檢驗一次以上。

尿液檢驗項目：顯微鏡觀察尿沈渣，測量尿液之量、酸鹼值與比重，並測量尿液中之protein、glucose、ketones、bilirubin 與 occult blood等的含量。

眼睛檢查（Ophthalmological examination）

眼睛檢驗包括肉眼檢驗與鏡檢眼睛的外部及內部構造。最高劑量組及對照組的動物在試驗開始給予試驗物質前及試驗結束時進行眼睛檢查一次以上。若發現眼睛的改變是因試驗物質引起，則全部動物均須進行眼睛檢查。

(4) 組織病理檢驗

試驗期間死亡的動物須儘快進行解剖，肉眼檢查器官與組織之變化。若許可，主要臟器分別稱重並進行組織病理檢查，以找出死亡的原因及毒性變化的性質（如嚴重程度）。

爲獲得更充足的毒性資料，垂死的動物均行安樂死。動物在犧牲之前須記錄臨床觀察之結果，若許可，收集血液樣品以進行血液及血清生化分析。動物進行屍體解剖，以肉眼觀察其器官與組織，並進行組織病理檢驗，以了解毒性變化的性質（嚴重程度），若試驗需要，記錄主要臟器的重量。

試驗（試驗物質給予期或復原期）結束，全部存活的動物行安樂死後，在剖檢前先收集血液樣品，以進行血液與血清生化分析。屍體解剖時，肉眼觀察及記錄動物的器官與組織之變化，並測量主要臟器重量。嚙齒類動物之最高劑量組與對照組須進行組織病理檢驗，若最高劑量組中某種器官及/或組織發現病變現象，則全部動物的該器官及/或組織，及其他劑量組中發現任何組織變化的組織，均應進行組織病理檢驗。

一般器官與組織的組織病理檢驗及稱重之項目如下，但可依試驗性質之特性及肉眼檢查發現之異常變化而有所增減：

i. 臟器稱重：liver、brain、heart、adrenals、kidneys、及gonads等分別稱重。

ii. 組織病理檢驗：adrenals、aorta、bone(sternum/femur)*、bone marrow(sternum/femur)、brain(at least 3 different levels)、small intestine(duodenum、 ileum、 jejunum)、large intestine(caecum、colon、rectum)、esophagus、eye(s)*、female mammary gland*、Harderian gland*、heart、kidneys、liver、trachea and lung(s)、lymph nodes(representative)、ovaries/testes、pancreas、peripheral nerve、pituitary、prostate、salivary gland*、skin*、spinal cord(at least 2 different locations)、spleen、stomach、thigh musculature*、thymus(or thymic region)、thyroid/parathyroids、urinary bladder、uterus、accessory genital organs* and tissues showing gross lesions。

*視試驗需要才進行。

㈣致畸試驗（Teratogenicity）

致畸試驗係測試試驗物質對胚胎發育之影響、及造成畸胎之可能性，試驗物質給予週期爲自胚胎著床至器官形成完全之階段，此階段爲器官形成期。

1. 動物品種

   鼠、鼷鼠或兔子。

2. 動物數量

   若以鼠、鼷鼠進行試驗，每劑量組20隻動物以上，兔子則12隻以上（說明1）。

3. 試驗物質給予途徑

   採用胃管口服給予（gavage），必要時得混入飼料或飲水中（說明2）。

4. 劑量範圍

   進行三個以上劑量組（說明3），及陰性對照組。視試驗需要可加入陽性對照組或參考性對照組（說明4）。

5. 試驗物質給予途徑週期

   在器官形成期間每天餵食。鼠、鼷鼠自懷孕的第6天到第15天；兔子自懷孕的第6天到第18天。

6. 實驗步驟

   (1) 試驗期間：

   臨床觀察：每天觀察一次以上並記錄動物的死亡率、臨床症狀。動物體重：每週測量動物體重至少二次。食物消耗量：每週測量食物消耗量至少一次。

   (2) 在分娩前一天（鼠在懷孕第20天，兔子則在懷孕第29天）全部雌性動物進行解剖，檢測其懷孕成功率、胎兒的死亡率、黃體數目等。存活的胎兒則進行體重測量並檢驗其外觀（說明5），同時肉眼觀察雌性動物的器官與組織（說明6）。若發現任何組織變化，保存其器官及對照組的相對器官，若試驗需要，可進行組織病理檢驗。

   (3) 若爲鼠／鼷鼠試驗，最高劑量組及對照組之雌性動物，每一胎中1/2的新生兒進行骨骼檢查，另1/2的新生兒進行

內臟組織檢查，若最高劑量組發現異常現象，則全部動
物均須進行組織與骨骼檢查。而兔子試驗則全部新生兒
進行組織與骨骼檢查。

說明

①此處的動物數目是指懷孕成功的雌性動物。

②口服給予試驗物質可以強迫餵食、混入飼料或溶於飲用水中進食方式進行，但強迫餵食的方式較佳，因投予試驗物質量準確，但給予之體積應在10 ml/kg動物體重以下，若給予體積過大，可採多次給予方式，但須在6小時內完成。

③(1)如有可能，最高劑量要能造成毒性症狀，如飲食量減低、體重增加、受到抑制或改變臨床病理參數。若試驗物質沒有顯示出毒性時，則以技術上可給予的最高劑量作爲最高劑量。最低劑量則以對雌性動物或胚胎不產生不良影響之劑量，而中間劑量則取最高劑量與最低劑量之幾何平均值。(2)劑量之選擇最好包括在動物活體中會產生功能的有效劑量。

④若給予試驗物質時，須使用媒介物或乳化劑，陰性對照組的動物則給予該媒介物或乳化劑。陽性對照組的動物一般給予會產生生殖毒性的物質，而參考性對照組動物則給予和試驗物質的化學結構或藥效類似的藥物。

⑤在懷孕後期仍存活的胎兒，須檢查其性別及體內、外之器官與組織的變化。骨骼與成骨經透明及染色處理製作成骨骼標本，以觀察其內部骨骼形態變化。若試驗需要，可進一步作組織或組織化學檢驗。

㈤致癌性試驗（carcinogenicitystudy）

根據動物對感染性疾病的抵抗力、動物的生命期、先天性腫瘤自然發生率及動物對致癌性物質的敏感度，選擇適當的試驗動物品種，初步及長期致癌性試驗須使用相同的動物品種。

1. 初步致癌性試驗

本試驗的目的是決定長期致癌性試驗的劑量範圍，若已有充足的有效數據，則以下試驗可部分或全部刪除：

(1) 單一劑量毒性試驗

此試驗的目的是以少量的動物決定重覆劑量毒性試驗的最高劑量，詳細試驗方法可參閱本節末之口服急性毒性試驗方法。

(2) 重覆劑量毒性試驗

此試驗的目的是決定長期致癌性試驗的最高劑量，詳細試驗方法可參考㈢90天餵食毒性試驗方法。

①動物品種 使用兩種以上嚙齒類動物，雄、雌兩性並用

（說明2）。

②動物數量 每個劑量組使用雄、雌動物各10隻或以上。

③試驗物質 給予途徑 口服給予（說明3）。

④劑量範圍 每個性別進行3個以上劑量組及對照組（說明4、5）。

⑤試驗物質給予週期 給予試驗物質連續三個月以上，每週給予7天（說明6）。若試驗動物具遲發毒性或累積效應的特性，則須延長給予的時間。

⑥試驗步驟i.每天觀察動物二次以上，以確定死亡情形。ii.每天觀察與記錄所有動物的臨床症狀一次以上。iii.每週測量體重一次以上。iv.試驗期間死亡或在試驗終結行安樂死的動物均應解剖，並以肉眼檢查器官與組織之變化，發生病變之器官及組織須進行組織病理檢查。

⑦試驗結果i.估算最高容許劑量（Maximum Tolerated Dose, MTD）（說明7），而MTD值之決定，依據初步致癌性試驗中，該劑量可抑制動物體重成長速率（與對照組比較）下降10%以內，但不會造成動物死亡，或器官重量、血液檢驗、尿液檢驗、臨床生化檢驗等參數改變，而且肉眼觀察或組織病理亦無明顯變化。ii.最高劑量須依動物性別與品種加以決定。

2. 長期致癌性試驗

(1) 動物品種

使用兩種以上的嚙齒類動物，雄、雌兩性並用（說明2）。

(2) 動物數量

每組使用雄、雌動物各50隻或以上。若須進行試驗中期解剖，動物數量須視解剖的次數適量增加，而每次試驗中期解剖，每組雄、雌各10隻或以上。動物的分組應以動物體重分類，再以適當的隨機取樣方法分配。

(3) 試驗物質給予途徑

口服給予（說明3）。

(4) 劑量範圍

每個性別進行3個以上劑量組及對照組，依據初步致癌性試驗重覆劑量毒性試驗再決定致癌性試驗的劑量範圍。

①高劑量：以最高容許劑量（MTD）（說明7）、試驗物質及其代謝物在嚙齒類動物與人體之血液濃度之比值Areaunderthebloodconcentrationcurve（AUC）25倍（說明8）、功能作用（說明9）、試驗物質之吸收飽和量（說明10）或最高可給予之劑量（說明11）爲高劑量。若試驗物質爲非基因毒性物質，且以上之高劑量選擇準則均不適用時，其高劑量可設定爲1000mg/

kg/day，若在人體則使用量為50mg/kg/day（說明
12）。
②中間劑量：依據該試驗物質之藥動參數決定（說明
13）。
③低劑量：以不影響動物之生長、發育及生命期，且不
產生任何毒性之劑量，一般低劑量不少於高劑量的
10%（說明14）。
④第4劑量（視試驗需要進行）：若試驗物質投予高劑量
與低劑量時，其藥動或代謝之性質有顯著差異，則應
進行第4劑量組，此劑量是最高劑量能產生與低劑量相
同之藥動或代謝性質。

(5) 對照組

必要進行陰性對照組。

若試驗物質給予時需使用媒介物或乳化劑，則給予陰性
對照組的動物該媒介物乳化劑。若試驗需要，也可同時
進行空白對照組。

(6) 試驗物質給予週期

以鼠進行試驗，給予期為24個月，而鼷鼠與倉鼠則為1
個月，每週給予7天（說明6）。

(7) 試驗期間

試驗在完成給予試驗物質後或給予後的1-3個月結束。若
以鼠進行試驗，則試驗期最長為30個月，鼷鼠或倉鼠則
為24個月（說明15、16）。

(8) 觀察與檢驗

臨床觀察

i. 每天觀察動物至少二次，以確定死亡情形。
ii. 每天觀察與記錄試驗動物的臨床症狀至少一次，記錄
包括每天肉眼可觀察到或觸摸到的腫瘤發現時間、部
位、大小、外觀及成長過程。

體重與食物消耗量

定期測量動物的體重及食物消耗量。若試驗需要，須同
時測量動物的飲水消耗量。

i. 體重：開始給予試驗物質前，測量動物體重；給予試
驗物質期間每週至少測量一次。
ii. 食物消耗量：開始給予試驗物質前，測量食物消耗
量；給予受試驗物質期間每週至少測量一次（說明
5）。

臨床病理檢驗

i. 血球檢驗（Hematology）
動物須在試驗開始投藥前、投藥期間（3、6、12與
個月）及解剖前各採樣一次，以進行血球檢驗（說明
17）。

ii. 血清生化檢驗（Clinicalchemistry）
每個劑量組選擇雄、雌至少各10隻動物，須在試驗開始給予前、給予期間（3、6、12與18個月）及解剖前各採血一次，以進行血清生化檢驗（說明18）。
iii. 尿液檢驗（Urinalysis）
視試驗需要進行。每個劑量組選擇雄、雌至少各10隻動物，在試驗開始給予前、給予期間（3、6、12與18個月）及試驗結束前進行尿液檢驗（說明19）。

眼睛檢查（Ophthalmologicalexamination）
全部動物在試驗開始及試驗結束時進行眼睛檢查一次以上（說明20）。

組織病理檢驗（說明21）
i. 試驗期間死亡的動物須儘快進行解剖，肉眼檢查器官與組織之變化。若許可，主要臟器分別稱重並進行組織病理檢查，以找出死亡的原因及了解所有試驗物質引發的變化與損傷。
ii. 為獲得更充足的毒性資訊，垂死的動物均行安樂死。動物在犧牲之前須記錄臨床觀察之結果，若許可，收集血液樣品以進行血球及血清生化分析，了解血液有無呈現異常的現象，如貧血及淋巴結、肝、脾臟腫大所造成 的影響。動物進行解剖，以肉眼觀察其器官與組織，並進行組織病理檢驗，以了解所有試驗物質所引發的變化與損傷，若試驗需要，記錄主要臟器的重量。
iii. 試驗結束（給予受試物期或復原期），全部存活的動物行安樂死後，在剖檢前先收集血液樣品，以進行血球與血清生化分析，了解血清有呈現異常的現，如貧血及淋巴結、肝、脾臟腫大所造成的影響。解 剖時，肉眼觀察及記錄動物的器官與組織之變化，並測量主要臟器重量。最高劑量組與對照組須進行組織病理檢驗，若最高劑量組與對照組的病理檢驗發現不同的增生損傷，則所有的動物都要進行組織病理檢驗，有助於數據的評估。

說明：
①試驗最好採用藥物代謝形態與人體相似的動物，一般最常使用鼷鼠、鼠和倉鼠。試驗開始之時機為動物在6-8週齡。
②口服給予試驗物質可以強迫餵食、或混入飼料或飲用水中以進食方式進行。
③每個劑量組的劑量相差2到3倍。最高劑量須能引發毒性變化，若試驗物質沒有顯示出明顯的毒性變化時，則以技術上可給予最高劑量作為最高劑量。

④若試驗物質是以混入飼料或飲用水的方式給予，則須以每隻或每組為單位，定期測量飲食或飲水的消耗量，同時測量食物的掉落量，換算成實際的試驗物質消耗量。在試驗開始前及在適當時機進行試驗物質之穩定性與純度的量與質之測量。

⑤若以強迫餵食試驗物質，每週至少餵食5天。

⑥由重覆劑量毒性試驗結果決定最高容許劑量（MTD）。MTD是指此劑量若使用於慢性毒性試驗為最高劑量時，不會減少動物的壽命，除腫瘤之誘導外不會引起任何毒性反應。而預估MTD值一般依據體重、器官重量、血液檢驗、尿液檢驗、血清生化檢驗等參數，肉眼觀察或組織病理變化等改變而訂定。

⑦由藥動試驗結果決定致癌性試驗之最高容許劑量，只適用非致突變性試驗物質，且人體及囓齒類動物之代謝情況相似，同時對囓齒類動物為低器官毒性。依據動物與人體之AUC比較選擇最高劑量之準則：

A.藥動試驗與致癌性試驗使用相同的動物品種、投藥途徑及劑量範圍，以獲得有效藥動數據。

B.藥動試驗的試驗期要夠長，在選擇藥量範圍之試驗中能觀察與藥動時間參數改變之關係。

C.在評估試驗結果時，要以科學判斷決定AUC之比較是基於試驗物質本身、測試物質與其代謝產物、或代謝物的數據。

D.在估計人體與動物之相對血中濃度時，應考慮人體與動物間對試驗物質與蛋白質結合之差異。

E.人體的藥動數據要由人體建議每日最高食用量試驗測得。

⑧若以功能效應終點選擇最高劑量，須依每個試驗物質的特性而不同。最高劑量為此劑量試驗物質在動物身上產生的功能效應已達到最高程度，同時該劑量不會干擾動物之生理或原穩定狀態，不會影響到試驗結果的有效度，如引發高血壓及抑制血液凝結等。

⑨若以吸收的飽和程度選擇最高劑量，則低劑量應以代謝及排除途徑的飽和程度而選擇。

⑩若試驗動物是以混合飲食方式給予試驗物質，則最高可進食量為飲食量的5%。

⑪若人體使用試驗物質量為50mg/day（人體體重為50kg，即1mg/kg/day），其高劑量則設定為1000mg/kg/day，計算方法依據mg/kg轉換至mg/m2、25倍AUC、及乘以6（由mg/m2估算AUC可能產生之誤差值）。

⑫致癌性之中低劑量之選擇應考慮下列各項因素：

A.藥動的線性狀況與代謝途徑的飽和狀態。

B.人體接受試驗物質與實際獲得功能的劑量。

C.正常囓齒類動物之生理狀態的改變。

D.囓齒類動物的功能反應。

E.反應機制及可能產生效用之起始劑量。

F.在短期試驗中觀察到之不可預測性的毒性。

⑬一般最低劑量須大於最高劑量的十分之一，但若最低劑量與人類食用的劑量相差甚遠，則亦可小於最高劑量的十分之一。

⑭試驗結束時，非腫瘤導致的動物死亡率應低於50%。

⑮因動物死亡引起組織自體溶解或動物飼養問題引起的動物死亡每組不得超過10%。在試驗期間，若試驗動物出現衰弱或垂死的現象，應將動物隔離或行安樂死進行解剖。

⑯血液檢驗項目：參考㈢90天餵食毒性試驗說明(3)血液檢驗。

⑰血清生化檢測項目：參考㈢90天餵食毒性試驗說明(3)-血清生化檢驗。

⑱尿液檢驗項目：參考㈢90天餵食毒性試驗說明(3)R尿液檢驗。

⑲眼睛檢驗：參考㈢90天餵食毒性試驗說明(3)眼睛檢驗。

⑳組織病理檢驗項目：參考㈢90天餵食毒性試驗說明(4)組織病理檢驗。

㈤口服急性毒性試驗（AcuteoralLD50study）

單一劑量口服急性毒性試驗的目的爲測試試驗物質經單一劑量餵食試驗物質後（包含24小時內完成的多次餵食），對哺乳類動物之急性毒性影響，包括檢測其在體內毒理特性之量與質的任何改變，此試驗結果有助於重覆劑量毒性試驗時劑量範圍之選擇，同時可顯示該試驗物質的目標器官與遲發之毒性，並了解餵食試驗物質過量可能引發之急性毒性。

1. 動物品種及性別

常用鼠或鼷鼠之囓齒類，須包括雄、雌兩性，雄、雌性動物的數量須相同，動物給予試驗物質之週齡爲5-6週（說明1）。

2. 動物數量

囓齒類動物每劑量組使用至少10隻（5雄、5雌）之動物。

3. 試驗物質給予途徑

一般採用胃管經口餵食（gavage），一次餵食（說明2）。

4. 劑量範圍

劑量範圍須包含不會產生不良作用及足以顯示毒性症狀（造成死亡）之劑量。此外，還要包括溶劑對照組、及／或空白對照組。若試驗物質毒性很低，則以試驗物質技術上可給予之最大劑量進行測試或進行急性極限測試（說明3）。

5. 觀察

(1) 一般試驗觀察期爲14天，每天觀察動物至少二次，以確定死亡情形。

(2) 每天觀察試驗動物的臨床症狀一次以上，記錄試驗動物顯示的毒性症狀，包括死亡率、臨床毒性症狀（嚴重程度）、發生時間、持續的時間及中毒後的復原性，並瞭解毒性症狀與劑量及時間的關係。

(3) 在觀察期間死亡的動物及試驗終結存活的動物均須進行解剖和肉眼病理檢查。

(4) 若試驗需要，所有肉眼可觀察到有病變的器官與組織均須進行組織病理檢驗。

說明：

①若具有初步單一劑量毒性試驗或短期重覆劑量毒性試驗的試驗結果，且其劑量範圍及臨床觀察已被確定，則可刪除非嚙齒類動物的單一劑量毒性認驗。

②嚙齒類動物，口服給予試驗物質若採強迫餵食方式，餵食前動物須經過特定時段的禁食，而餵食之體積應在10ml/kg動物體重以下，若餵食體積過大，可採多次餵食方式，但須在24小時內完成。

③若試驗許可，依不同劑量所產生的死亡率或毒性症狀估算致死劑量。急性極限測試（Acuteli-mittest）採取口服一次給予試驗物質5g/kg動物體重。

㈥繁殖試驗（Reproductionstudy）

繁殖試驗係測試試驗物質對雄、雌兩性的生殖力影響及研究受精卵之運送與著床，其試驗物質給予時期分別在懷孕前與懷孕初期。

1. 試驗動物

一般最常使用鼠或鼷鼠，包含雄、雌兩性。自致畸試驗使用的動物中，選擇本試驗的動物品種。

2. 動物數量

若以鼠或鼷鼠進行試驗，每劑量組使用40隻（20雄、20雌）動物以上。

3. 試驗物質給予途徑

採用胃管口服給予試驗物質，必要時得混入飼料或飲水中。

4. 劑量範圍

進行三個以上劑量組（說明1）及陰性對照組。視試驗需要可加入陽性對照組或參考性對照組（說明2）。

5. 試驗物質給予週期

若以鼠或鼷鼠進行試驗，5-6週大之雄鼠先行給予試驗物質60天以上，然後進行交配，交配期間持續每天給予試驗物質，直到交配成功至犧牲雄鼠爲止（說明3）。成熟的母鼠則在交配前2週、交配期間、交配成功至胎兒器官開始形成的期間（自懷孕的第0天到第6天）每天給予試驗物質。

6. 實驗步驟

(1) 試驗期間：

臨床觀察：每天觀察一次以上並記錄動物的死亡率、臨床症狀及行爲改變。動物體重：每週測量動物體重一次以上。食物消耗量：每週測量食物消耗量至少一次（交配期間除外）。

(2) 交配期間，經試驗物質處理的雄鼠與雌鼠以1：1方式分配，共同居住於一飼養籠中，每天觀察陰道栓塞或進行陰道抹片以確定其是否交配成功（說明4），交配期一般爲兩星期。

(3) 若試驗需要，可將經試驗物質處理的雄鼠與未處理的雌鼠（或反之亦然）共同居住於一飼養籠中，每天觀察陰道栓塞或進行陰道抹片以確定其是否交配成功（說明4）。

(4) 交配成功的雌鼠在試驗終結時（懷孕的第20天）進行解剖，檢查黃體數目、胚胎的著床與被吸收數目、胚胎死亡率等，並進行器官與組織的肉眼觀察，若發現任何組織變化，保存其器官及對照組的相對器官，若試驗需要可進行組織病理檢驗。

(5) 全部動物之睪丸、副睪、卵巢及子宮分別保存，若試驗需要可進行組織病理檢驗。

(6) 用以交配的雄鼠與交配不成功的雌鼠在適當時間須進行解剖，肉眼觀察其器官與組織。

說明

①如有可能，最高劑量要能造成毒性症狀，如飲食量減低、體重增加受到抑制或改變臨床病理參數。若試驗物質沒有顯示出毒性時，則以技術上可給予的最高劑量作爲最高劑量。最低劑量則以對雌性動物或胚胎不產生不良影響之劑量，而中間劑量則取最高劑量與最低劑量之幾何平均值。

②若試驗物質給予時須使用媒介物或乳化劑，陰性對照組的動物則給予該媒介物或乳化劑。陽性對照組的動物一般給予會產生生殖毒性的物質，而參考性對照組動物則給予和試驗物質的化學結構或藥效類似的藥物。

③若由重覆劑量毒性試驗（4週以上）之試驗結果顯示該

試驗物質對精子生成並無任何影響，包括檢查雄、雌性動物之生殖器官的重量及組織病理均無異常，雄鼠交配前的試驗物質給予週期可改爲4週。

④計算交配指數（MatingIndex）與生育力指數（FertilityIndex）之公式如下：

交配指數＝（交配成功的動物數目／動物同居的數目）×100

生育力指數＝（雌性動物懷孕的數目／交配成功的雌性動物數目）×100

舉發或緝獲違反健康食品管理法案件獎勵辦法

民國88年7月6日行政院衛生署令訂定全文10條；並自本法施行之日起施行。

第一條

本辦法依健康食品管理法（以下簡稱本法）第二十條規定訂定之。

第二條

舉發或緝獲不符本法規定之健康食品者，依本辦法給予獎勵。

第三條

舉發人應以書面記載下列事項，由舉發人簽名、蓋章或按指印，並儘可能提供違法證據向衛生主管機關舉發。但情形急迫或有其他原因時，得以言詞爲之：

一　舉發人之姓名、性別、年齡及住址。

二　涉嫌違反本法規定之物品或業者有關之商號、地址、負責人姓名、商品名稱、時間及違法情節。但負責人姓名或商號名稱不明者，得免記載。

以言詞（包括電話）舉發者，由受理舉發之機關作成筆錄，交舉發人閱覽後簽名、蓋章或按指印。

匿名或不以眞實姓名舉發或舉發而無具體事證者，不予受理。

第四條

因舉發而查獲違反本法規定者，依查獲案件所處罰金或罰鍰額度之百分之五核發獎金予舉發人，予以獎勵。

前項獎金，由各級衛生主管機關編列預算支應。

第五條

緝獲違反本法規定者，依查獲案件情節，由所屬機關於行政上給予適當之獎勵。

第六條

二人以上聯名舉發之案件，其獎金應由全體舉發人具領；二人以上分別舉發案件而有相同部分者，其獎金應發給最先舉發者；無法分別先後時，平均分發之。

第七條

舉發已發覺之違反本法規定案件者，不適用本辦法之規定。

第八條

受理舉發之機關，對於舉發人之姓名、年齡、住址應予保密，對於舉發人之舉發書、筆錄或其他資料，除有絕對必要者外，應另行保存，不附於調查案卷內。如有洩密情事，應依刑法或其他法規處罰或懲處。

第九條

受理舉發之機關對於舉發人之安全，於必要時得洽請警察機關提供保護。

舉發人因舉發案件而有受威脅、恐嚇或有其他危害行為之虞者，當地衛生主管機關應洽請警察機關依法處理。

第一〇條

本辦法自本法施行之日施行。

資料補充欄

陸、基因改造食品

漁業法（節錄）

民國105年7月20日總統令修正公布第7-1、49、61、68、71條條文；刪除第39、40～40-2、47、63-1、63-2、67條條文；並自公布日施行，但第7-1、39、40～40-2、63-1、63-2、68條條文，自公布後六個月施行。

第六九條

陸上魚塭養殖漁業之登記及管理規則，由直轄市、縣（市）主管機關定之。

直轄市、縣（市）主管機關於環境適合發展養殖漁業或現有魚塭集中區域，得規劃設置養殖漁業生產區；其設置及管理準則，由中央主管機關定之。

水產動植物涉及基因轉殖者，應完成田間試驗及生物安全評估，始得推廣利用；其基因轉殖水產動植物田間試驗及繁、養殖管理規則，由中央主管機關定之。

植物品種及種苗法（節錄）

民國99年8月25日總統令修正公布第17條條文。

民國99年9月10日行政院令發布定自99年9月12日施行。

民國101年2月3日行政院公告第30條第3項所列屬「行政院公平交易委員會」之權責事項，自101年2月6日起改由「公平交易委員會」管轄。

第三條

本法用辭定義如下：

一　品種：指最低植物分類群內之植物群體，其性狀由單一基因型或若干基因型組合所表現，能以至少一個性狀與任何其他植物群體區別，經指定繁殖方法下其主要性狀維持不變者。

二　基因轉殖：使用遺傳工程或分子生物等技術，將外源基因轉入植物細胞中，產生基因重組之現象，使表現具外源基因特性。但不包括傳統雜交、誘變、體外受精、植物分類學之科以下之細胞與原生質體融合、體細胞變異及染色體加倍等技術。

三　基因轉殖植物：指應用基因轉殖技術獲得之植株、種子及其衍生之後代。

四　育種者：指育成品種或發現並開發品種之工作者。

五　種苗：指植物體之全部或部分可供繁殖或栽培之用者。

六　種苗業者：指從事育種、繁殖、輸出入或銷售種苗之事業者。

七　銷售：指以一定價格出售或實物交換之行為。

八　推廣：指將種苗介紹、供應他人採用之行為。

第二五條

前條品種權範圍，及於下列從屬品種：

一　實質衍生自具品種權之品種，且該品種應非屬其他品種之實質衍生品種。

二　與具品種權之品種相較，不具明顯可區別性之品種。

三　須重複使用具品種權之品種始可生產之品種。

本法修正施行前，從屬品種之存在已成衆所周知者，不受品種權效力所及。

第一項第一款所稱之實質衍生品種，應具備下列要件：

一　自起始品種或該起始品種之實質衍生品種所育成者。

二　與起始品種相較，具明顯可區別性。

三　除因育成行為所生之差異外，保留起始品種基因型或基因型組合所表現之特性。

第五二條

基因轉殖植物非經中央主管機關許可，不得輸入或輸出；其許可辦法，由中央主管機關定之。

由國外引進或於國內培育之基因轉殖植物，非經中央主管機關許可爲田間試驗經審查通過，並檢附依其申請用途經中央目的事業主管機關核准之同意文件，不得在國內推廣或銷售。

前項田間試驗包括遺傳特性調查及生物安全評估；其試驗方式、申請、審查程序與相關管理辦法及試驗收費基準，由中央主管機關定之。

基因轉殖植物基於食品及環境安全之考量，其輸入、輸出、運送、推廣或銷售，皆應加以適當之標示及包裝；標示及包裝之準則，由中央主管機關另定之。

基因改造食品諮議會設置辦法

民國103年9月3日衛生福利部令訂定發布全文10條；並自發布日施行。

第一條

本辦法依食品安全衛生管理法（以下簡稱本法）第四條第四項規定訂定之。

第二條

基因改造食品諮議會（以下簡稱本會）之任務，爲就下列基因改造食品管理與監督相關事項之諮詢或建議：

一　基因改造食品政策及策略之訂定。

二　基因改造食品計畫之研定。

三　其他有關基因改造食品事項。

第三條

本會置委員十三人至十七人，由衛生福利部（以下簡稱本部）部長就食品衛生、營養、分子生物、醫學、毒理、農業、法律等學者專家聘兼之。

前項委員，其中任一性別不得少於委員總數三分之一。

本部部長就第一項委員中聘請一人爲召集人，另一人爲副召集人。

委員任期三年，期滿得續聘之。委員因故無法完成任期者，得另遴聘兼之，其繼任者任期至原委員任期屆滿之日止。

第四條

本會置執行秘書一人，工作人員若干人，辦理本會業務，由本部部長就衛生福利部食品藥物管理署（以下簡稱食藥署）相關業務人員派兼之。

第五條

本會會議以每年召開二次爲原則，必要時得召開臨時會議，應有全體委員過半數出席，始得開會。

第六條

本會會議由召集人擔任主席；召集人不克出席時，由副召集人代理之；召集人及副召集人均未能出席時，由召集人指定委員一人爲主席；不克指定時，由出席委員互相推舉之。

第七條

本會委員之迴避事項，依行政程序法之規定。

第八條

本會開會時，得視需要，邀請相關專家學者、機關代表及食藥署相關單位人員列席。

第九條

本會委員及列席人員對會議資料、委員意見或會議結論應予保密，不得洩漏。

前項會議結論經依行政程序核定後，得由食藥署公開之。

第一〇條

本辦法自發布日施行。

基因轉殖植物輸出入許可辦法

民國94年7月7日行政院農業委員會令訂定發布全文10條；並自發布日施行。

第一條

本辦法依植物品種及種苗法（以下簡稱本法）第五十二條第一項規定訂定。

第二條

基因轉殖植物依輸出入申報使用目的區分為二類：

一　供作繁殖或栽培者。

二　供作實驗室試驗或研發者。

第三條

輸入前條第一款之基因轉殖植物，輸入人應填具申請書並載明下列事項，向中央主管機關提出申請：

一　輸入人姓名、聯絡地址及電話。

二　生產國別、起運口岸及輸出國家。

三　基因轉殖植物之名稱及數量。

四　輸入目的及用途。

前項申請，輸入人並應檢附下列文件及資料，經審查核准取得輸入許可後，始得辦理輸入：

一　依本法第五十二條第二項規定取得之同意文件。

二　受體植物之來源、一般植物學特性及繁殖與授粉方式資料。

三　轉殖基因之來源、特性、功能機制資料。

四　包裝之性質及標示之內容資料。

五　國內外之運輸路線、方式及運輸過程之安全防護措施資料。

第四條

輸入第二條第二款之基因轉殖植物，輸入人應填具申請書並載明下列事項，向中央主管機關提出申請：

一　輸入人姓名、聯絡地址及電話。

二　生產國別、起運口岸及輸出國家。

三　基因轉殖植物之名稱及數量。

四　輸入目的及用途。

前項申請，輸入人並應檢附下列文件及資料，經審查核准取得輸入許可後，始得辦理輸入：

一　受體植物之來源、一般植物學特性及繁殖與授粉方式等資料。

二　轉殖基因之來源、特性、功能機制資料。

三　試驗或研發場所之位址及適當比例之平面圖。
四　試驗或研發場所設施、設備之配置圖。
五　試驗或研發人員配置計畫。
六　生物安全委員會組織及委員名單。
七　輸入後安全管制計畫。
八　包裝之性質及標示之內容資料。
九　國內外之運輸路線、方式及運輸過程之安全防護措施資料。

前項第六款之生物安全委員會置委員四人至八人，應涵括生物技術、作物育種、生物多樣性、植物保護或相關領域之專家。

第五條

輸出基因轉殖植物時，輸出人應填具申請書並載明下列事項，向中央主管機關提出申請：
一　輸出人姓名、聯絡地址及電話。
二　基因轉殖植物之名稱及數量。
三　輸出目的及用途。

前項申請，輸出人並應檢附下列文件及資料，經審查核准取得輸出許可後，始得辦理輸出：
一　受體植物之來源、一般植物學特性及繁殖與授粉方式等資料。
二　轉殖基因之來源、特性、功能機制資料。
三　包裝之性質及標示之內容資料。
四　國內外之運輸路線、方式及運輸過程之安全防護措施資料。
五　輸入國核准輸入所需之文件及資料。

第六條

中央主管機關為確認基因轉殖植物特性，得於該產品輸入時，無償取樣檢測，輸入人不得拒絕。

第七條

中央主管機關對基因轉殖植物之輸出入人請求予以保密之生產方法中重要部分，應予保密。

第八條

中央主管機關受理輸出入基因轉殖植物之申請，應於下列期限作出准駁決定：
一　依書面文件進行審查者，應自受理日起六十日內為准駁之決定，期滿未能決定，得延長之，但以一次為限。
二　依書面文件進行審查外，並須取樣檢測確認者，應自受理日起二百七十日內為准駁之決定。

第九條

本辦法所定書、表、證明文件格式，由中央主管機關公告之。

第一〇條

本辦法自發布日施行。

基因轉殖水產動植物繁殖養殖管理規則

①民國100年4月13日行政院農業委員會令訂定發布全文23條；並自發布日施行。

②民國101年5月24日行政院農業委員會令修正發布第15、16條條文。

第一條

本規則依漁業法（以下簡稱本法）第六十九條第三項規定訂定之。

第二條

依基因轉殖水產動植物田間試驗管理規則完成田間試驗且審議通過之基因轉殖水產動植物，經中央目的事業主管機關核准特定用途後，始得依本規則申請繁殖或養殖。

第三條

基因轉殖水產動植物繁殖、養殖業務經營者（以下簡稱經營者），應具備下列條件之一：

一　領有陸上魚塭養殖漁業登記證之養殖場業者。

二　依基因轉殖水產動植物田間試驗管理規則之規定，經認可之田間試驗機構。

第四條

經營者應塡具申請書及檢附下列文件，向基因轉殖水產動植物之繁殖、養殖場（以下簡稱繁養殖場）所在地直轄市或縣（市）主管機關申請：

一　距有效期限尚有一年以上期間之陸上魚塭養殖漁業登記證或田間試驗機構合格證明文件。

二　基因轉殖水產動植物經田間試驗審議通過之證明文件。

三　基因轉殖水產動植物之用途經中央目的事業主管機關核准文件影本。

四　經營計畫書：

㈠生產計畫。

㈡推廣計畫。（包含銷售情形）

㈢繁養殖場之地點、面積、配置及防護設施圖說。

㈣緊急應變措施。

㈤許可期限屆滿未重新申請許可、停止經營或廢止許可時，基因轉殖水產動植物之安置處理計畫。

五　繁養殖場專業管理人員符合第五條所定資格之證明文件影本。

經營者或繁殖、養殖之基因轉殖水產動植物種類變更時，應檢附前項第一款或第二款文件，向直轄市、縣（市）主管機關申請變更許可。

第五條

前條第一項第五款所定繁養殖場專業管理人員，應具備下列條件之一：

一　水產相關科系畢業。

二　參加主管機關自行或委託其他機關（構）舉辦有關基因轉殖水產動植物繁殖、養殖之研習或訓練達八小時以上，有證明文件。

繁養殖場專業管理人員有離職或無法執行職務之情形，經營者應於事實發生日起三日內通報直轄市、縣（市）主管機關，並於事實發生日起三十日內另行聘僱符合前項規定之人員。

第六條

第四條第一項第四款第三目所定之防護設施應符合下列規定：

一　以鐵絲網或圍牆與外界隔離阻絕。

二　排水口應設置防止水產動植物逃逸之設施。

第七條

直轄市或縣（市）主管機關受理第四條申請，必要時，得會同有關機關、專家學者，組成專案小組進行實地查證。

第八條

直轄市或縣（市）主管機關受理第四條之申請，經審查通過者，應發給許可文件，其許可期限不得逾陸上魚塭養殖漁業登記證或田間試驗機構合格證明之有效期限，並於許可文件內載明有第十九條第一項各款所定情形之一，或第二十一條所定屆期未改善或有急迫危險情形者，得廢止其許可。

前項通過審查係以陸上魚塭養殖漁業業者資格提出申請者，直轄市或縣（市）主管機關並應於申請人之陸上魚塭養殖漁業登記證上加註繁養殖場經營項目。

第九條

經營者得於許可期限屆滿一個月前至三個月內之期間，填具申請書並檢附第四條第一款、第四款及第五款文件，向繁養殖場所在地直轄市或縣（市）主管機關重新申請。

經營者於許可期限屆滿而未重新申請取得許可者，應於期限屆滿後七日內，依經營計畫書所定安置處理計畫辦理，並將安置處理情形報直轄市、縣（市）主管機關備查。但因情事變更，無法依安置處理計畫辦理時，應於許可期限屆滿後三日內，報經直轄市、縣（市）主管機關同意依其他方式辦理。

第一〇條

繁養殖場之繁殖、養殖應分區並妥善隔離，不同種類不得混養。

第一一條

繁養殖場應設紀錄簿，記錄放養物種、來源、數量及其變動之增減、使用之飼料、水源、用藥情形等。

前項相關紀錄應保存五年備查。

第一二條

基因轉殖水產動植物釋出時，應記錄釋出時間、種類、數量、對象、運送方式及交付地點等資料。

前項紀錄應保存五年備查。

第一三條

繁養殖場發生基因轉殖水產動植物逃逸、遭竊、物種雜交、大量感染疾病或天然災害等意外事件時，經營者應依許可經營計畫書所定緊急應變措施處理並立即通報直轄市、縣（市）主管機關。

直轄市、縣（市）主管機關接獲前項通報後，應於三日內將處理情形通報中央主管機關。

第一四條

繁養殖場停止經營基因轉殖水產動植物之繁殖、養殖項目時，應依許可經營計畫書所定安置或處理計畫辦理，並於停止經營後三日內，檢附下列文件，向直轄市或縣（市）主管機關申請廢止其許可：

一　原許可文件。

二　陸上魚塭養殖漁業登記證。但經營者為田間試驗機構，免附。

三　基因轉殖水產動植物已經完全釋出或銷毀之紀錄。

前項情形，因情事變更，無法依許可經營計畫書所定安置或處理計畫辦理時，應依第九條第二項但書規定辦理。

第一五條

輸入基因轉殖水產動植物者，應填具申請書並檢附下列文件，向中央主管機關申請，經審查通過後，發給許可文件。但經依基因轉殖水產動植物田間試驗管理規則第十三條第二項規定許可於國外展示後，復運輸入者，免附第二款至第五款之文件：

一　申請人國民身分證明文件影本一份；申請人為法人者，其登記證明文件及代表人之國民身分證明文件影本各一份。

二　基因轉殖水產動植物完成田間試驗並經審議通過之證明文件影本。

三　基因轉殖之來源、特性、功能機制資料原文及中譯資料影本各一份。

四　輸出國之中央主管機關或該國中央主管機關授權之專業認證機構或國際認證之專業認證機構之審議通過證明文件一份。

五　輸入用途、保存方式、轉讓對象、數量及管理方式之說明資料一份。

六　運輸計畫：包括國內外之運輸路線、方式及運輸過程之安全防護措施說明資料一份。

前項許可期間為六個月；逾期應重新申請。

第一六條

輸出基因轉殖水產動植物者，應填具申請書並檢附下列文件，向中央主管機關申請，經審查通過後，發給許可文件。但同時依基因轉殖水產動植物田間試驗管理規則第十三條第二項規定申請於國外展示者，免附第一款至第六款之文件：

一　申請人國民身分證明文件影本一份；申請人為法人者，其登記證明文件及代表人之國民身分證明文件影本各一份。
二　經中央主管機關認可之田間試驗機構證明文件影本或經許可經營之機構、法人證明文件影本或已加註繁養殖場經營項目之陸上魚塭養殖漁業登記證影本一份。
三　完成田間試驗並經中央主管機關審議通過之證明文件影本一份。
四　第十一條所定紀錄簿中有關該基因轉殖水產動植物之文件影本，或該基因轉殖水產動植物之許可輸入文件影本。
五　包裝之性質及標示之說明資料一份。
六　運輸計畫：包括國內外之運輸路線、方式及運輸過程之安全防護措施說明資料一份。
七　輸入國同意輸入文件及資料。

前項許可期間為六個月；逾期應重新申請。

第一七條

中央主管機關受理基因轉殖水產動植物輸入或輸出申請案件時，得遴聘（派）專家學者及有關機關代表共同審議，並應自受理日起二個月內決定；必要時得予延長二個月，並以延長一次為限。

前項審議期間，不包括下列期間：

一　經中央主管機關認有取樣檢測確認必要者，其進行檢測之期間。
二　向相關國際組織、外國政府、組織或個人進行查證之期間。
三　其他非可歸責於中央主管機關之事由致無法進行審議之期間。

中央主管機關許可基因轉殖水產動植物之輸入時，應於許可文件內載明有影響環境生態情形者，得廢止許可，及命將基因轉殖水產動植物銷毀，或為其他必要之處置。

第一八條

主管機關於必要時，得派員至繁養殖場等相關場所進行稽查，並對基因轉殖水產動植物或其他可能受影響之動植物進行無償取樣，其負責人或管理人不得規避、妨礙或拒絕。

第一九條

有下列情形之一者，直轄市、縣（市）主管機關得依漁業法第六十五條第八款規定處罰，並得命限期改善，期限屆滿未改善者，並得廢止其許可：

一　未依第四條第二項規定申請變更許可。
二　未依第五條規定於三十日內另行聘僱專業管理人員。

三　因可歸責於經營者之事由，致基因轉殖水產動植物逃逸。
四　未依第九條第二項規定將安置處理情形報直轄市、縣（市）主管機關備查。
五　未依第十三條第一項規定通報或通報內容不實。
六　規避、妨礙或拒絕主管機關依前條規定所為之稽查。

經直轄市、縣（市）主管機關依前項規定廢止許可之日起七日內，經營者應依經營計畫書所定安置處理計畫處理，並將安置處理情形報直轄市、縣（市）主管機關備查。但因情事變更，無法依安置處理計畫處理時，應於廢止日起三日內，報經直轄市、縣（市）主管機關同意依其他方式處理。

第二〇條

中央主管機關對未經許可輸入或輸出基因轉殖水產動植物者，依本法第六十五條第八款規定處罰，並得命其將基因轉殖水產動植物銷毀，或為其他必要之處置。

第二一條

基因轉殖水產動植物有影響生態環境之虞者，主管機關得命經營者或輸出、輸入者限期改善；屆期未改善或有急迫危險時，主管機關得命其將基因轉殖水產動植物及已受影響之其他動植物銷毀，或為其他必要之處置。

第二二條

直轄市或縣（市）主管機關對於依本規則規定提出之申請，就申請人請求予以保密之關鍵技術部分，在不違反相關法規之範圍內，應予保密。

第二三條

本規則自發布日施行。

基因轉殖水產動植物田間試驗管理規則

①民國98年4月3日行政院農業委員會令訂定發布全文32條。
②民國101年5月24日行政院農業委員會令修正發布第13條。
③民國104年10月21日行政院農業委員會令修正發布第14條條文。
④民國105年1月27日行政院農業委員會令修正發布第18、30條條文。

第一章　總　則

第一條

本規則依漁業法第六十九條第三項規定訂定之。

第二條

本規則用詞，定義如下：

一　外源基因：指轉入水產動植物細胞之核酸片段。
二　基因轉殖：指使用遺傳工程或分子生物等人為方式，將外源基因轉入水產動植物細胞中，使表現具外源基因特性或改變受體水產動植物本身特性之技術。但不包括雜交、誘變、細胞融合及多倍體誘發之技術。
三　受體水產動植物：指在基因轉殖中接受外源基因之水產動植物。
四　載體：指能自行複製且能接受外源基因嵌入，經由基因轉殖可將外源基因轉入受體水產動植物細胞之去氧核醣核酸分子。
五　基因轉殖水產動植物：指應用基因轉殖獲得之配子、受精卵及其衍生之後代。
六　遺傳特性：指受遺傳因子所控制或影響之性狀表現。
七　生物安全：指防範基因轉殖水產動植物對人類健康、生態環境及生物多樣性構成潛在之風險或可能造成之危害。
八　基因轉殖水產動植物田間試驗（以下簡稱田間試驗）：指基因轉殖水產動植物於特定隔離設施內所進行遺傳特性調查及生物安全評估等事項。
九　基因轉殖品種：指應用基因轉殖技術嵌入有外源基因之品種。
十　目標生物：指設定基因轉殖目標之水產動植物。
十一　非目標生物：指前款設定基因轉殖目標之水產動植物以外之生物。
十二　釋出：指基因轉殖水產動植物經田間試驗審查通過，提供合法之基因轉殖水產動植物繁殖場繁殖或推廣田間養殖。

第三條

田間試驗應由中央主管機關認可之試驗機構（以下簡稱田間試驗機構）執行。

第四條

中央主管機關得遴聘（派）學者專家及機關代表審議田間試驗及其相關事宜。

第二章　田間試驗機構之設置及管理

第五條

公私立試驗機關（構）或法人申請認可爲田間試驗機構，應塡具申請書，並檢附下列文件，向中央主管機關提出申請：

一　政府發給設立之文件及可從事業務項目證明文件。

二　試驗場之位置及五百分之一比例尺之平面圖，比例過大者可分圖表示之。

三　設置隔離設施之圖說。

四　設置檢驗設備之圖說。

五　試驗作業區內設施、設備之配置圖。

六　田間試驗機構相關設施之土地及建物使用許可證明文件。

七　田間試驗作業管理規範。

八　生物安全小組組織及成員名單。

九　田間試驗之專業人員基本資料及學、經歷證明文件。

十　緊急應變措施。

十一　其他經中央主管機關指定之文件。

第六條

本規則所定隔離設施之分類及應具備之設備如下：

一　密閉式設施：

(一)應以密閉建築、透明玻璃或塑膠材質覆蓋，具高度氣密性。

(二)處理相關排放水、廢棄物、介質及器具等之滅菌或焚化設備。

(三)管制人員進門處設置空氣淋洗、緩衝雙門及更衣室等設備。

二　半密閉式設施：

(一)應以透明玻璃或塑膠材質覆蓋屋頂，四周以玻璃、塑膠材質或以網洞孔隙小於零點六毫米之細網與外界隔離。

(二)對外通氣孔道或窗戶應以網洞孔隙小於零點六毫米之細網與外界隔離。

(三)處理相關排放水、廢棄物、培養介質及器具等之滅菌或焚化設備。

(四)管制人員進門處設置空氣淋洗、緩衝雙門及更衣室等設備。

三　隔離養殖池：
㈠養殖池區四周應以鐵絲網圍籬或圍牆與外界隔離。
㈡養殖池區應具有處理相關排放水、廢棄物、培養介質及器具等之滅菌、焚化或掩埋設備。
㈢養殖池出入口應有人員及車輛出入管制之設施。
㈣設有材料處理室。
㈤設有清洗作業區，供人員及使用後之機具清洗用。
㈥防逃設施應包括排水口應設置防止魚苗或魚卵外流之濾網，養殖池堤岸應高於鄰近地面高程，且具阻絕水產動物之逃逸設施。

第七條

第五條第八款所定生物安全小組，負責督導田間試驗計畫及相關事項，並執行第二十六條所定之緊急安全措施。
生物安全小組應參考實驗室實驗計畫階段之安全等級，審查田間試驗計畫應使用之隔離設施類別。

第八條

第五條第九款所定專業人員應具備資格如下：
一　田間試驗機構之負責人：大學以上農林水產相關系所畢業，且具基因轉殖試驗等工作經驗。
二　試驗場之管理人員：大學以上水產相關系所畢業，且具實驗經驗二年以上。
三　密閉設施或半密閉設施之管理人員：具備水產養殖管理經驗二年以上。

第九條

隔離設施爲密閉設施或半密閉設施之試驗場，應配置機電等專業相關領域之丙級以上技術士或與相關廠商簽有修護契約。

第一〇條

田間試驗機構應訂定作業管理規範並據以實施；其內容包含下列事項：
一　對外應明顯標示事項。
二　對田間試驗材料、人員、機具及車輛出入之管制事項。
三　各項作業、設施及設備之定期檢查事項。
四　隔離設施及機具之清潔管理。
五　試驗殘體、廢棄物及排放水之處理事項。
六　應記錄之作業、檢查、出入及其他管制事項。
七　違反作業規定或其他安全問題之緊急處理及通報機制。
八　其他執行田間試驗應注意或禁止事項。

第一一條

中央主管機關受理田間試驗機構認可之申請後，應進行現場查核，經審議通過後，發給合格證明並公告之。
前項證明之有效期限爲五年，並得於期限屆滿三個月前檢附原合格證明及第五條規定文件，向中央主管機關申請換發；未違反本規則規定者，准予換發。

第一二條

中央主管機關得不定期派員查驗田間試驗機構之相關設施、設備及其田間試驗作業管理情形，經查驗不合規定者，應敘明理由，通知限期改善；屆期未改善者，得廢止其合格證明並公告之。

第三章　田間試驗之管理

第一節　田間試驗之申請

第一三條

國內基因轉殖水產動植物移出實驗室前，或基因轉殖水產動植物自國外引進輸入前，應先向中央主管機關申請實施田間試驗。

國內基因轉殖水產動植物於實驗室或田間試驗階段，為研究交流目的展示者，應填具申請書並檢附下列文件向中央主管機關申請許可：

一　申請人國民身分證明文件影本一份；申請人為法人者，其登記證明文件及其代表人之國民身分證明文件影本各一份。

二　交流展示機構出具之邀請或合作同意文件。

三　展示計畫：包括展示之物種資料、基因轉殖來源、特性、功能機制、數量、地點、期間與管理人員簡歷冊及運輸路線、方式等相關說明資料。

四　安全防護計畫：包括展示期間、運輸過程之安全防護措施，發生逃逸、遭竊、物種雜交、大量感染疾病或天然災害等情形之緊急應變處理及通報主管機關流程等相關說明資料。

前項展示地點位於國外者，申請人應同時依基因轉殖水產動植物繁殖養殖管理規則第十六條第一項規定申請輸出許可。

第一四條

田間試驗包含遺傳特性調查及生物安全評估二階段，其申請許可時點規定如下：

一　遺傳特性調查，應於完成實驗室試驗後或自國外引進前申請。

二　生物安全評估，應於完成遺傳特性調查並經審議通過後申請。

國外引進之基因轉殖水產動植物如已於輸出國完成遺傳特性調查者，得檢具證明文件，送中央主管機關審議通過後，直接申請生物安全評估。

基因轉殖觀賞魚之田間試驗，得向中央主管機關申請許可將第一項所定遺傳特性調查及生物安全評估合併執行。

第一五條

申請許可為田間試驗，採個案申請，個案審查原則。

遺傳特性調查之申請，一案限提出一個具備明確編號之基因轉殖品種。
該轉殖品種之受體水產動植物，以使用相同之外源基因及基因轉殖方法所獲得者為限。
生物安全評估之申請，一案限提出一個具備明確編號之基因轉殖品種。
該轉殖品種係經遺傳特性調查所選出具穩定遺傳特性者，其編號需與遺傳特性調查試驗相符。

第一六條

為因應基因轉殖水產動植物田間試驗期間可能之緊急危害及其安全管理，申請許可為田間試驗之同時，應將該基因轉殖水產動植物品種檢測所需之篩選標誌、相關方法及必要之檢測材料等資料，提交中央主管機關。
未依前項規定提交者，中央主管機關不予受理。

第二節　遺傳特性調查

第一七條

申請遺傳特性調查，應填具申請書，並檢附下列文件，向中央主管機關提出：
一　遺傳特性調查計畫。
二　特性說明書。
三　經田間試驗機構生物安全小組審議完成之證明文件。
四　依基因重組實驗守則規定完成實驗室試驗之證明文件。
五　前條第一項所定文件。

第一八條

前條第一款所定遺傳特性調查計畫，應載明下列事項：
一　試驗目的及期限。
二　調查項目及調查方法。
三　使用隔離設施之種類。
四　有關田間試驗後安全管理及防範措施。
五　轉殖之外源基因在國內外相關文獻之探討及對環境可能衝擊之預期。
六　試驗期間與試驗後水產動植物及其產物等試驗廢棄物之處理方式。
前項第二款所定調查項目，應包括下列事項：
一　繁殖特性及一般性狀表現。
二　與近緣水產動植物、野生種或同種雜交之可能性。
三　外源基因在基因轉殖水產動植物之表現部位及其穩定性。
四　其他必要之項目。

第一九條

第十七條第二款所定特性說明書，應載明下列事項：
一　受體水產動植物之名稱、來源、分類學地位、用途、國內養殖情形、一般生物學特性、繁養殖方式、食性及在國內之野生種或近緣種。

二　基因轉殖所使用之外源基因種類、數目、名稱、來源及其表現之調控機制，與其在基因轉殖水產動植物細胞內之存在位置、表現及其穩定度。

三　載體之名稱、來源及分子特性。

四　基因轉殖方法、鑑定方法、學理依據及轉殖後標的基因之分子證據等。

第三節　生物安全評估

第二〇條

申請生物安全評估，應填具申請書，並檢附下列文件，向中央主管機關提出：

一　生物安全評估計畫。

二　審議通過之遺傳特性調查報告或第十四條第二項之審查證明文件。

三　計畫經田間試驗機構生物安全小組審議完成之文件。

四　第十六條第一項所定文件。

第二一條

前條第一款所定生物安全評估計畫，應載明下列事項：

一　試驗目的及期限。

二　基因轉殖水產動植物及其產品之用途。

三　評估項目及評估方法。

四　田間養殖平面圖、隔離養殖池區之水產養殖或周圍生物之種類。

五　養殖管理措施。

六　預防與試驗區外近緣水產動植物雜交之可能性與生物性隔離策略及方法。

七　轉殖之外源基因在國內外相關文獻之探討及對環境可能衝擊之預期。

八　緊急應變程序與有關之安全管理及防範措施。

九　試驗結束後，水產動植物及其產物等試驗廢棄物處理方式。

十　試驗結束後，試驗基地處理方法。

前項第三款所定評估項目，應包括下列事項：

一　基因轉殖水產動植物與近緣水產動植物、基因轉殖水產動植物雜交之可能性，與演變成野外族群之可能性及其影響。

二　對目標生物可能之直接或間接影響。

三　對非目標生物可能之直接或間接影響。

四　基因轉殖水產動植物所含外源基因流入其他水產動植物、病原生物之可能性及其影響。

五　發生基因外流情形時，對國內生態環境及原生種可能之影響。

六　其他必要之評估事項。

第四節　執行及監測

第二二條

田間試驗應依中央主管機關許可之試驗計畫執行；其內容需變更者，應報中央主管機關許可。

第二三條

基因轉殖水產動植物試驗材料如需移地運輸時，應於運輸前向中央主管機關申請許可。

前項水產動植物試驗材料，應裝於密閉容器內，不得與其他水產動植物混裝，並於容器外觀明顯處標示基因轉殖文字。

從事基因轉殖水產動植物試驗材料運輸及貯存者，其運輸及貯存過程，應採行嚴密之安全措施，防止逃逸或散出，並指定專人管理及記錄。

因運輸、貯存過程不當或事故，造成試驗材料外洩或污染，運輸、貯存者應立即採取緊急安全措施，並清除污染。

第二四條

申請人應於遺傳特性調查或生物安全評估之田間試驗計畫結束後三個月內，向中央主管機關提出試驗報告。

試驗期間超過一年者，申請人應於第一年後每六個月，向中央主管機關提送試驗報告。

前項試驗報告之審議結果，中央主管機關應以書面通知申請人。

第二五條

田間試驗期間，中央主管機關得不定期實地瞭解執行情形；發現有未依計畫執行時，得令限期改正；屆期未改正者，得廢止田間試驗之許可。

第二六條

田間試驗期間發現基因外流或有其他重大影響安全之虞者，田間試驗機構應立即中止試驗，生物安全小組應採行緊急安全措施，同時通報中央主管機關。必要時，中央主管機關得廢止田間試驗之許可。

第二七條

經本規則審議通過之基因轉殖水產動植物供食用者，應依食品衛生主管機關規定辦理。非供食用者，應依使用目的，按有關主管機關規定辦理。

第二八條

基因轉殖水產動植物之釋出繁殖及養殖，應依基因轉殖水產動植物繁殖養殖管理規定辦理。

第二九條

爲基因轉殖水產動植物之安全管理，及對釋出之基因轉殖水產動植物作長期觀察與監測，中央主管機關得委託具檢測條件及能力之機構進行基因轉殖水產動植物之檢測。

第三〇條

經審議未通過生物安全評估試驗之基因轉殖水產動植物，除第二項規定外，應予以銷毀。銷毀基因轉殖水產動物並應以人道方式爲之。

前項經審議未通過生物安全評估試驗之基因轉殖觀賞魚，未涉及食用目的者，得由申請人依中央主管機關許可之運輸計畫運回實驗室，免予銷毀。

第四章　附　則

第三一條

本規則施行前已從事基因轉殖水產動植物繁養殖者，應於本規則施行之日起二個月內向中央主管機關申報已上市基因轉殖水產動植物物種，並於中央主管機關發給首張田間試驗機構認可合格證明文件二年內依本規則完成基因轉殖水產動植物田間試驗且經審議通過。

未於前項期限內完成田間試驗且審議通過者，該基因轉殖水產動植物應予以銷毀。

第三二條

本規則自發布日施行。

基因轉殖植物田間試驗管理辦法

①民國94年6月29日行政院農業委員會令訂定發布全文35條，自植物品種及種苗法施行之日施行。

②民國101年10月5日行政院農業委員會令修正發布第29、35條條文；並自發布日施行。

民國102年7月19日行政院公告第6條第2款所列由「行政院衛生署」代表擔任委員事項，自102年7月23日起改由「衛生福利部」代表擔任。

民國103年2月27日行政院公告第6條第2款所列屬「行政院國家科學委員會」之權責事項，自103年3月3日起改由「科技部」管轄。

③民國103年3月5日行政院農業委員會令增訂發布第14-1條條文。

第一章　總　則

第一條

本辦法依據植物品種及種苗法（以下簡稱本法）第五十二條第三項規定訂定之。

第二條

本辦法用詞定義如下：

一　受體植物：指在基因轉殖中接受外源基因之植物。

二　載體：指能自行複製且能接受外源基因嵌入，經由基因轉殖可將外源基因轉入受體植株之去氧核醣核酸分子。

三　基因轉殖植物田間試驗：基因轉殖植物於特定的隔離設施內所進行之遺傳特性調查及生物安全評估等事項。

四　遺傳特性：指受遺傳因子所控制或影響之性狀表現。

五　生物安全：指防範基因轉殖植物對人類健康、生態環境及生物多樣性構成潛在之風險或可能造成之危害。

六　基因轉殖系：指運用遺傳工程或分子生物等技術嵌入有外源基因之品系。

七　目標生物：指預定防治之目標害蟲、植物病原及雜草等。

八　非目標生物：指非預期防治目標之動物、植物及微生物等。

九　釋出：指基因轉殖植物經田間試驗審查通過後，將其種苗提供繁殖、銷售、推廣田間栽培。

第三條

基因轉殖植物田間試驗（以下簡稱田間試驗）應由經中央主管機關認可之基因轉殖植物田間試驗機構（以下簡稱田間試驗機構）執行。

第四條

中央主管機關應設基因轉殖植物審議委員會（以下簡稱審議委員會），審議田間試驗及其相關管理事宜。

第五條

審議委員會之任務如下：

一　審議田間試驗機構申請案。

二　審議遺傳特性調查申請案及其調查報告。

三　審議生物安全評估申請案及其評估報告。

四　評估田間試驗期間緊急事件處置措施。

五　審議第三十三條檢測之委任或委託案及檢測結果之處理等事項。

六　提供技術及政策之諮詢。

七　其他相關事項。

第六條

審議委員會置委員九人至十三人，任期二年；其成員如下：

一　中央主管機關代表二人，其中一人爲召集人。

二　行政院國家科學委員會、行政院衛生署及行政院環境保護署代表各一人。

三　中央主管機關遴聘生物技術、作物育種、生物多樣性、植物保護或其他相關領域之專家四人至八人。

第七條

審議委員會召集人得視需要召開並主持會議，召集人未能出席時，得由召集人指定委員一人代理主持。召集人認爲有必要時得邀請相關機關人員及專家列席。

審議委員會之決議，應有委員三分之二以上之出席，出席委員過半數之同意行之。

第二章　田間試驗機構設置之申請及審查

第八條

試驗研究機關或法人團體具執行基因轉殖植物田間試驗能力及相關隔離設施、檢驗設備者，得向中央主管機關申請認可爲田間試驗機構。

第九條

申請認可爲田間試驗機構者，應塡具申請書，並載明下列事項，向中央主管機關提出：

一　試驗場之位置及適當比例之平面圖。

二　設置之隔離設施。

三　設置之檢驗設備。

四　試驗作業區內設施、設備之配置圖。

五　基因轉殖植物田間試驗作業管理規範。

六　人員配置及專業人員名冊。

七　生物安全委員會組織及委員名單。

第一〇條
隔離設施，依其試驗環境分為下列四類：
一　密閉式溫室。
二　半密閉式溫室。
三　隔離溫室或網室。
四　隔離田。
第一一條
各類隔離設施，應具備功能如下：
一　密閉式溫室：
㈠以透明玻璃或塑膠材質覆蓋，具高度氣密性。對外通氣孔道需具備防止花粉、孢子、種子等微粒外流之空氣過濾裝置。
㈡處理相關排放水、植體廢棄物、栽培介質及器具等之滅菌或焚化設備。
㈢管制人員進門處設置空氣淋洗、緩衝雙門及更衣室等設備。
二　半密閉式溫室：
㈠以透明玻璃或塑膠材質覆蓋屋頂，四周以玻璃或塑膠材質，或所有網洞均應以孔隙小於〇．六毫米之細網與外界分隔之設施。
㈡對外通氣孔道或窗戶需有所有網洞均應以孔隙小於〇．六毫米之細網與外界分隔。
㈢處理相關排放水、植體廢棄物、栽培介質及器具等之滅菌或焚化設備。
㈣管制人員進門處設置空氣淋洗、緩衝雙門及更衣室等設備。
三　隔離溫室或網室：
㈠對於開花中之試驗植物，具有可防止花粉及種子傳播之隔離袋或器具。
㈡處理相關排放水、植體廢棄物、栽培介質及器具等之滅菌、焚化或掩埋設備。
㈢防止昆蟲及動物進出之設備。
㈣管制人員進出處及進門處有適當消毒設施。
四　隔離田：
㈠田區四周應以鐵絲網圍籬及綠籬植物與外界隔離。
㈡田區應具有處理相關排放水、植體廢棄物、栽培介質及器具等之滅菌、焚化或掩埋設備。
㈢試驗田出入口應有人員及車輛出入管制之設施。
㈣設有材料處理室。
㈤設有清洗作業區，供人員及使用後之農機具清洗用。
第一二條
田間試驗機構對於試驗場之管理及試驗之執行，應指定具備執行基因轉殖植物生物安全評估專業能力之專人負責。
前項專業人員應具備基本條件如下：
一　試驗場之負責人及試驗之執行人員，應爲農林業或生命科學等相關學系畢業，具植物基因轉殖試驗或農林業實際工作經驗者。
二　試驗場之管理人員，應爲農林業相關學科畢業，具實際栽培經驗二年以上者。
三　密閉溫室或半密閉溫室之管理，其人員需具備溫室管理經驗，並應配置機電等專業相關領域之技術員或與相關廠商簽有修護契約。

第一三條
基因轉殖植物田間試驗作業管理規範，應包含下列事項：
一　對外之明顯標示事項。
二　對試驗材料、人員、機具及車輛出入之管制事項。
三　各項作業、設施、設備之定期檢查事項。
四　隔離設施及機具之清潔管理及試驗殘株、廢棄物之處理事項。
五　應記錄之作業、檢查、出入及其他管制事項。
六　違反作業規定或其他安全問題之緊急處理及通報機制。
七　其他相關試驗執行應注意或禁止事項。

第一四條
中央主管機關受理田間試驗機構認可之申請後，應進行現場查核，經審議通過後，由中央主管機關發給合格證明並公告之。
前項證明文件之有效期限爲十年，並得於期限屆滿前三個月內檢附原合格證明影本，向中央主管機關申請換發新合格證明。

第一四條之一
田間試驗機構因故須終止經認可之隔離設施之原認可目的使用時，應敘明擬終止使用之隔離設施類別、面積、原因及其使用現況，並檢附田間試驗機構生物安全委員會同意之會議紀錄，報請中央主管機關廢止該類隔離設施之認可及變更原合格證明。
經中央主管機關廢止認可之田間試驗機構隔離設施，應公告該隔離設施之類別及面積，並以書面通知該田間試驗機構。

第一五條
執行田間試驗，應依基因轉殖植物田間試驗作業管理規範執行。
中央主管機關應不定期派員查驗田間試驗機構之相關設施、設備及其田間試驗作業管理情形，經查驗不合規定者，中央主管機關應敘明理由，通知限期改善，逾期未改善者，中央主管機關得廢止其合格證明並公告之。

第一六條
田間試驗機構應設生物安全委員會，負責審議田間試驗計畫及相關事項並執行第三十一條之緊急安全措施。

第三章　田間試驗之管理

第一節　田間試驗之申請

第一七條

基因轉殖植物之育種者或經其授權者，得向中央主管機關提出申請許可爲田間試驗。

前項申請，應提出經田間試驗機構生物安全委員會審議通過之試驗計畫。

第一八條

田間試驗包含遺傳特性調查及生物安全評估。

申請遺傳特性調查，應於完成實驗室試驗後，或自國外引進前爲之。

申請生物安全評估應於完成遺傳特性調查經審議通過後爲之。

對於長年不開花之樹種或不產生花粉之植物，得經審議核定將遺傳特性調查及生物安全評估合併執行。

國外引進之基因轉殖植物如已於輸出國完成遺傳特性調查者，得於引進前檢具證明文件，送審議委員會審議通過後，於引進前直接申請生物安全評估。

第一九條

申請許可爲田間試驗，採個案申請，個案審查原則。

遺傳特性調查之申請，一案得提出十個以內具備明確編號之基因轉殖系。該轉殖系須爲同一品種或品系之受體植物，以相同之外源基因及相同之基因轉殖方法所獲得。

生物安全評估之申請，一案限提出一個具備明確編號之基因轉殖系。該轉殖系係經遺傳特性調查所選出具穩定遺傳特性者，其編號需與遺傳特性調查試驗相符。

第二〇條

爲因應基因轉殖植物田間試驗期間可能之緊急危害及其安全管理，申請許可爲田間試驗之同時，應將該基因轉殖植物品種檢測所需之篩選標誌、相關方法及必要之檢測材料等資料提交中央主管機關。中央主管機關對申請人所提之資料涉及營業秘密部分，應予保密。

未依前項規定提交者，中央主管機關對田間試驗之申請案，得不予受理。

第二節　遺傳特性調查

第二一條

申請遺傳特性調查應檢具下列文件，向中央主管機關提出：

一　申請書。

二　基因轉殖植物遺傳特性調查計畫。

三　基因轉殖植物特性說明書。

四　經田間試驗機構生物安全委員會審議通過之証明文件。

第二二條

基因轉殖植物遺傳特性調查計畫應載明下列事項：

一　試驗目的與期限。

二　調查項目及調查方法。

三　使用之隔離設施。

四　有關安全管理及防範措施。

五　轉殖之外源基因在國內外相關文獻之探討及預期對環境可能之衝擊。

六　試驗期間及試驗後植株及其產物等試驗廢棄物之處理方式。

前項第二款之調查項目應包括下列事項：

一　基因轉殖植物之繁殖特性及一般性狀表現。

二　基因轉殖植物與近緣植物、野生種或同種雜交之可能性。

三　外源基因在基因轉殖植株之表現部位及其穩定性。

四　外源基因在基因轉殖植株之基因產物毒性分析。

五　其他必要之項目。

第二三條

基因轉殖植物特性說明書應載明下列事項：

一　受體植物之名稱、來源、分類學地位、用途、國內種植情形、一般植物學特性、繁殖與授粉方式及其在國內之野生種或近緣種。

二　基因轉殖所使用之外源基因種類、數目、名稱、來源及其表現之調控機制，與其在基因轉殖植物細胞內之存在位置及表現。

三　載體之名稱、來源及分子特性。

四　基因轉殖方法、鑑定方法及學理依據。轉殖後標的基因之分子證據等。

第三節　生物安全評估

第二四條

申請基因轉殖植物生物安全評估應檢具下列文件，向中央主管機關提出：

一　申請書。

二　基因轉殖植物生物安全評估計畫。

三　審議通過之遺傳特性調查報告，或第十八條第四項申請合併執行之資料，或第十八條第五項直接申請之證明文件。

四　計畫經田間試驗機構生物安全委員會審議通過之證明文件。

第二五條

基因轉殖植物生物安全評估計畫書應載明下列事項：

一　試驗目的與期限。

二　基因轉殖植株及其產品之用途。

三　評估項目及評估方法。

四　基因轉殖植物田間種植平面圖、種植區周圍之種植作物種類。
五　基因轉殖植物之栽培管理措施。
六　預防與田區外近緣作物雜交之生理或生物性隔離策略與方法。
七　轉殖之外源基因在國內外相關文獻之探討及預期對環境可能之衝擊。
八　緊急應變程序及有關之安全管理及防範措施。
九　試驗結束後，植株及其產物等試驗廢棄物處理方式。
十　試驗結束後，試驗基地處理方法。
前項第三款之評估項目應包括下列事項：
一　基因轉殖植物演變成雜草之可能性及其影響。
二　基因轉殖植物對目標生物可能之直接或間接影響。
三　基因轉殖植物對非目標生物可能之直接或間接影響。
四　基因轉殖植物所含外源基因流入其他動植物、病原生物之可能性及其影響。
五　基因轉殖植物發生基因外流情形時，對國內生態環境及原生種可能之影響。
六　其他必要之評估事項。

第四節　執行與監測

第二六條

田間試驗應依中央主管機關許可之試驗計畫執行。其內容如需變更，應再報請中央主管機關許可。

第二七條

基因轉殖植物試驗材料之運送，應以牢固、不易破碎並能預防散出之方式單獨裝置，不得與其他植物材料混裝，並明顯標示基因轉殖文字。

從事基因轉殖植物試驗材料運輸、貯存之單位及個人，其搬運及貯存過程，應採行嚴密之安全措施，防止散出，並指定專人管理及記錄。

因運輸過程不當或事故，造成試驗材料外洩或污染，委託者與運輸業者應立即採取緊急安全措施並清除污染。

第二八條

經許可之生物安全評估試驗計畫，中央主管機關應予公告，其內容包括下列事項：
一　試驗計畫名稱。
二　申請人。
三　執行之田間試驗機構。
四　基因轉殖植物之特性。
五　計畫許可日期。
六　計畫執行期限。

第二九條

試驗期間超過一年者，申請人應於每年年度結束後一個月內提送年度報告。

申請人應於遺傳特性調查或生物安全評估等田間試驗計畫結束後六個月內，提出試驗報告送中央主管機關審議。

前項試驗報告之審議結果，中央主管機關應以書面通知申請人並公告之。

有下列情形之一者，其田間試驗案，視同審查未通過，中央主管機關得逕予結案，並以書面通知申請人及公告之：

一　違反第一項規定，經中央主管機關通知限期提送年度報告，屆期仍未提送。

二　違反第二項規定，經中央主管機關通知限期提送試驗報告，屆期仍未提送。

三　申請人依第一項、第二項提送之年度報告、試驗報告經審議應予補正者，經中央主管機關通知限期補正，屆期仍未補正。

第三〇條

基因轉殖植物田間試驗期間，審議委員會得不定期實地瞭解執行情形，必要時得要求申請人修正試驗內容或延長試驗期限。

前項經審議委員會議決變更田間試驗內容者，由中央主管機關以書面通知申請人修正計畫。

第三一條

基因轉殖植物田間試驗期間如發現基因外流或其他重大影響安全之虞者，田間試驗機構應立即中止試驗，生物安全委員會應採行緊急安全措施，同時通報中央主管機關，由審議委員會即行評估，必要時中央主管機關得依職權廢止田間試驗之許可。

第三二條

釋出基因轉殖植物，應依基因轉殖植物之標示及包裝準則辦理。

第三三條

爲基因轉殖植物之安全管理，及對釋出之基因轉殖植物做長期觀察與監測，中央主管機關得委任或委託具檢測條件及能力之機構進行基因轉殖植物之檢測。

第四章　附　則

第三四條

本辦法所定各項書表文件格式，由中央主管機關公告之。

第三五條

本辦法自本法施行之日施行。

本辦法修正條文自發布日施行。

基因轉殖植物之標示及包裝準則

民國94年6月29日行政院農業委員會令訂定發布全文9條。

第一條

本準則依植物品種及種苗法（以下簡稱本法）第五十二條第四項規定訂定之。

第二條

基因轉殖植物經通過田間試驗，在國內推廣或銷售前，應檢具依其申請用途經中央目的事業主管機關核准之同意文件，向中央主管機關申請專一識別碼之核發及登錄。

前項專一識別碼，係指一組以數字或字母組合之代碼，用以代表一基因轉殖系，提供產品鑑識及來源追蹤。

專一識別碼之申請人，得爲該植物之育種者或被授權者。

第三條

基因轉殖植物應符合本法第五十二條第二項規定，始得在國內推廣或銷售，並應標示下列事項：

一　於植物種類名稱前以最顯著方式標示基因轉殖文字。
二　明顯標示基因產品專一識別碼。
三　轉殖基因之科學名稱及普通名稱；其名稱得以英文或其他有助於說明之外國文字標示。
四　推廣或銷售之種苗業者名稱、地址及電話。
五　生產地。
六　重量或數量。
七　基因轉殖植物之特性。
八　基因轉殖植物之使用與栽培目的。
九　其有分裝情形者，應標示分裝業者名稱及其地址。
十　輸出入者應標示進口商或出口商及其地址。
十一　基因轉殖植物之處理、保存及運輸條件。
十二　緊急狀況之安全處理程序及方法。
十三　其爲種子者，應標示發芽率及測定日期。

第四條

前條標示事項應依下列規定辦理：

一　應以清晰可辨之中文正楷字體或通用符號標示。
二　國外輸入之植物，應於輸入前完成中文標示。
三　標示字體之長度及寬度不得小於○．四公分。
四　散裝銷售者，應製作標示牌標示且其標示事項應印成單張，在產品銷售時提供給購買者。

五　標示事項應印刷於包裝、容器、標籤或標示牌上，所列標示應牢固並持久。

前條第七款至第十三款難以直接標示者，得以檢附說明書方式代之。

第五條

推廣或銷售基因轉殖植物可供繁殖栽培之植株，其部分或全株，可採行下列方式標示：

一　推廣銷售有包裝者，其標示應直接印刷或粘貼於包裝或容器上。

二　推廣銷售無包裝裸苗，應按種類以籃筐等臨時容器集中放置，並豎立標示牌。

三　以簡易育苗盤、缽裝載，不經包裝直接銷售者，應以標籤直接標示於簡易容器或豎立標示牌。

四　零售基因轉殖植物者，應隨產品於展示櫃立牌標示之。

五　種植於苗圃之植株，應於栽培地點豎立標示牌，並標示栽培者及其聯絡方式。

前項第五款標示牌之規格爲長一百二十公分寬七十五公分；標示字體之長度及寬度不得小於三公分。

第六條

基因轉殖植物種子，應完整包裝。

第七條

運送、輸出或輸入基因轉殖植物，應以牢固、不易破碎並能預防散出之材料及方式加以包裝，不得與其他植物混裝。

第八條

基因轉殖植物之生產者應負責包裝及標示。基因轉殖植物如經分裝銷售者，應由分裝銷售者核對後重新包裝並正確標示。

第九條

準則自本法施行之日施行。

基因轉殖種畜禽田間試驗及生物安全性評估管理辦法

民國91年11月15日行政院農業委員會令訂定發布全文10條；並自發布日施行。

第一條

本辦法依畜牧法第十二條之一規定訂定之。

第二條

本辦法用詞定義如下：

一　基因轉殖：使用基因工程或分子生物技術將轉殖基因殖入種畜禽之個體、體細胞、胚胎細胞、胚幹細胞或生殖細胞中，產生基因重組或移置者。

二　轉殖基因：指重組基因或原本不屬於該種畜禽或種原之基因或去氧核醣核酸（DNA）或核醣核酸（RNA）片段。

三　基因轉殖種畜禽：指應用基因轉殖技術所獲得攜帶轉殖基因之種畜禽或種原，及其衍生之後代或複製體。

四　田間試驗：指在中央主管機關認可並具有防堵轉殖基因外流能力之機構，爲評估生物安全性所進行之試驗。

五　生物安全性：係指基因轉殖種畜禽本體與其可能互動之動植物、人類及自然環境之安全。

第三條

凡由國外引進或國內培育之基因轉殖種畜禽，應依本辦法向中央主管機關申請辦理田間試驗，並經生物安全性評估後，始得推廣利用。

前項種畜禽之利用如係供試驗研究機構作試驗研究使用者，不在此限。

第四條

生物安全性評估之內容包括下列事項：

一　基因轉殖種畜禽之研究應用目的及背景。

二　原始種畜禽或種原之中英文名稱。

三　原始種畜禽或種原來源及一般生物學特性。

四　轉殖基因之名稱、來源、特性及組成。

五　轉殖基因載體。

六　轉殖方法與學理依據、轉殖後標的基因之分子證據及國內外相關或類似事例與其生物安全性評估結果等。

七　轉殖基因在種畜禽細胞或組織之表現位置及基因遺傳與表現之穩定度。

八　基因轉殖種畜禽之特性，包括一般特性、繁殖方式、飼養管理方式及飼養管理應特別注意事項。
九　基因轉殖種畜禽演變成有害動物之可能性及其防堵措施。
十　田間試驗設計：包括觀察試驗期間應調查之性狀表現、田間試驗規則說明及轉殖基因外流防堵措施等。
十一　其他經基因轉殖種畜禽審議小組指定評估事項。

第五條

中央主管機關應設置基因轉殖種畜禽審議小組（以下簡稱審議小組），審議基因轉殖種畜禽田間試驗及生物安全性評估相關事宜。

第六條

申請人應檢附申請書（如附件）及相關書件，向中央主管機關申請基因轉殖種畜禽田間試驗，並應向中央主管機關認可之機構繳交委託試驗費用；委託試驗收費標準由中央主管機關定之。

第七條

經本辦法審核通過之基因轉殖種畜禽如供食用者，應經食品衛生主管機關審核同意後，始得供爲食用。

第八條

經本辦法審核通過之基因轉殖種畜禽如非供食用者，應依使用目的，經有關主管機關審核同意後，始得應用於該特定用途，並不得作爲食用。

第九條

經本辦法審核未通過之基因轉殖種畜禽，應予以符合人道方式進行安樂死與銷毀。

第一○條

本辦法自發布日施行。

（附件略）

基因轉殖植物遺傳特性調查及生物安全評估原則

民國96年8月22日行政院農業委員會令訂定發布全文3點；並自即日生效。

壹、前　言

行政院農業委員會依據植物品種及種苗法第五十二條第三項規定授權訂定發布之基因轉殖植物田間試驗管理辦法（以下簡稱本辦法），係自九十四年六月三十日起施行。依據本辦法第十八條，基因轉殖植物之田間試驗應分兩階段進行：第一階段爲遺傳特性調查，遺傳特性調查之申請，應於完成實驗室試驗後或自國外引進前爲之；第二階段爲生物安全評估，原則上應於遺傳特性調查完成，並經審議通過後始得申請。

上開遺傳特性調查項目及生物安全評估項目，已分別明定於本辦法第二十二條及第二十五條。惟因基因轉殖植物之特性甚爲多樣化，其表現常因植物種類不同而有所差異，爲符實際，得依基因轉殖植物種類及外源基因之特性，視個案決定所需調查及評估之項目。如相關調查評估項目業經申請人提供足資信賴之科學證據時，亦得省略該部分試驗。爲使各界明瞭上述基因轉殖植物田間試驗兩階段應行調查及評估之內容，爰訂定本「基因轉殖植物遺傳特性調查及生物安全評估原則」。

貳、遺傳特性調查

植物之繁殖特性（有性或無性繁殖）、授粉方式（自交或異交作物）、花粉傳播途徑（蟲媒或風媒）等特性甚爲多樣化；外源基因之特性與花粉稔性、交配親合性、種子之活力、萌芽率、壽命等，因植物種類不同而有所差異，且基因產物可能存在之毒性亦因而有所不同。因此，基因轉殖植物遺傳特性之調查，實有其必要。

一　基因轉殖植物之繁殖特性及一般性狀表現

(一)繁殖特性：依植物學之繁殖特性區分如下：

1. 有性繁殖植物：調查項目包括基因轉殖植物之開花期、花朵數目、花粉量、花粉萌芽力、花粉壽命、種子數目、種子成熟期、種子壽命、種子休眠性與種子萌芽力等特性；調查重點在於繁殖特性是否因轉殖基因之過程或所轉殖之基因而改變其在自然狀態下之繁殖與生存能力。
2. 無性繁殖植物：基因轉殖後改變其繁殖特性者，依有性繁殖植物之調查項目及重點調查；如基因轉殖後未改變其繁殖方式者，本項調查得予省略。

㈡一般特性

調查項目包括基因轉殖植物之株高、鮮重、乾重、葉數、產量等一般農園藝性狀。調查重點在於基因轉殖植物之性狀是否有所改變。

二　基因轉殖植物與近緣植物、野生種或同種雜交之可能性

近緣植物、野生種係指作物種原利用所稱「初級基因庫」之植物，其界定範圍爲與基因轉殖植物同屬之近緣植物、野生種。同種係指與基因轉殖植物同種之植物。雜交之定義係指作物於正常生育條件下所發生之「天然雜交」。

基因轉殖植物與近緣植物、野生種雜交可能性之調查，須先蒐集相關資料，說明基因轉殖植物之近緣植物、野生種存在狀況及其繁殖方式，包括花器構造、開花期間、授粉方式等之異同。若可證實無雜交之可能，則不需進行調查；若無法證實無雜交之可能，則需在適當的隔離設施內進行雜交可能性之調查。調查原則如下：

㈠在試驗期程上至少需有兩個期作之重複試驗，其中一個期作需有一個適合開花、授粉及產生雜交種子之條件。若有必要，可進行人工或輔助授粉。

㈡雜交可能性之調查方法，應選取適量之近緣植物、野生種進行雜交試驗，收穫之種子得調查後裔種子外觀性狀、外源基因或其產物。

三　外源基因在基因轉殖植株之表現部位及其穩定性

㈠外源基因的特性：提供外源基因之構築、基因套數及已達同質結合品系之證明，如爲無性繁殖植物則無需提供同質結合品系證明。

㈡外源基因的表現：調查外源基因之表現部位及表現時期。

㈢外源基因的穩定性：基因轉殖品系繁殖二至三代後，調查外源基因之穩定性及其性狀表現。

四　外源基因在基因轉殖植株之基因產物毒性分析

㈠外源基因產物與已知毒性、抗抗生素或過敏原物質 DNA序列，及其相對應胺基酸序列之比對分析。

㈡外源基因產物的含量分析。

㈢外源基因產物消化水解特性分析。

五　其他必要項目

依個案而定。

參、生物安全評估

基因轉殖植物對環境安全之影響，因轉殖之外源基因的種類和受體植物之遺傳特性而有所差異，故而應就基因轉殖植物之雜草化、基因之流佈及對目標及非目標生物之毒性及影響等加以評估及探討。

一　基因轉殖植物演變成雜草之可能性及其影響
在不同環境下，比較基因轉殖植物與原受體植物之生長及繁殖能力之差異。由實際測試及文獻取得相關資料，進行下列之雜草化潛力評估。
(一)環境適應性評估：主要評估項目包括株高、葉數、乾重、種子數目、種子休眠力、花粉量及開花期等特性。
(二)競爭及野化能力評估：主要評估項目包括種子數目、種子萌芽力、生長速率、乾重、花粉量等特性。
(三)植株及繁殖體長存性評估：主要評估項目包括種子數目、種子壽命、種子休眠性、營養生長期、開花期、老化期及越冬性等特性。
二　基因轉殖植物對目標生物可能之直接或間接影響
(一)除不具抗蟲基因之轉殖植物免進行本試驗外，基因轉殖植物與目標害蟲之關係及影響之評估項目如下：
1. 基因轉殖植物對目標害蟲之危害測定。
2. 目標害蟲抗性調查。
3. 目標害蟲族群變動調查。
4. 對目標害蟲之天敵的生物及生態影響測試。
(二)除不具抗病基因之轉殖植物免進行本試驗外，基因轉殖植物與病害之關係及影響之評估項目如下：
1. 病害：病害發生種類、傳播、發病生態、發病時期、基因轉殖植物與受體植物之罹病率比較及新病害發生觀察。
2. 病原性：抗病性基因轉殖植物或其罹病率高於受體植物時，其病原性強弱比較及引發強病原性菌株之可能性評估。
3. 抗病性：抗病基因轉殖植物，其抗病性之表現及抗病性之穩定性。
4. 抗藥性：田間管理達需藥劑防治狀態下，其藥效（防治率）比較及有效防治藥劑比較。
三　基因轉殖植物對非目標生物可能之直接或間接影響
(一)基因轉殖植物與非目標昆蟲之關係及影響之評估項目如下：
1. 害蟲與天敵種類及其族群變動調查。
2. 對土壤昆蟲或滿（虫部首）類之影響評估。
3. 授粉昆蟲：基因轉殖植物對授粉昆蟲可能之毒害、田間訪花昆蟲種類調查及訪花行爲觀察。
4. 保育昆蟲：依基因轉殖植物與政府法定保育類昆蟲之寄主植物的類緣關係及分布棲地等，決定是否進行室內試驗或提出文獻說明以審查其風險。
(二)基因轉殖植物與非目標病害之關係及影響之評估項目如下：
1. 病害：病害發生種類、傳播、發病生態、發病時期、基因轉殖植物與受體植物之罹病率比較及新病害發生觀察。
2. 病原性：抗病性基因轉殖植物或其罹病率高於受體植物

時，其病原性強弱比較及引發強病原性菌株之可能性評估。

㈢基因轉殖植物對土壤微生物相之影響，為調查土壤微生物族群結構的變異，評估項目如下：

1. 總細菌數、總真菌數之調查。
2. 土壤細菌群落之調查：萃取土壤微生物 DNA，進行聚合（酉每）聯鎖反應，與變性梯度凝膠電泳分析。
3. 指標性微生物族群數之調查：含尿素氧化菌、游離性固氮菌、溶磷菌、蛋白分解菌、纖維素分解真菌、土壤病原菌（真菌、細菌與放線菌）。

㈣基因轉殖植物對動物之影響，經調查基因轉殖植物成份中含殺蟲、抗抗生素蛋白質或過敏性物質，且具野生動物可食用部份者，其評估項目如下：

1. 動物過敏性試驗或抗抗生素蛋白質對胃腸內菌相改變之試驗。
2. 動物口服急毒性試驗。
3. 鳥禽類二十八天餵食亞急毒性試驗（當上述2.之資料無法確認其安全性時始需進行）。
4. 鳥禽類生殖毒性試驗（當上述3.之資料無法確認其安全性時始需進行）。
5. 其他必要之試驗。

四　基因轉殖植物所含外源基因流入其他動植物、病原生物之可能性及其影響

㈠外源基因在土壤微生物間之水平移轉，其評估項目如下：

1. 外源基因在土壤微生物間水平移轉頻率。
2. 土壤中特定微生物含外源基因之比例。

㈡外源基因流入其他生物之風險評估係依個案而定。

五　基因轉殖植物發生基因外流時，對國內生態環境及原生種可能之影響係依個案而定。

六　其他必要之評估事項係依個案而定。

柒、農產品（含有機農產品）

飼料管理法

①民國62年1月12日總統令制定公布全文39條。
②民國75年12月5日總統令修正公布全文40條。
③民國89年5月17日總統令修正公布第2、10、11、15條條文。
④民國91年1月30日總統令修正公布第10～12、15、16、25條條文。
⑤民國104年2月4日總統令修正公布第3～5、10、11、14、20、24～27、29～32條條文及第四章章名；增訂第8-1、11-1、22-1、22-2、32-1、39-1條條文；並刪除第36條條文。

第一章　總　則

第一條
為保持飼料品質之水準，促進畜牧及水產養殖事業之發展，以維護國民健康，特制定本法。本法未規定者，適用其他有關法律規定。

第二條
本法所稱主管機關：在中央為行政院農業委員會；在直轄市為直轄市政府；在縣（市）為縣（市）政府。

第三條
本法所稱飼料，指經中央主管機關公告，可供給家畜、家禽、水產動物營養或促進健康成長之食料，其類別如下：
一　植物性飼料：植物、植物產品或其加工品。
二　動物性飼料：動物、動物產品或其加工品。
三　補助飼料：礦物質、維生素、胺基酸或其加工品。
四　配合飼料：兩種以上之飼料調配製成品。
前項飼料因製造、加工、分裝或輸入造成之安全或品質差異，有檢驗之必要者，其詳細之品目，由中央主管機關公告之。

第三條之一
本法所稱飼料添加物，指經中央主管機關公告，為提高飼料效用，保持飼料品質，促進家畜、家禽、水產動物發育，保持其健康或其他用途，添加於飼料且不含藥品之非營養性物質。
前項飼料添加物因製造、加工、分裝或輸入造成之安全或品質差異，有檢驗之必要者，其詳細之品目，由中央主管機關公告之。
飼料添加物之使用對象、用量、用途及其他應遵行事項之準則，由中央主管機關定之。

第四條
本法所稱成分如下：

一　飼料成分：指飼料中所含粗蛋白質、粗脂肪、粗灰分、粗纖維、磷、鈣或其他有效成分、限量成分及有害物質之含量。
二　飼料添加物成分：指飼料添加物中所含有效成分、限量成分、有害物質之含量。

飼料及飼料添加物成分標準，依國家標準之規定；無國家標準者，於申請檢驗登記時，送請中央主管機關會同有關機關核定之。

第五條

本法所稱飼料製造業者，係指經營飼料或飼料添加物之製造、加工、分裝業者。

飼料或飼料添加物不得用於製造、加工食品，或與食品混合貯藏、販賣。

飼料製造業者不得於飼料或飼料添加物工廠內製造、加工、分裝或貯藏食品。

第六條

本法所稱飼料販賣業者，係指經營飼料或飼料添加物之批發、零售、輸入及輸出業者。但飼料製造業者將其產品批發出售者，得免辦理販賣登記。

第七條

本法所稱標示，係指飼料或飼料添加物容器上或包裝上用以記載文字、圖畫或記號之標識。

第八條

中央主管機關，應會同有關主管機關，策劃飼料之生產、製造、運銷及輸出入，以防止飼料供需失調及價格失常。

第八條之一

中央主管機關應彙整飼料、飼料添加物製造登記證、輸入登記證、基因改造飼料、飼料添加物查驗合格、販賣登記證、輸入查驗之結果等資料，建置飼料、飼料添加物來源與流向之追溯及追蹤系統資料庫，並予公開。中央主管機關並應就飼料製造業者或販賣業者公告限期分階段使用電子發票。

飼料製造業者及販賣業者，應記錄其飼料與飼料添加物供應來源與流向，並保存證明文件或證據五年；其所製造、輸入或販賣之飼料或飼料添加物，符合中央主管機關公告之規模及品目者，應將供應來源與流向上傳至前項資料庫，並予公開。

第一項追溯及追蹤系統資料庫之建置與資訊公開、限期使用電子發票、第二項供應來源與流向之紀錄及其上傳、公開方式、證明文件或證據之保存方式及其他應遵行事項之辦法，由中央主管機關定之。

第二章　製造、輸入及輸出

第九條

飼料或飼料添加物工廠之設立，應符合飼料或飼料添加物工廠設廠標準，並應依法辦理工廠登記。

前項設廠標準，由中央主管機關會同中央工業主管機關及中央衛生主管機關定之。

飼料或飼料添加物工廠之設廠許可，應由工業主管機關會同農業主管機關辦理。

第一〇條

製造、加工、分裝經中央主管機關公告品目之飼料或飼料添加物者，應向中央主管機關申請許可，該飼料或飼料添加物經檢驗合格，發給製造許可登記證（以下簡稱製造登記證）後，始得製造、加工、分裝。

前項申請要件、程序、應檢附文件、來源證明、檢驗方法、許可條件、製造登記證之核（換、補）發及其他應遵行事項之辦法，由中央主管機關定之。

有下列情形之一者，免依第一項規定申請許可及取得製造登記證：

一　自製自用飼料戶向直轄市或縣（市）主管機關申請許可，並發給自製自用飼料戶登記證後，自製且供給自有家畜、家禽或水產動物之飼料。

二　試驗研究機構製造或加工專供試驗用之飼料、飼料添加物。

前項第一款自製自用飼料戶製造之飼料，其成分及含量應符合中央主管機關所定限量標準；其使用飼料添加物者，應記錄飼料添加物來源及使用情形。

第三項第一款之申請要件、程序、應檢附文件、許可條件、登記證之核（換、補）發、前項飼料添加物來源及使用情形之紀錄與其他應遵行事項之辦法及前項限量標準，由中央主管機關定之。

第一項所定受理申請、檢驗及發給製造登記證等事項，中央主管機關得委辦直轄市或縣（市）主管機關辦理。

第一一條

輸入經中央主管機關公告品目之飼料或飼料添加物者，應向中央主管機關申請許可，該飼料或飼料添加物經檢驗合格，發給輸入許可登記證（以下簡稱輸入登記證）後，始得輸入。但經許可製造補助飼料或配合飼料並取得製造登記證者，爲供自有工廠製造該補助飼料或配合飼料而輸入之飼料，不在此限。

依前項規定經發給輸入登記證者，得授權其他飼料販賣業者辦理輸入。

前二項申請要件、程序、應檢附文件、檢驗方法、許可條件、輸入登記證之核（換、補）發、授權輸入及其他應遵行事項之辦法，由中央主管機關定之。

第一項所定受理申請、檢驗及發給輸入登記證等事項，中央主管機關得委任所屬機關（構）、委辦直轄市、縣（市）主管機關，或委託其他機關（構）、團體辦理。

第一一條之一

國外基因改造飼料或飼料添加物，應由其研發業者向中央主管機關申請許可，經完成安全性評估等查驗合格發給許可證明文件後，始得輸入、於國內販賣或使用。

國內依法完成田間試驗並經審查或審議通過之基因改造動、植物、微生物等生物，應由其研發業者向中央主管機關申請飼料用途核准，經完成安全性評估等查驗合格發給飼料用途許可證明文件後，始得輸出、由飼料製造業者用於製造飼料或飼料添加物，或作爲飼料或飼料添加物使用。

前二項許可證明文件之有效期間爲不得超過五年，於期滿三個月前起算六十日內，其研發業者得向中央主管機關申請展延，每次展延不得超過五年。屆期未展延者，應重新提出申請。

前三項申請許可程序、應檢附文件、安全性評估、查驗、審核期間、許可條件、核（換、補）發證明文件及其他應遵行事項之辦法，由中央主管機關定之。

第一項及第二項之查驗，中央主管機關得委任所屬機關（構），或委託其他機關（構）、團體辦理。

本法中華民國一百零四年一月二十三日修正之條文施行前，未依第一項查驗合格發給許可證明文件之基因改造飼料或飼料添加物，應於修正施行之日起二年內完成辦理。

第一二條

飼料或飼料添加物之製造登記證或輸入登記證有效期間爲四年，期滿仍須繼續製造或輸入者，應先期申請主管機關核准展延，展延期限每次不得超過四年。

飼料或飼料添加物製造登記證或輸入登記證遺失或損壞時，應敘明理由，並繳納證書費，向原核發登記證機關申請補發或換發。遺失者應申請將原證註銷，損壞者應將原證繳銷。

第一三條

飼料或飼料添加物製造登記證及輸入登記證之類別、品目、成分、適用對象等登記事項，不得變更；其餘登記事項，應事先申請主管機關核准，始得變更。

第一四條

飼料或飼料添加物，應於銷售前，在其包裝或容器上，以中文或通用符號標示下列事項：

一　製造或販賣業者之名稱及地址。

二　類別、品目及商品名稱。

三　成分。

四　含基因改造原料。

五　所使用主要原料及其製造業者名稱。

六　用途、使用方法及使用時應注意事項。
七　淨重量。
八　製造或輸入登記證字號。
九　製造、加工或分裝之年、月、日。
十　其他經中央主管機關公告指定之標示事項。

第一五條

輸出之飼料或飼料添加物，按照國外買方之要求，符合輸入國之規定，經中央或所在地直轄市主管機關發給製造登記證者，得不受第四條第二項成分標準之規定。

第三章　販　賣

第一六條

經營飼料販賣業者，應向直轄市或縣（市）主管機關申請登記，經核發販賣登記證後，始得營業。

前項登記辦法，由中央主管機關定之。

直轄市或縣（市）主管機關核發飼料販賣登記證，得向申請人收取證書費；其費額，由中央主管機關定之。

第一七條

飼料販賣業者，如歇業或變更名稱、地址或代表人之姓名或住址，應於歇業或變更後十五日內，申報所在地直轄市或縣（市）主管機關。

第一八條

兼營飼料販賣業者，應將飼料或飼料添加物與有害健康商品分別陳列、儲存。

第一九條

經核准輸入飼料、飼料添加物樣品或贈品或自製自用，或受委託製造、加工、分裝供試驗用之飼料或飼料添加物，不得出售。

第四章　監督檢查

第二〇條

飼料或飼料添加物有下列情形之一者，除依第十條第三項第二款製造或加工專供試驗研究之用外，不得製造、加工、分裝、販賣、輸出、輸入、供自己或他人使用：

一　所含之有害物質超過標準，間接危害人體健康，或含有依其他法規或經中央主管機關公告不得使用於飼料或飼料添加物之物質。
二　依第十條第一項、第十一條第一項、第十一條之一第一項或第二項規定應經許可而未經許可。
三　將他人合法製造、加工、分裝或輸入之產品抽換或摻雜。
四　含有逾有效日期、霉爛、變質，非屬飼料且非屬飼料添加物，或足以損害家畜、家禽、水產動物健康之物質。
五　使用飼料添加物違反依第三條之一第三項所定準則。

六　所含成分與登記證所記載之許可內容不符。但自製自用飼料戶自製自用之飼料，不在此限。

七　未依第十四條規定標示、標示不明或標示不全。但自製自用飼料戶自製自用之飼料，不在此限。

第二一條

飼料製造業或販賣業者，對其生產或販賣之飼料或飼料添加物，不得超越登記內容範圍，從事虛僞之宣傳廣告。

第二二條

主管機關得會同有關機關檢查飼料製造業者、販賣業者之飼料或飼料添加物及其設備、貯藏場所與有關資料，並得抽樣查驗。必要時，亦得在飼料或飼料添加物使用戶檢查及抽驗飼料或飼料添加物。

爲前項查驗所抽取之樣品，以足供檢驗爲限。

檢查人員執行任務時，應出示身分證明文件。

第一項之檢查及抽樣，飼料製造業者、販賣業者、飼料或飼料添加物使用戶不得拒絕。

第二二條之一

主管機關對於檢舉查獲違反本法規定之飼料、飼料添加物者，得酌予獎勵，並應對檢舉人身分資料嚴守秘密。

前項檢舉獎勵辦法，由中央主管機關定之。

第二二條之二

輸入經中央主管機關公告之飼料或飼料添加物，應經中央主管機關查驗合格，始得由海關通關放行。

前項查驗不合格之飼料或飼料添加物，中央主管機關得令其退運、銷毀，或沒入該飼料、飼料添加物之全部或一部；經退運者，不得再次申請輸入。

前二項有關飼料或飼料添加物申報、查驗之程序、項目、方法、數量、退運、銷毀、應備文件及其他應遵行事項之辦法，由中央主管機關定之。

第一項之查驗，中央主管機關得委任所屬機關（構），或委託其他機關（構）、團體辦理。

第二三條

查獲涉嫌第二十條各款情形之飼料或飼料添加物，須經抽樣鑑定者，應先予封存，由廠商或使用戶出具切結保管。

前項抽取之樣品，應儘速送請檢驗鑑定；主管機關對該涉嫌飼料或飼料添加物處理期間，自經鑑定之日起，至多不得超過十五日。

第二四條

飼料或飼料添加物有下列情形之一者，主管機關得依下列規定處分：

一　有違反第五條第二項、第二十條第一款至第六款情形之一，令限期退運、回收、改製、銷毀、廢棄或沒入。

二　有第二十條第七款情形，令限期補正。

第二五條

查獲違反第五條第二項或第二十條各款之飼料或飼料添加物，除依本法規定處理外，並為下列處分：

一　違反第五條第二項，或製造、加工、分裝、輸入第二十條第一款至第五款之飼料或飼料添加物者，應廢止其有關登記證。

二　製造、加工、分裝、輸入第二十條第六款、第七款之飼料或飼料添加物，經處罰二次以上且情節重大者，應廢止其有關登記證。

三　販賣、輸出或意圖販賣而陳列或貯藏第二十條各款之飼料或飼料添加物，經處罰二次或有罪判決確定者，應廢止其有關登記證。

四　主管機關得公布其姓名、公司或商號名稱、營業場所、負責人姓名、商品名稱及違法情節。

飼料或飼料添加物之有關登記證經依前項各款規定廢止後，不得再就該飼料或飼料添加物，申請其製造登記證、輸入登記證或販賣登記證。

第五章　罰　則

第二六條

製造、加工、分裝或輸入第二十條第一款至第三款之飼料或飼料添加物者，處五年以下有期徒刑、拘役，併科新臺幣二千萬元以下罰金。

因過失犯前項之罪者，處拘役，併科新臺幣十萬元以下罰金。

第一項未遂犯罰之。

第二七條

販賣、輸出或意圖販賣而陳列或貯藏第二十條第一款至第三款之飼料或飼料添加物者，處二年以下有期徒刑、拘役，併科新臺幣一千萬元以下罰金。

因過失犯前項之罪者，科新臺幣六萬元以下罰金。

第二八條（刪除）

第二九條

有下列情形之一者，處新臺幣三萬元以上三百萬元以下罰鍰：

一　違反第五條第二項規定，將飼料或飼料添加物用於製造、加工食品，或與食品混合貯藏、販賣，或於飼料或飼料添加物工廠內製造、加工、分裝或貯藏食品。

二　使用第二十條第一款、第二款、第四款、第五款之飼料或飼料添加物。

三　製造、加工、分裝、輸入第二十條第四款至第七款之飼料或飼料添加物。

四　輸入未經查驗或經查驗不合格之飼料或飼料添加物，或申請輸入經中央主管機關令退運之飼料或飼料添加物。

第三〇條

販賣、輸出或意圖販賣而陳列或貯藏第二十條第四款至第七款之飼料或飼料添加物者，處新臺幣三萬元以上五十萬元以下罰鍰。

第三一條

有下列各款情形之一者，處新臺幣三萬元以上三十萬元以下罰鍰：

一　未依第八條之一第二項規定與第三項所定辦法記錄、上傳或公開其供應來源與流向、保存證明文件或證據，或使用電子發票，或記錄、上傳或公開不實。

二　違反第九條規定，未符設廠標準。

三　自製自用飼料戶自製自用之飼料未符合中央主管機關所定之限量標準，或未依第十條第三項第一款規定申請許可，或未依第十條第四項規定及第五項所定辦法記錄飼料添加物來源、使用情形，或記錄不實。

四　違反第十三條規定，擅自變更應經核准始得變更之事項。

五　未依第十六條規定取得販賣登記證，擅自營業。

六　違反第十九條、第二十一條或第二十二條第四項規定。

七　未依第二十四條第一款、第二款規定於限期內回收、改製、補正、銷毀或廢棄。

有前項第三款情形者，直轄市或縣（市）主管機關除依前項規定處罰外，並得限期命自製自用飼料戶確實記錄、自行改製、廢棄、銷毀該飼料、飼料添加物或停止使用；屆期未確實記錄、改製、廢棄、銷毀該飼料、飼料添加物或停止使用者，並得廢止該自製自用飼料戶之許可。

第三二條

違反第十七條或第十八條規定者，先予書面警告；再違反者，處新臺幣一萬五千元以上十萬元以下罰鍰。

第三二條之一

依第二十九條至第三十二條規定處罰鍰者，其所得利益超過法定罰鍰之最高額時，得處其違法期間銷售金額最高十倍以下罰鍰。

第三三條

法人之代表人、法人或自然人之代理人、受雇人或其他從業人員，因執行業務犯第二十六條或第二十七條之罪者，除依各該條規定處罰其行為人外，對該法人或自然人亦處以各該條之罰金刑。

第三四條（刪除）

第三五條

依本法所處之罰鍰，經通知限期繳納，逾期不繳納者，移送法院強制執行。

第三六條（刪除）

第三七條

依本法處罰罰鍰之機關，為各級主管機關。

第六章　附　則

第三八條

本法修正前，已設立之飼料製造業，與第五條規定不符者，應自本法修正施行後一年內，依本法規定辦理飼料販賣業登記。

第三九條

本法施行細則，由中央主管機關定之。

第三九條之一

本法中華民國一百零四年一月二十三日修正之條文施行前製造、加工、分裝、輸入、輸出、販賣、陳列、貯藏或使用，且無修正前第二十條各款所列情形之飼料或飼料添加物，於修正施行之日起六個月內，視為經中央主管機關依第三條第一項或第三條之一第一項公告之飼料或飼料添加物。

第四〇條

本法自公布日施行。

農產品生產及驗證管理法

民國96年1月29日總統令制定公布全文28條；並自公布日施行。

第一章　總　則

第一條

為提升農產品與其加工品之品質及安全，維護國民健康及消費者之權益，特制定本法。

第二條

本法所稱主管機關：在中央為行政院農業委員會；在直轄市為直轄市政府；在縣（市）為縣（市）政府。

第三條

本法用詞，定義如下：

一　農產品：指利用自然資源、農用資材及科技，從事農作、森林、水產、畜牧等產製銷所生產之物。

二　有機農產品：指在國內生產、加工及分裝等過程，符合中央主管機關訂定之有機規範，並經依本法規定驗證或進口經審查合格之農產品。

三　農產品經營業者：指以生產、加工、分裝、進口、流通或販賣農產品、農產加工品為業者。

四　農產品標章：指證明農產品及其加工品經依本法規定驗證所使用之標章。

五　認證機構：指中央主管機關或其審查合格之委託機關、法人，具有執行本法所定認證工作資格者。

六　認證：指認證機構就具有執行本法所定驗證工作資格者予以認可。

七　驗證機構：指經認證並領有認證文件之機構、學校、法人或團體。

八　驗證：指證明特定農產品及其加工品之生產、加工及分裝等過程，符合本法規定之程序。

九　產銷履歷：指農產品自生產、加工、分裝、流通至販賣之公開且可追溯之完整紀錄。

十　標示：指農產品及其加工品於陳列販賣時，於農產品本身、裝置容器、內外包裝所為之文字、圖形或記號。

第二章　生產管理及產銷履歷

第四條

中央主管機關得就國內特定農產品及其加工品之生產、加工、分裝及流通等過程，實施自願性優良農產品驗證制度。

前項特定農產品及其加工品之項目、申請條件與程序、驗證基準、標示方式、有效期間及相關管理之辦法，由中央主管機關定之。

第五條

農產品、農產加工品在國內生產、加工、分裝及流通等過程，符合中央主管機關訂定之有機規範，並經驗證者，始得以有機名義販賣。

前項各類有機農產品、農產加工品之申請條件與程序、驗證基準、標示方式、有效期間及相關管理之辦法，由中央主管機關定之。

第六條

進口農產品、農產加工品須經中央主管機關公告之國家或國際有機認證機構（組織）認證之驗證機構驗證及中央主管機關之審查，始得以有機名義販賣。

前項進口有機農產品、農產加工品之申請條件、審查程序、標示方式及相關管理之辦法，由中央主管機關會同相關機關定之。

第七條

中央主管機關得就國內特定農產品實施自願性產銷履歷驗證制度。必要時，得公告特定農產品之項目、範圍，強制實施產銷履歷驗證制度。

前項特定農產品之項目、範圍、申請條件與程序、產銷作業基準、操作紀錄之項目、資訊公開與保存、驗證基準、標示方式、有效期間及相關管理之辦法，由中央主管機關定之。

進口經國內公告強制實施產銷履歷之特定農產品，其資訊公開與保存、標示方式及相關管理之辦法，由中央主管機關會同相關機關定之。

第八條

標示產銷履歷之農產品，其經營業者應提供農產品產銷履歷之資訊，並依中央主管機關公告之一定期限，保存農產品產銷履歷資料。代理輸入進口農產品業者，亦同。

第三章　認證及驗證

第九條

農產品及其加工品之驗證，由認證機構認證之驗證機構辦理。

驗證機構之申請資格與程序、驗證業務與範圍、有效期間、第十一條所定喪失執行驗證業務能力之認定及相關管理之辦法，由中央主管機關定之。

驗證機構辦理驗證，得收取費用；其收費數額，由該驗證機構訂定，報請中央主管機關核定。

第一〇條

驗證機構提供不實資料或以其他不正當方法取得認證者，中央主管機關應撤銷其認證。

前項經撤銷認證之驗證機構，三年內不得再申請認證。

第一一條

驗證機構喪失執行驗證業務能力，中央主管機關應廢止其認證。

第一二條

農產品及其加工品使用農產品標章，須經驗證合格。

前項農產品標章之規格、圖式、使用規定及相關管理之辦法，由中央主管機關會商相關機關定之。

第四章　安全管理及查驗取締

第一三條

有機農產品、農產加工品不得使用化學農藥、化學肥料、動物用藥品或其他化學品。但經中央主管機關公告許可者，不在此限。

第一四條

主管機關為確保農產品及其加工品符合本法規定，得派員進入農產品經營業者之生產、加工、分裝、貯存及販賣場所，執行檢查或抽樣檢驗，任何人不得拒絕、規避或妨礙。

主管機關為前項檢查或抽樣檢驗，得要求前項場所之經營業者提供相關證明及紀錄。

經檢查或檢驗之結果不符本法規定之農產品及其加工品，主管機關除依本法規定處罰外，得禁止其運出第一項所定場所，並得命其限期改善、回收、銷毀或為其他適當之處置。

主管機關應依特定農產品及其加工品之不同性質，分別訂定最短抽檢時間。

第一五條

依前條規定執行檢查或抽樣檢驗之人員，應向行為人出示有關執行職務之證明文件或顯示足資辨別之標誌；在販賣場所抽取之樣品應給付價款；其檢查及檢驗之辦法，由中央主管機關定之。

前項之檢查，主管機關得委任所屬機關或委託其他機關（構）、法人、團體或個人辦理。

第一項之檢驗，由中央主管機關委任所屬檢驗機構辦理。必要時，得將其一部分或全部委託其他檢驗機關（構）、學校、團體或研究機構辦理。

第一六條

農產品及其加工品安全之檢驗方法，由中央主管機關會商中央目的事業主管機關後公告之；未公告者，得依國際間認可之方法為之。

第一七條

農產品經營業者對於檢驗結果有異議時，得於收到通知後十五日內，繳納檢驗費用，向原抽驗機關申請複驗，並以一次為限。

前項受理複驗機關應於七日內通知執行檢驗者就原檢體複驗之。但檢體已變質者，不予複驗。

第一八條

主管機關對於檢舉查獲違反本法規定者，除對檢舉人身分資料保守秘密外，並應給予獎勵。

前項檢舉獎勵辦法，由中央主管機關定之。

第一九條

依第二十一條第二項或第二十三條第二項規定廢止認證之驗證機構，三年內不得再申請認證。

第五章　罰　則

第二〇條

未依本法規定取得認證或經撤銷、廢止認證，擅自辦理本法規定之農產品及其加工品驗證業務者，處新臺幣三十萬元以上一百五十萬元以下罰鍰。

第二一條

有下列行為之一者，處新臺幣二十萬元以上一百萬元以下罰鍰，並得按次處罰：

一　驗證機構執行其認證範圍以外之驗證業務。

二　農產品經營業者，未經驗證合格擅自使用農產品標章或經停止、禁止使用農產品標章，仍繼續使用。

三　農產品經營業者違反主管機關依第十四條第三項規定所為禁止運出之處分、改善、回收、銷毀或為其他適當處置。

有前項第一款情事，中央主管機關認情節重大者，得廢止其認證。

主管機關對於第一項第三款所定不符本法規定之農產品及其加工品，必要時，得予以沒入。

第二二條

農產品經營業者有下列行為之一者，處新臺幣十萬元以上五十萬元以下罰鍰，並得按次處罰：

一　拒絕、妨礙或規避主管機關依第十四條第一項規定之檢查或抽樣檢驗。

二　未依第十四條第二項規定提供相關證明及紀錄。

第二三條

有下列行為之一者，處新臺幣六萬元以上三十萬元以下罰鍰，並得按次處罰：

一　農產品經營業者之農產品或其加工品，未經驗證標示優良農產品驗證、產銷履歷驗證等文字或其他足使他人誤認之表示方法。

二　農產品經營業者之有機農產品、農產加工品未依第五條第一項規定驗證，或未依第六條第一項規定審查合格而標示有機等本國或外國文字，或其他足使他人誤認之表示方法。
三　驗證機構之驗證紀錄或相關資料文件有登載不實之情事。

有前項第三款情事，中央主管機關認情節重大者，應廢止其認證。

第二四條

農產品經營業者有下列行為之一者，處新臺幣三萬元以上十五萬元以下罰鍰，並得按次處罰：

一　違反第四條第二項、第五條第二項、第六條第二項、第七條第二項或第七條第三項所定辦法中有關標示規定。
二　未依第八條規定提供農產品有關產銷履歷之資訊，或未依一定期限保存農產品產銷履歷資料。
三　違反依第十二條第二項所定辦法中有關標章規格、圖式、使用規定。
四　違反第十三條規定使用化學農藥、化學肥料、動物用藥品或其他化學品。
五　擅自使用中央主管機關或其所屬機關之名義為標示。

違反前項第三款規定者，主管機關得停止其使用標章三個月以上，一年以下；情節重大者，得禁止其使用標章。

第二五條

農產品、農產加工品違反第十三條規定，或未依第四條第二項、第五條第二項、第六條第二項、第七條第二項、第七條第三項所定辦法中有關標示規定或為不實標示者，主管機關得公布該農產品經營業者之名稱、地址、農產品、農產加工品之名稱及違規情節。

第六章　附　則

第二六條

本法施行細則，由中央主管機關定之。

第二七條

農產品經營業者以有機名義販賣之農產品、農產加工品，應自本法施行之日起二年內，依第五條第一項規定驗證或第六條第一項規定驗證及向中央主管機關申請審查；屆期未經驗證或審查或有違反第十三條規定使用化學農藥、化學肥料、動物用藥品或其他化學品者，依第二十一條第一項第二款、第二十三條第一項第二款、第二十四條第一項第一款、第四款或第二十五條規定處罰。

第二八條

本法自公布日施行。

農產品生產及驗證管理法施行細則

民國96年7月26日行政院農業委員會令訂定發布全文8條；並自發布日施行。

第一條

本細則依農產品生產及驗證管理法（以下簡稱本法）第二十六條規定訂定之。

第二條

本法第四條第一項及第五條第一項所稱流通過程，指實質改變優良農產品或有機農產品、農產加工品之原包裝或原標示，致影響農產品完整性所進行交易之過程。

第三條

中央主管機關公告本法第六條第一項所定國家或國際有機認證機構（組織）前，得先辦理審查。必要時得派員赴國外查證。

中央主管機關為辦理前項審查，得邀請相關機關、專家學者、產業或具利害關係之機構、團體代表參與審查會議。

第四條

本法第八條第一項所稱標示產銷履歷之農產品，指依本法第七條第二項及第三項所定辦法實施自願性及強制性產銷履歷驗證之農產品。

第五條

中央主管機關必要時，得委託相關機關、法人辦理農產品驗證機構之認證。

前項受委託者，應符合下列各款資格：

一　具有執行本法所定認證工作能力者。

二　具備國際認證相關組織會員資格者。

第六條

本法第十四條第二項所稱相關證明及紀錄，指與檢查或檢驗相關之原料來源、原料數量、產地證明、驗證證書、生產作業依據、生產流程相關紀錄、銷售對象、金額或其他執行本法所需之相關資料。

第七條

本法第十四條第三項所稱其他適當之處置，指對消費者已發生重大損害或有發生重大損害之虞，而情況危急時，得在大眾傳播媒體公告農產品經營者之名稱、地址、農產品及其加工品或為其他必要之處置。

第八條

本細則自發布日施行。

有機農產品及有機農產加工品驗證管理辦法

①民國96年7月6日行政院農業委員會令訂定發布全文31條。
②民國96年9月20日行政院農業委員會令修正發布第25條條文。
③民國98年7月7日行政院農業委員會令修正發布第3、24、25、26、27、28、30條條文及第6條附件一、第9條附件二；並刪除第29條條文。
④民國98年12月31日行政院農業委員會令修正發布第3條條文及第6條附件一、第9條附件二。
⑤民國100年6月23日行政院農業委員會令修正發布第3、5、7、9、24、25、26、30、31條條文；除第26條第1項第1款但書自101年6月23日施行外，自發布日施行。
⑥民國101年6月7日行政院農業委員會令修正發布第9條附件二。
⑦民國104年12月10日行政院農業委員會令修正發布第6條附件一、第9條附件二；並自即日生效。

第一條
本辦法依農產品生產及驗證管理法（以下簡稱本法）第五條第二項規定訂定之。
第二條
本辦法用詞，定義如下：
一　生產廠（場）：指在國內生產、加工、分裝或流通有機農產品及有機農產加工品之過程所涉之場所。
二　增項評鑑：指驗證機構爲確認經其驗證通過之農產品經營業者於驗證有效期間內得否增加驗證範圍所爲之評鑑。
三　重新評鑑：指驗證機構爲確認經其驗證通過之農產品經營業者於驗證有效期間屆滿後得否再取得驗證通過所爲之評鑑。
四　追蹤查驗：指驗證機構爲確認經其驗證通過之農產品經營業者於驗證有效期間內持續符合驗證基準所爲之查核。
第三條
本辦法適用範圍，爲有機農產品及有機農產加工品在國內生產、加工、分裝或流通過程之產品驗證。
第六條第二項所定有機農產品及有機農產加工品驗證基準第三部分第二點之轉型期間農糧產品及其加工品，準用本辦法規定辦理驗證及標示有機轉型期文字。
第四條
本辦法所稱驗證機構，指依本法規定認證並領有有機農產品驗證機構認證文件之機構、學校、法人或團體。

第五條

申請有機農產品及有機農產加工品驗證之農產品經營業者，應具備下列各款資格之一：

一　農民。
二　依法設立或登記之農場、畜牧場、農民團體或農業產銷班。
三　領有公司或商業登記證明文件者。

第六條

農產品經營業者申請有機農產品及有機農產加工品驗證，應填具申請書並檢附下列文件，向驗證機構申請驗證：

一　符合前條資格之證明文件。
二　生產廠（場）地理位置資料，包括土地坐落標示及足以辨識之鄰近地圖。
三　依有機農產品及有機農產加工品驗證基準之生產或製程說明。
四　維持有機運作系統相關之紀錄與文件，包括工作及品管紀錄、原料及資材庫存紀錄、產品產銷紀錄，及生產用地、設施及環境管理紀錄。
五　其他經中央主管機關指定之文件。

前項第三款所定有機農產品及有機農產加工品驗證基準，如附件一。

第七條

驗證機構受理有機農產品及有機農產加工品之驗證，應辦理書面審查、實地查驗、產品檢驗及驗證決定之程序，並於各階段程序完成後將結果以書面通知申請人。但長期作物尚無產出農產品者，得就其植株採樣辦理檢驗。

驗證機構應就前項各階段程序訂定作業期限，且各階段程序作業期限合計不得超過六個月。但經通知申請人補正或限期改善之期間，不列入計算。

第八條

有下列情形之一者，驗證機構應敘明理由後駁回申請：

一　申請驗證農產品及農產加工品之生產或製程未符合有機農產品及有機農產加工品驗證基準，且情節重大。
二　申請驗證之農產加工品其有機原料含量低於百分之九十五。
三　因可歸責申請人之事由致書面審查後六個月內無法進行實地查驗。
四　經通知補正或限期改善，無正當理由屆期未補正或改善。
五　產品檢驗結果未符合本法第十三條規定。
六　自申請案受理之次日起，因可歸責申請人之事由逾一年未結案。

第九條

申請有機農產品及有機農產加工品驗證通過者，由驗證機構與中請者簽訂契約書，並就通過驗證之有機農產品及有機農產加工品，按類別發給有機農產品驗證證書。
前項有機農產品驗證證書應記載事項如下：
一　農產品經營業者名稱、地址及負責人姓名。
二　驗證場所地址。
三　產品類別及品項。
四　有效期間。
五　驗證機構名稱。
六　證書字號。
第一項所定有機農產品驗證證書之格式，由中央主管機關定之。
第二項第三款所定產品類別及品項，如附件二。

第一〇條
有下列情形之一者，應檢附相關資料申請變更有機農產品驗證證書：
一　農產品經營業者名稱、地址、電話、負責人或主要管理者變更。
二　減列驗證場區、驗證產品品項。
前項申請案件經審查符合者，依原證有效期間換發證書。

第一一條
有機農產品及有機農產加工品之生產、製程或維持有機運作之系統變更時，農產品經營業者應報請驗證機構審查。
驗證機構就變更部分審查，認定足以影響原驗證結果者，驗證機構應就變更部分驗證之。

第一二條
有下列情形之一者，應就增加驗證部分檢附相關資料申請增項評鑑：
一　增加驗證場區。
二　增加驗證產品品項。
前項增項評鑑通過者，依原證有效期間換發證書。

第一三條
有機農產品及有機農產加工品生產廠（場）遷移或增加驗證產品類別，應重新申請驗證。
分裝或流通有機農產品及有機農產加工品其廠（場）遷移不涉及變更原有作業及管理措施者，不受前項限制。但遷移後之廠（場）應符合衛生安全相關之規定。

第一四條
有機農產品驗證證書不得移轉他人使用。

第一五條
有機農產品驗證證書有效期間為三年；有效期間屆滿前六個月，農產品經營業者得填具申請書，並檢附相關資料申請展延；逾期申請展延者，不予受理。
前項展延之申請經重新評鑑符合者，換發證書。

第一六條

驗證機構對通過驗證產品之農產品經營業者應定期或不定期實施追蹤查驗。

前項追蹤查驗每年至少一次，必要時得增加追蹤查驗次數。

第一七條

第十一條第二項所定驗證、第十二條第一項所定增項評鑑、第十五條第二項所定重新評鑑及前條所定追蹤查驗，準用第七條第一項之程序辦理，或由驗證機構依個案判定後執行其中必要之程序。

第一八條

驗證機構依據相關事證判斷經其驗證之有機農產品及有機農產加工品與驗證基準有不符之虞時，得於生產廠（場）逕行抽樣檢驗。

前項抽取之樣品免給付價款。

第一九條

驗證機構依本法第九條第二項所定辦法終止農產品經營業者驗證通過資格時，應通知主管機關。

經驗證機構終止驗證者，六個月內不得再提出驗證申請。

第二〇條

驗證機構實施驗證、增項評鑑、重新評鑑、追蹤查驗或抽樣時，受檢查場所之負責人或相關人員應陪同檢查。

驗證機構辦理前項工作後應作成紀錄，受檢查場所之負責人或陪同檢查者應於紀錄簽名或蓋章。

第二一條

驗證機構依本辦法作成之紀錄及文件，應保存三年。

農產品經營業者維持有機農產品及有機農產加工品運作系統相關之紀錄及文件，應至少保存一年。但驗證產品標示有效日期者，應至少保存至有效日期屆滿後一年爲止。

第二二條

驗證機構應按季將已通過驗證之農產品經營業者名單、驗證產品類別、品項及驗證證書有效期間等相關資料送中央主管機關備查。

第二三條

有機農產品及有機農產加工品標示所用文字，以中文正體字爲之，並得輔以外文及通用符號。但專供外銷者，不在此限。

第二四條

有容器或包裝之有機農產品及有機農產加工品於販賣時，應標示下列事項：

一　品名。

二　原料名稱。

三　農產品經營業者名稱、地址及電話號碼。

四　原產地（國）。但已標示製造廠或驗證場所地址，且足以表徵原產地（國）者，不在此限。
五　驗證機構名稱。
六　有機農產品驗證證書字號。
七　其他法規所定標示事項及經中央主管機關公告應標示事項。
前項第一款品名與第二款原料名稱完全相同者，得免標示原料名稱。
第一項第一款之品名，應標示有機文字。
有機轉型期農糧產品及其加工品準用前項規定，標示有機轉型期文字。
第一項第三款之標示事項有變更者，應依第十條第一項第一款規定申請變更，並應於有機農產品驗證證書核准變更之日起三個月內更換原有標示。

第二五條

前條第一項第二款所定原料名稱之標示，除水及食鹽外，得以有機、有機轉型期文字或其他符號修飾或註記有機、有機轉型期原料。

第二六條

第二十四條第一項第四款所定原產地（國）之標示，依下列規定辦理：
一　以含量不低於百分之九十五之原料原產地（國）或含量最高之前三項原料原產地（國）為標示。但原料經於國內加工後已產生實質轉型者，除以足以表徵為國產品之文字為標示外，應另於原料名稱之後，以括號方式標示有機原料之實際產地（國）。
二　於包裝或容器明顯位置標示。
前項第一款但書所定原料經於國內加工後已產生實質轉型者，應另於原料名稱之後，以括號方式標示有機原料實際產地（國）之規定，自中華民國一百零一年六月二十三日施行。

第二七條

第二十四條第一項第五款所定驗證機構名稱應於包裝或容器明顯位置標示。但已使用驗證機構標章為標示者，得免標示。

第二八條

農產品經營業者於營利之固定場所販賣散裝之有機農產品及有機農產加工品，應於陳列販賣處以告示牌標示品名及原產地（國），並展示第二十四條第一項第六款所定有機農產品驗證證書影本。
前項品名及原產地（國）之標示，準用第二十四條第三項及第二十六條第一款規定。
第一項所定原產地（國）標示之字體長度及寬度不得小於三公分。

第二九條（刪除）

第三〇條

有機農產品及有機農產加工品，應使用依本法第十二條第二項所定辦法中之有機農產品標章。

有下列情形之一者，不得使用依本法第十二條第二項所定辦法中之有機農產品標章：

一　有機轉型期農糧產品及其加工品。

二　進口有機農產品及有機農產加工品於國內經分裝驗證。

三　使用進口有機原料達百分之五十以上之有機農產加工品，其未經國內加工實質轉型。

依本辦法規定驗證之有機農產品及有機農產加工品，或準用本辦法規定驗證之有機轉型期農糧產品及其加工品，得使用驗證機構標章。

第三一條

本辦法除另定施行日期者外，自發布日施行。

進口有機農產品及有機農產加工品管理辦法

①民國96年7月27日行政院農業委員會、衛生署令會銜訂定發布全文21條。

②民國98年7月24日行政院農業委員會、衛生署令會銜修正發布全文19條。

③民國100年6月23日行政院農業委員會、衛生署令會銜修正發布第4、11條條文。

④民國106年6月26日行政院農業委員會、衛生福利部令會銜修正發布第4、5、17條條文。

第一章　總　則

第一條

本辦法依農產品生產及驗證管理法（以下簡稱本法）第六條第二項規定訂定之。

第二條

經我國與他國或中央主管機關委託之機關、法人與國際有機認證機構（組織）簽訂有機農產品驗證機構認證相互承認協定或協議者，中央主管機關得逕依本法第六條第一項公告該國家或國際有機認證機構（組織）。

第三條

經中央主管機關依本法第六條第一項公告之國家或國際有機認證機構（組織）有下列情形之一者，由中央主管機關註銷並公告：

一　與我國或中央主管機關委託之機關、法人簽訂之有機農產品驗證機構認證相互承認協定或協議，已失其效力。

二　中央主管機關依蒐集資訊查證後判定其有機農產品生產規範與我國有機農產品及有機農產加工品驗證基準差異過大或相關管理制度無法落實。

第二章　進口審查及管理

第四條

進口農產品、農產加工品以有機名義販賣者，進口業者於販賣前，應塡具申請書及檢附下列文件向中央主管機關申請審查：

一　公司或商業登記證明文件影本。

二　進口農產品、農產加工品經有機驗證之證明文件。

三　於輸出入許可文件號碼欄位預編有機標示同意文件號碼之進口報單影本。但中華民國一百零六年十二月三十一日以前進口者，得以進口報單之進口證明聯影本替代。

四　輸出入動物檢疫機關、植物檢疫機關核發之檢疫證明書、檢疫合格文件。但依法免申請檢疫者，免附。

五　其他經中央主管機關指定之文件。

第五條

前條第二款所定驗證證明文件，應由中央主管機關依本法第六條第一項公告之國家或國際有機認證機構（組織）認證之驗證機構簽發。

前項證明文件內容應包括下列項目：

一　外國農產品經營業者名稱及地址。

二　產品名稱、批號及農產加工品有機原料含量百分比。

三　產品重量或容量。

四　進口業者或買方名稱。

五　驗證機構名稱及地址。

六　簽發日期。

七　其他經中央主管機關指定之項目。

第六條

爲辦理第四條之審查，中央主管機關認有必要時，得要求申請人檢附樣品進行檢查或檢驗。

第七條

有下列情形之一者，中央主管機關應敘明理由後駁回申請：

一　申請審查之進口有機農產加工品，其有機原料含量低於百分之九十五。

二　進口農產品、農產加工品經檢疫處理後，不符合有機農產品及有機農產加工品驗證基準。

三　經通知補正或檢附樣品，無正當理由屆期未補正或未檢附樣品。

四　產品檢驗結果未符合本法第十三條規定。

前項第一款所定有機原料含量之計算，準用有機農產品及有機農產加工品驗證基準之規定。

第八條

中央主管機關應就通過審查之進口有機農產品及有機農產加工品，核發有機標示同意文件。

前項有機標示同意文件應記載事項如下：

一　進口業者名稱及地址。

二　外國農產品經營業者名稱。

三　產品名稱及批號。

四　產品重量或容量。

五　驗證機構名稱。

六　有機標示同意文件字號。

第九條

進口業者進口及販賣有機農產品及有機農產加工品相關之紀錄與文件，應至少保存一年。但產品標示有效日期者，應至少保存至有效日期屆滿後一年為止。

第三章　標示及標章

第一〇條

進口有機農產品及有機農產加工品標示所用文字，以中文正體字為之，並得輔以外文及通用符號。

第一一條

有容器或包裝之進口有機農產品及有機農產加工品於販賣時，應標示下列事項：

一　品名。

二　原料名稱。

三　進口業者名稱、地址及電話號碼。

四　原產地（國）。但已標示製造廠地址，且足以表徵原產地（國）者，不在此限。

五　驗證機構名稱。

六　有機標示同意文件字號。

七　其他法規所定標示事項及經中央主管機關公告應標示事項。

前項第一款品名與第二款原料名稱完全相同者，得免標示原料名稱。

第一項第一款之品名，應標示有機文字。

第一二條

前條第一項第二款所定原料名稱之標示，除水及食鹽外，得以有機文字或其他符號修飾或註記有機原料。

第一三條

第十一條第一項第四款所定原產地（國）之標示，依下列規定辦理：

一　依進口貨物原產地認定標準認定之原產地（國）為標示。

二　於包裝或容器明顯位置標示。

第一四條

第十一條第一項第五款所定驗證機構名稱應於包裝或容器明顯位置標示。但已使用外國驗證機構標章為標示者，得免標示。

第一五條

農產品經營業者於營利之固定場所販賣散裝之進口有機農產品及有機農產加工品，應於陳列販賣處以告示牌標示品名及原產地（國），並展示第十一條第一項第六款所定有機標示同意文件影本。

前項品名及原產地（國）之標示，準用第十一條第三項及第十三條第一款規定。

第一項所定原產地（國）標示之字體長度及寬度不得小於三公分。

第四章　附　則

第一六條

中央主管機關就第四條所定審查、第六條所定檢查及檢驗、第七條所定駁回申請或第八條第一項有機標示同意文件之核發，得委任所屬機關或委託其他機關（構）、法人或團體辦理。

第一七條

依本辦法規定檢附之文件如非中文本，應併附加蓋進口業者及其負責人之印章，並註記與正本相符等文字之中文譯本。

第一八條

爲辨識申請人依本辦法所提文件及內容之眞僞，中央主管機關得洽請我國駐外館處、相關國家或組織協助查證。

第一九條

本辦法自發布日施行。

有機農產品驗證機構認證作業要點

①民國96年11月27日行政院農業委員會令訂定發布全文8點。
②民國99年3月3日行政院農業委員會令修正發布第2、6點；並自即日生效。
③民國101年3月5日行政院農業委員會令修正發布全文8點；並自即日生效。

一　行政院農業委員會（以下簡稱本會）爲辦理有機農產品驗證機構認證業務，依農產品驗證機構管理辦法第四條及第五條規定，特訂定本要點。

二　本會對有機農產品驗證機構所爲之認證，依驗證機構辦理驗證所適用之有機農產品及有機農產加工品驗證基準，分爲下列範圍：

㈠有機農糧產品。
㈡有機農糧加工品。
㈢有機畜產品。
㈣有機畜產加工品。
㈤有機水產品。
㈥有機水產加工品。

三　向本會申請認證爲有機農產品驗證機構之機構、學校、法人或團體，或申請增項評鑑、重新評鑑之驗證機構（以下合稱申請者），應先向本會審核通過之特定評鑑機構申請有機農產品驗證機構符合性評鑑之初次評鑑、增項評鑑或重新評鑑，並獲其受理申請後，始得向本會提出申請。

申請者向本會提出前項申請時，應塡具有機農產品驗證機構認證申請書（如附件一），並檢附特定評鑑機構受理申請通知文件。

四　申請爲特定評鑑機構者，應檢附下列文件向本會申請審核，本會應將審核結果以書面通知申請者：

㈠國際認證論壇產品驗證之多邊相互承認協議。
㈡有關辦理有機農產品驗證機構符合性評鑑業務之文件：

1. 品質手冊。
2. 評鑑標準。
3. 初次評鑑程序、追蹤查驗程序、增項評鑑程序及重新評鑑程序。
4. 成本概算及收費基準。
5. 評審員及專家之遴選、訓練、考核、派遣及評鑑之規定。

㈢特定評鑑機構符合性承諾書（如附件二）。

五　本會應依下列條件辦理審核並要求特定評鑑機構持續符合：

㈠依符合性評鑑－認證機構提供符合性評鑑機構認證之一般要求（ISO/IEC 17011）建立驗證機構符合性評鑑制度並據以實施。

㈡參與國際認證論壇，並已簽署產品驗證機構認證領域多邊相互承認協議。

㈢提供有機農產品驗證機構符合性評鑑服務，其評鑑標準與有機農產品驗證機構認證規範相同。

㈣前點第二款第三目所定各程序文件符合農產品驗證機構管理辦法第五條第一項所定對應程序內容。

㈤每年定期就所提供有機農產品驗證機構符合性評鑑服務，以書面向本會提送執行成果報告。

㈥配合本會辦理前五款監督查核事務。

經本會審核通過之特定評鑑機構辦理有機農產品驗證機構符合性評鑑，其初次評鑑程序、追蹤查驗程序、增項評鑑程序及重新評鑑程序之擬訂及實施，除本要點規定同時須本會辦理者外，視同本會依農產品驗證機構管理辦法第四條所定各項程序之擬訂及實施。

特定評鑑機構辦理驗證機構符合性評鑑初次評鑑、增項評鑑或重新評鑑，於評鑑決定後三日內，應將評鑑決定報告及相關核發、換發證書副本提送本會。

本會應將特定評鑑機構名單揭露於本會網站。

六　本會接獲有機農產品驗證機構認證申請、增項評鑑或重新評鑑申請案，經審查申請書內容及所附文件完備，應以書面通知驗證機構受理申請，並俟收到特定評鑑機構依前點第三項提送資料後，據以就下列有機農產品驗證機構認證規範之符合性進行書面審查：

㈠申請者應於申請日前三年內未有農產品生產及驗證管理法第十條第二項、第二十一條第二項或第二十三條第二項所定撤銷或廢止處分之情事。

㈡有機農產品驗證機構組織運作及人員能力應符合執行產品驗證系統的機構之一般要求（ISO/IEC GUIDE 65）、本會對有機農產品驗證機構人員及檢測實驗室特定要求（如附件三）、農產品生產及驗證管理法與其相關法規、其他行政機關主管法規、行政規則及公告。

本會辦理前項書面審查於必要時，得組成審查小組辦理申請者之總部評鑑或見證評鑑，或要求特定評鑑機構提供相關資料。

七　申請者經審查認符合有機農產品驗證機構認證規範，應予通過認證、增項評鑑或重新評鑑，並依農產品驗證機構管理辦法第七條第一項、第八條第三項或第九條第二項規定辦理認證證書

（如附件四）之核發或換發。

八　本會為確認有機農產品驗證機構於認證證書有效期間內持續符合認證規範，得派員以書面查核、總部查核或見證查核方式辦理追蹤查驗。

驗證機構喪失部分或全部範圍符合性評鑑資格者，視同欠缺認證規範所定辦理其認證範圍內部分或所有驗證業務所需之能力。

（附件一、三略）

附件二

特定評鑑機構辦理有機農產品驗證機構符合性評鑑承諾書

本○○（基金會、協會等）辦理貴會「有機農產品驗證機構認證作業要點」第五點第一項第三款之有機農產品驗證機構符合性評鑑業務（即本○○之○○○○業務），願持續符合該要點第五點第一項各款規定，並接受貴會相關之審查及監督查核，如有不符，願承擔相關法律責任。

此致

行政院農業委員會

立承諾書人：

中華民國　　年　　月　　日

附件四

行政院農業委員會
COUNCIL OF AGRICULTURE, EXECUTIVE YUAN

有機農產品驗證機構認證證書

茲證明

○○○（驗證機構名稱）

○○○○○○○○○（驗證機構地址）

爲有機農產品驗證機構

發證字號：○○○

認證規範名稱：有機農產品驗證機構認證規範

發證日期：中華民國○年○月○日

認證有效期間：中華民國○年○月○日至○年○月○日

認證範圍：○○○
○○○

主任委員

第○頁，共○頁

捌、餐飲衛生

餐飲業食品安全管制系統衛生評鑑申請注意事項

①民國98年4月9日行政院衛生署函訂定發布全文11點。
②民國102年6月11日行政院衛生署函修正發布全文12點。

一　餐飲業食品安全管制系統衛生評鑑（以下簡稱本評鑑）係爲積極與有效推動餐飲業主動符合食品衛生管理法第二十條第一項所規定之「食品安全管制系統」，以提升餐飲衛生安全，強化餐飲從業人員素質，維護消費者權益，特建立本評鑑及訂定申請注意事項。
本評鑑係供餐飲業者自由參加，以達鼓勵業者自主管理，並配合餐飲衛生政策之目的。

二　本注意事項專有名詞定義如下：
㈠現場評核：對業者是否符合本注意事項之相關規定，由公正第三者組成評核小組於該業者申請之作業場所進行之評核。
㈡追蹤查核：由公正第三者組成評核小組，針對已通過行政院衛生署（以下簡稱本署）餐飲業實施食品安全管制系統（HACCP）衛生評鑑之業者進行定期及不定期之查核。
㈢確認查核：由公正第三者組成評核小組，針對追蹤查核未通過者或有發生食物中毒之嫌並經轄區衛生局調查者，進行之查核工作。
㈣伙食包業別：係指經營學校、醫院、工廠等機關團體伙食包辦之業別。

三　本注意事項適用之餐飲業別如下：
㈠餐飲服務業：
1. 觀光旅館（含國際觀光旅館及一般觀光旅館）。
2. 中央廚房。
3. 每餐製作500人餐以上之伙食包業別。
4. 營業場所容納200座位數以上之餐廳。
5. 速食業。
㈡其他經本署公告適用者。

四　申請資格條件如下：
㈠餐飲服務業：
1. 具有公司登記或商業登記證明文件，但中央廚房如屬學校設置或地區級公私立醫院之供膳場所不在此限。
2. 設有食品安全管制系統工作小組（以下簡稱管制小組），該小組成員及相關資格應符本署食品安全管制系統之規定。

3. 具有符合食品良好衛生規範（GHP）建築與設施硬體要求及軟體管理之下列各項標準作業程序書：
   (1) 衛生管理標準作業程序書：含建築與設施、設備與器具之清洗衛生、從業人員衛生管理、清潔及消毒等化學物質與用具管理、廢棄物處理（含蟲鼠害管制）、衛生管理（專責）人員等六項。
   (2) 製程及品質管制標準作業程序書：包括採購驗收（含供應廠商評核）、廠商合約審查、食品添加物管理、食品製造流程規劃（含前處理、製備、供膳）、防止交叉污染、化學性及物理性危害侵入之預防、成品之確認等七項。
   (3) 倉儲管制標準作業程序書。
   (4) 運輸管制標準作業程序書。
   (5) 檢驗與量測管制標準作業程序書。
   (6) 客訴管制標準作業程序書。
   (7) 成品回收管制標準作業程序書。
   (8) 文件管制標準作業程序書。
   (9) 教育訓練標準作業程序書。
4. 產品HACCP計畫書。
5. 營業項目或其他事項應與公司登記或商業登記證明相符。

五　申請文件

㈠最新之商業登記或公司登記證明文件影本一份（一年內經主管機關核發），並加蓋商號及負責人印章。

㈡伙食包業別除須出具於包作場所可每餐製作500人餐以上之證明及實際工作場所之縣市政府所核發商業登記或公司登記證明文件之外，尚須檢附包作場所所在地縣市衛生局所核發衛生證明文件及與目前委託外包者一年以上之有效合約書或同意書。

㈢餐飲業食品安全管制系統衛生評鑑申請書（餐飲服務業）（附表1-1）及建檔歷程表（附表1-2）。

㈣HACCP管制小組人員履歷表（附表1-3）及相關受訓結業證書影本，其中衛生管理專責人員需有60小時以上之訓練合格證明。

㈤餐飲業組織系統圖及從業人員工作配置表（附表1-4）。

㈥作業場所平面圖（包括人員及物品動線）及主要機械及設備配置圖（附表1-5）。

㈦餐飲業GHP各項標準作業程序書（附表1-6）。

㈧供應之菜單一覽表（附表1-7）。

六　現場評核

㈠業者取得公司登記或商業登記等合法證明文件後，需有3個月的食品安全管制系統建檔期及建檔完成後實際運轉30日，向轄區衛生局核備後。核備完成後，備妥該核備函影本及相關文件逕至本署計畫委辦機關（構）申請現場評核，而委辦機關（構）於審查完成排定日程後於現場評核2週前應副知轄區衛生局參與現場評核之執行。

(二)本署計畫委辦機關（構）於受理申請資料後15日內審查完畢，審查結果符合規定者即通知申請廠商，並於10日內排定日期，邀集評核小組辦理現場評核工作，副知本署。評核小組成員應符合本評鑑之評核委員資格（附件1）之規定，並向本署核備。

(三)資料審查結果需補正者，由本署委辦機關（構）通知申請廠商限期補正，副知本署。經通知限期補正而逾期未補正者，視同放棄，予以退件。

(四)現場評核程序見附件2。

(五)現場評核報告之處理：

1. 現場評核結束後，評核小組將評核報告及相關資料送本署計畫委辦機關（構）。
2. 評核結果由本署計畫委辦機關（構）以書面通知廠商。
3. 評核結果缺失項目超過規定標準（見附表2）者，評定為現場評核未通過，業者可於現場評核日起，30日後再次申請現場評核，但每年以2次為限（自第一次現場評核日起一年內）。
4. 評核結果缺失改善報告含電子檔，經與業者說明提送改善報告之期限（涉及大量硬體改善者最長不得超過2個月），逾期未提送者，視為放棄，予以不通過結案。

(六)辦理現場評核時，應同時抽取產品送本署認可之檢驗機構依衛生標準檢驗，檢驗結果不合格者列為不通過，業者得申請複驗一次，所有檢驗費用由業者負擔。

七　核發衛生評核證書（標章）

(一)本署計畫委辦機關（構）針對現場評核及產品抽驗結果陳報本署核定，並由本署核定衛生評鑑證書號碼（標章），通知轄區衛生局進行發證，並公布於本署網站上。

(二)各縣市衛生局依餐飲業實施食品安全管制系統衛生評鑑暨管理作業注意事項印製及頒發業者本衛生評鑑證書（標章），該空白證書由本署統一印製。證書格式如附件3。

(三)證書編號餐飲服務業為「衛評餐服字第〇〇〇號」。

(四)標章格式如附件4。

八　追蹤查核與確認查核

(一)追蹤查核與確認查核由本署計畫委辦機關（構）聘請評核委員並聯繫安排查核事宜，副知本署。查核小組成員應符合本評鑑注意事項之評核委員資格（附件1）之規定，並向本署核備。

(二)追蹤查核採分級不定期之查核方式，依食品安全管制系統辦理查核並完成追蹤查核報告（附表2）函報本署。

㈢查核結果不符合規定者，將函文業者及轄區衛生局，限期改善並安排確認查核，如結果仍不符合規定者，應將該查核報告陳報本署核定，由本署公告廢止該衛生評鑑證書（標章）。

㈣通過衛生評鑑之廠商於證書有效期限內發生食物中毒案件，經轄區衛生局調查後由該轄區衛生局副知本署及本署計畫委辦單位，本署計畫委辦單位應於收文日起1個月內安排查核並完成確認查核報導（附表2）函報本署。本次查核時，廠商另應備妥檢討報告，否則認屬未通過。查核未通過者，逕予廢止其證書。

前項檢討報告應包括緣由、原因檢討、改善方案、改善過程紀錄及全廠員工進行4小時之衛生講習紀錄。前開衛生講習，廠商應委請廠外之專家、學者進行食品安全及衛生課程，並應事先向轄區衛生局核備後辦理。

㈤通過衛生評鑑之廠商HACCP管制小組成員，每人應接受之訓練時數應符合本署食品安全管制系統之規定。

九　證書（標章）之廢止

已通過衛生評鑑之廠商有下列情形之一者，由轄區衛生局函報本署，廢止其證書（標章），被廢止者應繳回證書。自證書廢止日起，45日後始得再提出申請；如爲現場評核通過，尚未取得衛生評鑑證書，不予核發該證書。

㈠未辦理展延者。

㈡永久停工。

㈢產品在非認可處所產製者。

㈣產品之主要製造階段以及包裝等步驟委外代工者。

㈤購買或使用未經管制之即食食品。

㈥超過最大生產量生產或供應。

㈦確認查核仍未通過者。

㈧場所變更與發證地址不符者。

㈨半年內發生2次以上食物中毒案件並經衛生局調查確定者。

㈩一年內發現2次以上應辦理變更登記而未登記者（超過最大產量者依第㈥款辦理）。

⑪其他重大缺失者。

十　證書（標章）之展延

㈠本衛生評核證書有效期限爲2年，到期前4個月得提出展延申請，並塡妥展延申請書（附表3），展延之評核得比照新案或追蹤查核方式辦理。

㈡檢附HACCP小組成員三年內接受中央主管機關認可之機關（構）辦理食品安全管制系統有關之專業訓練、研討、講習等課程或會議之持續學習時數證明影本。

十一　證書（標章）之變更

通過衛生評鑑之廠商有下列情形之一者，應辦理變更登記。轄區衛生局或本署委辦機關核可後應副知本署，以利更新網站資料（附表4）。

(一)廠商名稱變更：應備妥變更後之廠商登記證明（如公司登記或商業登記證明文件）；HACCP主要成員未改變之證明文件，逕向轄區衛生局提出申請。

(二)負責人名稱變更：應備妥變更後之廠商登記證明（如公司登記或商業登記證明文件）；HACCP主要成員未改變之證明文件，逕向轄區衛生局提出申請。

(三)HACCP小組人員異動超過1/2變更：應備妥擬變更人員之聘書或證明、相關HACCP訓練證書，逕向轄區衛生局提出申請。

(四)生產量變更：同新案方式辦理，備妥新案申請相關文件，逕向本署計畫委辦機關提出申請。

(五)經營型態改變或更換承包商或其他足以影響HACCP運作之變更：同新案方式辦理，備妥新案申請相關文件，逕向本署計畫委辦機關提出申請。

十二　本規範相關作業流程圖如附表5及附表6。

附表5　餐飲業食品安全管制系統衛生評鑑申請流程圖

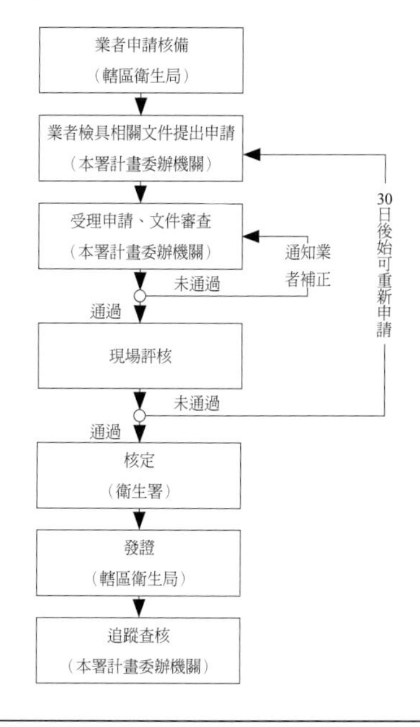

附表6　餐飲業食品安全管制系統衛生評鑑申請之分工流程圖

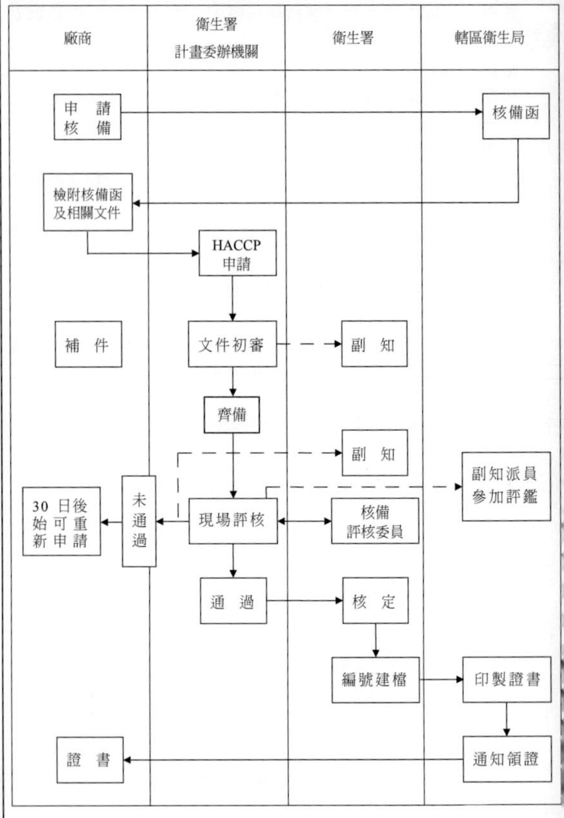

（其餘附件、附表略）

疑似食品中毒事件處理要點

①民國102年11月28日衛生福利部函訂定發布全文8點。
②民國104年4月21日衛生福利部函修正發布全文8點。
③民國104年12月2日衛生福利部函修正發布第3、4、8點。
④民國106年9月27日衛生福利部函修正發布第3～6、8點。

一 爲執行食品安全衛生管理法第六條第一項規定，蒐集並受理疑似食品中毒事件之通報，各級主管機關應依本要點附件一處理流程辦理疑似食品中毒事件之通報、調查、採樣、檢驗、處理及報告。

二 發生疑似食品中毒事件，醫療機構應依食品安全衛生管理法第六條規定於二十四小時內向當地主管機關報告。

三 當地衛生局於接到疑似食品中毒事件通報後，應即派員調查食品中毒發生經過，追查可疑食品來源及其貯藏、處理與烹調方法，並至食品中毒案件通報調查管理系統填寫「食品中毒事件調查簡速報告單」，傳送予相關衛生局及食品藥物管理署（註一）。

㈠食品（藥）科（處、課）負責可疑食品來源及其製造場所之調查處理，包括供應食品場所之稽查輔導、食品製程、製造環境等。

㈡主辦及協辦之地方政府衛生局分工原則如下：

1.有下列情況者，應爲主辦地方政府衛生局：

(1) 涉嫌食品之食品供應者所在之縣市。

(2) 可能涉嫌之食品供應者不只一處，則以首位就醫個案症狀發生前用餐場所之食品供應者所在之縣市。

2.其它與案件相關之縣市爲協辦地方政府衛生局。

㈢疑似食品中毒案件符合「中毒人數達50人或以上者」、「食品中毒事件有持續擴散之虞」、「社會大衆關注事件」、「病因物質特殊者(如肉毒桿菌、麻痺性貝類毒素等)」或「其他特殊因素」等原則，需塡寫支援申請單向疾病管制署申請啓動流行病學調查（附件二），食品藥物管理署得派員參與調查。肉毒桿菌中毒通報案件，應依「疑似肉毒桿菌中毒案件處理原則」（附件三）處理。

四 疑似食品中毒事件相關檢體之採樣分工原則如下：

㈠食品檢體(食餘、嫌疑食品等)及環境檢體（刀具、砧板、飲用水、洗滌水等）：由衛生局食品（藥）科（處、課）主辦。

㈡人體檢體包括患者糞便及廚工檢體（糞便、手部傷口等）：

由衛生局疾管科（處、課）主辦；疑似食品中毒事件有人體檢體送驗需求時，需由衛生局疾管科（處、課）至疾病管制署「症狀監視及預警系統」通報腹瀉群聚事件，並循此流程採檢送驗。

五　疑似食品中毒事件相關檢體之檢驗分工原則如下：

(一)由衛生局檢驗單位進行食品及環境檢體檢驗。

(二)由疾病管制署（或其認可檢驗機構）進行人體檢體檢驗。

(三)衛生局檢驗單位因設備不足無法檢驗或有傳染性疾病之嫌疑時，應儘速檢同「食品中毒事件調查簡速報告單」及相關檢體，以適當方法逕送中央主管機關檢驗。

六　疑似食品中毒事件經調查、採樣及檢驗後，應予適當處理：

(一)涉嫌重大之產品須採取必要之預警或控管措施，並立即將詳細資料轉陳食品藥物管理署或有關單位協助處理。

(二)對於各該食品業者，得命其限期改善或派送相關食品從業人員至各級主管機關認可之機關（構），接受至少四小時之食品中毒防治衛生講習；調查期間，並得命其暫停作業、停止販賣及進行消毒，並封存該產品。

(三)經衛生局進行稽查結果，食品業者之從業人員、作業場所、設施衛生管理及其品保制度，未符合食品之良好衛生規範準則，經命其限期改正，屆期不改正者，依食品安全衛生管理法四十四條進行裁處。

(四)涉嫌食品經檢驗確認有毒或含有害人體健康之物質或異物，或染有病原性生物，或經流行病學調查認定屬造成食品中毒之病因，依食品安全衛生管理法四十四條進行裁處，涉嫌食品應予沒入銷毀。命限期回收銷毀產品或爲其他必要之處置後，食品業者應依所定期限將處理過程、結果及改善情形等資料，報直轄市、縣（市）主管機關備查。

(五)致危害人體健康者，應檢具案件完整之調查報告（包括檢驗結果、流行病學調查結果及其它相關資料），移送司法機關。

(六)學校、機關、團體自辦團體膳食不論自辦或委辦，因其關係衆多食用者之飲食衛生及身體健康，故均應妥善管理。食品安全衛生管理法之規範對象，包括所有行爲人，並不限於食品業者，故自辦團體膳食者，亦應遵守該規定。

(七)食品中毒事件，若未進行病原性生物之檢驗或經檢驗而未能檢驗出病原性生物時，仍可依患者之訪談紀錄及合格醫師之診斷，就具體事件應用流行病學之科學原理進行研判，結果明顯與某食品有因果關係且涉有嫌疑時，即應移送司法機關。

(八)涉及農畜禽水產品等生鮮原料食品引起之食品中毒事件，儘速聯繫有關單位或食品藥物管理署，協調農業主管機關決定因應措施。處理原則如下：

1. 請農業主管機關將可能涉案之農畜禽水產品封存，暫停販賣、陳列，會同農業單位調查生產過程是否違法使用農藥、動物用藥，並請農業主管機關暫停農畜禽水產品採收。
2. 檢驗結果若確定係造成中毒之原因食品，將涉案之農畜禽水產品會同縣市農業單位銷毀，並迅速告知農業主管機關，除非危險因素解除，否則應請農業主管機關禁止該生產農戶產品之上市。

七　疑似攝食食品造成個案死亡之案件，處理原則如下：

(一)經查確爲食品中毒致死，由衛生局進行相關食品之調查、採樣、封存、消毒、追蹤及檢驗。

(二)不明原因及惡意下毒致人體產生危害或死亡之案件，屬司法案件，相關檢體由司法體系檢驗系統進行檢驗。如司法機關委託衛生局進行檢驗，可視本身檢驗能力考慮是否接受，如司法機關委託代轉，應婉拒並請其逕洽中央主管機關，以免耽誤時效及發生檢驗項目因設備不足無法代驗之困擾。

八　地方政府衛生局應將疑似食品中毒事件調查過程、檢驗資料及處理結果報告中央主管機關：

(一)傳染病：由疾管科（處、課）彙整陳報。

(二)食品中毒：由食品（藥）科（處、課）彙整陳報。

(三)食品中毒事件由食品藥物管理署進行資料彙整及統計。

(四)經研判爲法定傳染病相關食品中毒事件，由食品藥物管理署與疾病管制署依分工發布新聞稿。

註一：衛生局疾管科（處、課）調查「法定傳染病群聚」或「症狀監視及預警系統—腹瀉群聚事件」時，如經調查相關事跡疑因食品引起者，應依本要點第三點處置。

附件一　衛生福利部食品中毒事件處理流程

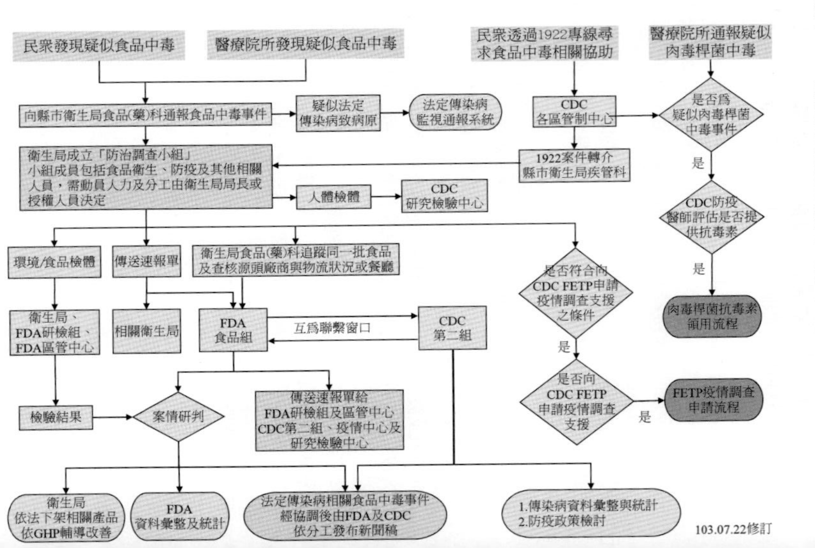

（附件二、三略）

玖、營養師

營養師法

①民國73年5月9日總統令制定公布全文35條。
民國76年2月2日行政院令發布定自76年2月2日施行。
②民國81年5月8日總統令修正公布第1、7、15～17、24、35條條文。
③民國91年5月15日總統令修正公布第3條條文。
④民國91年6月12日總統令修正公布第20條條文；並增訂第27-1、33-1條條文。
⑤民國93年5月5日總統令修正公布全文58條；並自公布日施行。
102年7月19日行政院公告第2條所列屬「行政院衛生署」之權責事項，自102年7月23日起改由「衛生福利部」管轄。

第一章　總　則

第一條

中華民國人民經營養師考試及格，並依本法領有營養師證書者，得充營養師。

第二條

本法所稱主管機關：在中央為行政院衛生署；在直轄市為直轄市政府；在縣（市）為縣（市）政府。

第三條

經營養師考試及格者，得請領營養師證書。

第四條

請領營養師證書，應具申請書及資格證明文件，送請中央主管機關審核後發給之。

第五條

非領有營養師證書者，不得使用營養師名稱。

第六條

有下列情事之一者，不得充營養師；其已充營養師者，撤銷或廢止其營養師證書：

一　曾犯肅清煙毒條例或麻醉藥品管理條例之罪，經判刑確定。
二　曾犯毒品危害防制條例之罪，經判刑確定。
三　依本法受廢止營養師證書處分。

第二章　執　業

第七條

營養師應向執業所在地直轄市或縣（市）主管機關申請執業登記，領有執業執照，始得執業。

營養師執業，應接受繼續教育，並每六年提出完成繼續教育證明文件，辦理執業執照更新。
第一項申請執業登記之資格、條件、應檢附文件、執業執照發給、換發、補發與前項執業執照更新應遵行事項之辦法，由中央主管機關定之。
第二項 營養師接受繼續教育之課程內容、積分、實施方式、完成繼續教育證明文件及其他應遵行事項之辦法，由中央主管機關定之。

第八條

有下列情形之一者，不得發給執業執照；已領者，撤銷或廢止之：

一　經廢止營養師證書。
二　經廢止營養師執業執照未滿一年。
三　罹患精神疾病或身心狀況違常，經主管機關認定不能執行業務。

前項第三款原因消失後，仍得依本法規定申請執業執照。
主管機關依第一項第三款規定認定時，應委請相關專科醫師鑑定。

第九條

營養師執業，應加入所在地營養師公會。
營養師公會不得拒絕具有會員資格者入會。

第一〇條

營養師執業以一處為限，並應在醫療機構、營養諮詢機構、學校或其他經主管機關認可之機構、場所為之。但機構、場所間之支援或經事先報准者，不在此限。

第一一條

營養師停業、歇業時，應於事實發生之日起三十日內，報請原發執業執照機關備查。
前項停業之期間，以一年為限；逾一年者，應辦理歇業。
營養師變更執業處所或復業者，準用關於執業之規定。
營養師死亡者，由原發執業執照機關註銷其執業執照。

第一二條

營養師業務如下：

一　對個別對象健康狀況之營養評估。
二　對個別對象營養需求所為之飲食設計及諮詢。
三　對特定群體營養需求所為之飲食設計及其膳食製備、供應之營養監督。
四　臨床治療飲食之設計及製備、供應之營養監督。

前項第三款所稱特定群體，係指需自團體膳食設施固定接受膳食之群體，其類別、人數、用膳餐次及營養師設置之相關規定，由中央主管機關定之。

第一三條
營養師應親自執行業務，不得由他人代理；營養師執行前條第一項第一款、第二款業務時，應當面進行。
第一四條
營養師執行業務，應製作紀錄；於醫療機構執業者，並應製作紀錄摘要併入病歷。
前項紀錄及由醫師開具之診斷、照會或醫囑，應由該營養師執業之機構，指定適當場所及人員，妥善保管至少五年。
第一項紀錄及記錄摘要，其格式及內容，由中央主管機關定之。
第一五條
營養師受衛生、司法或司法警察機關詢問時，不得爲虛僞之陳述或報告。
第一六條
營養師及營養諮詢機構之人員，對於因業務知悉或持有他人之秘密，不得無故洩漏。

第三章　營養諮詢機構之設置及管理

第一七條
營養諮詢機構，應以曾在教學醫院或營養諮詢機構執行營養師業務三年以上之營養師爲申請人，向所在地直轄市或縣（市）主管機關申請核准登記，取得開業執照，始得設立。
第一八條
營養諮詢機構，應以其申請人爲負責營養師，對其業務負督導責任。
第一九條
營養諮詢機構名稱之使用、變更，應經所在地直轄市、縣（市）主管機關核准；其使用、變更原則，由中央主管機關定之。
非營養諮詢機構，不得使用營養諮詢機構或類似名稱。
第二〇條
營養諮詢機構停業、歇業或登記事項變更時，應自事實發生之日起三十日內，報請原發開業執照機關備查。
營養諮詢機構遷移或復業者，準用關於設立之規定。
第二一條
營養諮詢機構應將其開業執照、收費標準及所屬營養師之營養師證書，懸掛或揭示於明顯處所。
第二二條
營養諮詢機構，應保持整潔、安寧，不得妨礙公共衛生及安全。
第二三條
營養諮詢機構收取費用，應開給載明收費項目及金額之收據。
營養諮詢機構不得違反其所定之收費標準，超額或擅立收費項目收費。

第二四條

營養諮詢機構之廣告不得誇大不實。

第二五條

營養諮詢機構，應依法令或依主管機關之通知，提出報告；並接受主管機關對其人員、設施、衛生安全、收費情形、作業等之檢查及資料蒐集。

第四章　罰　則

第二六條

營養師將其證照租借他人使用者，廢止其營養師證書；其涉及刑事責任者，並應移送該管檢察機關依法辦理。

營養師於業務上有不正當行為者，處一個月以上一年以下停業處分；其情節重大者，得廢止其執業執照；其涉及刑事責任者，並應移送該管檢察機關依法辦理。

第二七條

違反第五條規定者，處新臺幣三萬元以上十五萬元以下罰鍰。

第二八條

違反第七條第一項、第二項、第九條第一項、第十條、第十一條第一項或第三項規定之一者，處新臺幣一萬元以上五萬元以下罰鍰。

經依前項規定處罰者，除違反第十條規定者外，並應令其限期改善；經連續三次令其限期改善仍未改善者，處一個月以上一年以下停業處分。

營養師公會違反第九條第二項規定者，由人民團體主管機關處新臺幣一萬元以上五萬元以下罰鍰；並令其限期改善；屆期不改善者，得按次處罰至改善為止。

第二九條

未取得營養師資格，擅自執行第十二條第一項各款營養師業務者，本人及其雇主各處新臺幣五萬元以上二十五萬元以下罰鍰。但在營養師指導下實習之學生或取得畢業證書日起五年內之畢業生，不在此限。

第三〇條

違反第十三條規定者，處新臺幣三萬元以上十五萬元以下罰鍰。再次違反者，處一個月以上一年以下停業處分。

第三一條

違反第十四條第一項、第二項、第十九條第一項、第二十條第一項、第二十一條、第二十二條、第二十三條第一項或第二十五條規定之一者，處新臺幣一萬元以上五萬元以下罰鍰。

經依前項規定處罰者，除違反第二十三條第一項規定者外，並應令其限期改善；屆期未改善者，處一個月以上一年以下停業處分。

第三二條

營養師受停業處分仍執行業務者，廢止其執業執照；受廢止執業執照處分仍執行業務者，廢止其營養師證書。

第三三條

違反第十五條至第十七條、第十九條第二項、第二十條第二項、第二十三條第二項或第二十四條規定之一者，處新臺幣三萬元以上十五萬元以下罰鍰。

違反第二十三條第二項規定者，除依前項規定處罰外，並令其限期將超收或擅自收取之費用退還諮詢人，屆期未退還者，處一個月以上一年以下停業處分或廢止其開業執照。

第三四條

營養諮詢機構有下列情形之一者，處新臺幣二萬元以上，十萬元以下罰鍰；其情節重大者，並得廢止其開業執照：

一　容留未具營養師資格人員擅自執行營養師業務。

二　從事違法之業務。

三　受停業處分而不停業。

第三五條

營養諮詢機構之負責營養師受停業處分或廢止執業執照者，應同時對其營養諮詢機構予以停業處分或廢止其開業執照。

營養諮詢機構受停業處分或廢止開業執照者，應同時對其負責營養師予以停業處分或廢止其執業執照。

第三六條

營養諮詢機構受廢止開業執照處分，仍繼續開業者，廢止其負責營養師之營養師證書。

第三七條

本法所定之罰鍰，於營養諮詢機構，處罰其負責營養師；於其他機構、場所，處罰其負責人。

第三八條

本法所定之罰鍰、停業、撤銷或廢止執業執照、開業執照，除第二十八條第三項另有規定外，由直轄市、縣（市）主管機關處罰之；廢止營養師證書，由中央主管機關處罰之。

第三九條

依本法所處之罰鍰，經限期繳納，屆期未繳納者，依法移送強制執行。

第五章　公　會

第四〇條

各級營養師公會，由人民團體主管機關主管。但其目的事業，應受主管機關之指導、監督。

第四一條

營養師公會分直轄市及縣（市）公會，並得設營養師公會全國聯合會。

第四二條

營養師公會區域，依現有行政區域；在同一區域內同級之公會，以一個為限。

第四三條

直轄市、縣（市）營養師公會之設立，由在該管區域內執業營養師九人以上發起組織之；其不滿九人者，得加入鄰近區域之公會或共同組織之。

第四四條

營養師公會全國聯合會之設立，應由三分之一以上之直轄市、縣（市）營養師公會完成組織後，始得發起組織。

第四五條

各級營養師公會置理事、監事，均於召開會員（會員代表）大會時，由會員（會員代表）選舉之，並分別成立理事會、監事會，其名額如下：

一　直轄市、縣（市）營養師公會之理事，不得超過二十七人。
二　營養師公會全國聯合會之理事，不得超過三十五人。
三　各級營養師公會之理事名額不得超過全體會員（會員代表）人數二分之一。
四　各級營養師公會之監事名額，不得超過各該公會理事名額三分之一。

各級營養師公會得置候補理事、候補監事，其名額不得超過各該公會理事、監事名額三分之一。

理事、監事名額在三人以上者，得分別互選常務理事及常務監事；其名額不得超過理事或監事總額三分之一，並應由理事就常務理事中選舉一人為理事長；其不置常務理事者，就理事中互選之；常務監事在三人以上者，應互選一人為監事會召集人。

第四六條

理事、監事任期均為三年，其連選連任者，不得超過二分之一；理事長之連任，以一次為限。

第四七條

營養師公會全國聯合會理事、監事之人選，不以直轄市、縣（市）營養師公會選派參加之會員代表為限。

直轄市、縣（市）營養師公會選派參加營養師公會全國聯合會之會員代表，不以其理事、監事為限。

第四八條

營養師公會每年召開會員（會員代表）大會一次；必要時得召開臨時大會。

營養師公會會員人數超過三百人時，得依章程之規定，就會員分布狀況劃定區域，按其會員人數比率選定會員代表，召開會員代表大會，行使會員大會之職權。

第四九條

營養師公會應訂定章程，造具會員名冊及選任職員簡歷名冊，送請所在地人民團體主管機關立案，並分送中央及所在地主管機關備查。

營養師公會全國聯合會應訂定營養師倫理規範，提經會員（會員代表）大會通過後，報請中央主管機關備查。

第五〇條

各級營養師公會之章程，應載明下列事項：

一　名稱、區域及會所所在地。

二　宗旨、組織、任務或事業。

三　會員之入會及出會。

四　會員應納之會費及繳納期限。

五　會員代表之產生及其任期。

六　理事、監事名額、權限、任期及其選任、解任。

七　會員（會員代表）大會及理事會、監事會會議之規定。

八　會員應遵守之公約。

九　經費及會計。

十　章程之修改。

十一　其他依法令規定應載明或處理會務之必要事項。

第五一條

營養師公會違反法令或章程者，人民團體主管機關得為下列之處分：

一　警告。

二　撤銷其決議。

三　撤免其理事、監事。

四　限期整理。

前項第一款、第二款處分，亦得由主管機關為之。

第五二條

直轄市、縣（市）營養師公會對營養師公會全國聯合會之章程及決議，有遵守義務。

第五三條

營養師公會會員有違反法令或章程之行為者，公會得依章程、理事會、監事會或會員（會員代表）大會之決議處分。

第五四條

本法修正施行前已立案之營養師公會全國聯合會，應於本法修正施行之日起三年內，依本法規定完成改組；已立案之省營養師公會應併辦理解散。

第六章　附　則

第五五條

外國人及華僑得依中華民國法律，應營養師考試。

前項考試及格，領有營養師證書之外國人及華僑，在中華民國執行營養師業務，應經中央主管機關許可，並應遵守中華民國關於營養師及醫療之相關法令及營養師公會章程；其執業之許可及管理辦法，由中央主管機關定之。

違反前項規定者，除依法處罰外，中央主管機關並得廢止其許可。

第五六條

中央或直轄市、縣（市）主管機關依本法核發證書或執照時，得收取證書費或執照費；其費額，由中央主管機關定之。

第五七條

本法施行細則，由中央主管機關定之。

第五八條

本法自公布日施行。

營養師法施行細則

①民國75年2月28日行政院衛生署、內政部令會銜訂定發布全文15條。

②民國81年12月31日行政院衛生署、內政部令會銜修正發布第4、15條條文。

③民國94年3月3日行政院衛生署令修正發布全文15條；並自發布日施行。

第一條

本細則依營養師法（以下簡稱本法）第五十七條規定訂定之。

第二條

依本法第四條規定請領營養師證書者，應填具申請書，並檢附考試院頒發之營養師考試及格證書及證書費，送請中央主管機關核發之。

第三條

營養師證書滅失或遺失者，應填具申請書，並檢附證書費，向中央主管機關申請補發。

營養師證書損壞者，應填具申請書，並檢附證書費，連同原證書，向中央主管機關申請換發。

第四條

營養師停業、歇業，依本法第十一條第一項規定報請備查時，應填具申請書，並檢附執業執照及有關文件，送由原核發執業執照機關依下列規定辦理：

一　停業：登記其停業日期及理由後，發還其執業執照。

二　歇業：註銷其執業登記及執業執照。

第五條

依本法第十七條規定申請設立營養諮詢機構者，應填具申請書，並檢附下列書件及開業執照費，向所在地直轄市、縣（市）主管機關申請核准登記：

一　總樓地板面積，不小於二十平方公尺，且具獨立空間之建築物平面簡圖。

二　建築物合法使用證明文件。

三　申請人曾在教學醫院或營養諮詢機構執行營養師業務三年以上之證明文件。

四　營養師證書及其影本一份（正本驗畢後發還）。

五　國民身分證及其影本一份（正本驗畢後發還）。

六　其他依規定應檢附之文件。

直轄市或縣（市）主管機關對於前項之申請，經派員履勘後，核與規定相符者，發給開業執照。

第六條

營養諮詢機構之開業，應行登記事項如下：

一 名稱、地址及開業執照字號。

二 負責營養師之姓名、出生年月日、證書字號、執業執照字號。

三 所屬營養師人數及其姓名、出生年月日、證書字號、執業執照字號。

四 其他依規定應行登記事項。

第七條

營養諮詢機構不得使用下列之名稱：

一 在同一直轄市或縣（市）區域內，他人已登記使用之營養諮詢機構名稱。

二 在同一直轄市或縣（市）區域內，與被廢止開業執照或受停業處分之營養諮詢機構相同或類似之名稱。

三 易使人誤認其與政府機關、公益團體有關或有妨害公共秩序或善良風俗之名稱。

第八條

營養諮詢機構開業執照滅失或遺失者，應填具申請書，並檢附開業執照費，向原發開業執照機關申請補發。

開業執照損壞者，應填具申請書，並檢附開業執照費，連同原開業執照，向原發開業執照機關申請換發。

第九條

營養諮詢機構停業、歇業或登記事項變更，依本法第二十條第一項規定報請備查時，應填具申請書，並檢附開業執照及有關文件，送由原發開業執照機關依下列規定辦理：

一 停業：於其開業執照註明其停業日期及理由後發還。

二 歇業：註銷其開業登記及開業執照。

三 登記事項變更：辦理變更登記。

第一〇條

營養諮詢機構停業、歇業或受停業、撤銷、廢止開業執照處分者，其所屬營養師，應申請變更執業處所或依第四條規定辦理停業、歇業。

第一一條

營養諮詢機構歇業或受撤銷、廢止開業執照處分者，其原掛招牌，應予拆除。

第一二條

營養諮詢機構負責營養師因故不能執行業務，應指定合於負責營養師資格者代理之。代理期間超過一個月者，應向原發開業執照機關報備。

前項代理期間，不得逾一年。逾一年者，應辦理開業執照負責營養師變更登記。

第一三條

主管機關人員執行本法第二十五條規定之檢查及資料蒐集時，應出示身分證明文件。

第一四條

直轄市、縣（市）衛生主管機關對轄區內營養諮詢機構之業務，應擬訂計畫實施督導考核，每年至少一次，並應將其計畫報請中央主管機關備查。

前項督導考核，必要時得委託相關機構或團體辦理。

第一五條

本細則自發布日施行。

營養師執業執照費及營養諮詢機構開業執照費收費標準

民國97年9月11日行政院衛生署令訂定發布全文4條；並自發布日施行。

第一條

本標準依據營養師法（以下簡稱本法）第五十六條及規費法第十條規定訂定之。

第二條

本標準適用範圍如下：

一　依據本法第七條第一項規定辦理營養師執業執照之執照費。

二　依據本法第十七條規定辦理營養諮詢機構開業執照之執照費。

第三條

依據本法第七條第一項規定辦理營養師執業執照及依據本法第十七條規定辦理營養諮詢機構開業執照，其執照費收費基準如下：

一　依據本法第七條第一項規定辦理營養師執業執照者，每件新臺幣三百元。

二　依據本法第十七條規定辦理營養諮詢機構開業執照者，每件新臺幣一千元。

第四條

本標準自發布日施行。

拾、附　錄

海峽兩岸食品安全協議

民國97年11月4日簽署；並自雙方簽署之日起四十日內（即12月13日）生效。

爲增進海峽兩岸食品安全溝通與互信，保障兩岸人民安全與健康，財團法人海峽交流基金會與海峽兩岸關係協會就兩岸食品安全事宜，經平等協商，達成協議如下：

一　訊息（信息）通報

雙方同意相互通報涉及兩岸貿易的食品安全訊息（信息），並就涉及影響兩岸民衆健康的重大食品安全訊息（信息）及突發事件，進行即時通報，提供完整訊息（信息）。

針對前項查詢請求，應迅速回應並提供必要協助。

二　協處機制

雙方同意建立兩岸重大食品安全事件協處機制，採取下列措施妥善處理：

㈠緊急磋商、交換相關訊息（信息）；

㈡暫停生產、輸出相關產品；

㈢即時下架、召回相關產品；

㈣提供實地瞭解便利；

㈤核實發布訊息（信息），並相互通報；

㈥提供事件原因分析及改善計畫；

㈦督促責任人妥善處理糾紛，並就確保受害人權益給予積極協助；

㈧雙方即時相互通報有關責任查處情況。

三　業務交流

雙方同意建立兩岸業務主管部門專家定期會商及互訪制度，就雙方食品安全制度規範、檢驗技術及監管措施進行業務交流及訊息（信息）交換。

四　文書格式

雙方訊息（信息）通報、查詢及業務聯繫，使用雙方商定的文書格式。

五　聯繫主體

㈠本協議議定事項，由雙方食品安全等業務主管部門指定的聯絡人相互聯繫實施。必要時，經雙方同意得指定其他單位聯繫實施。

㈡本協議其他相關事宜，由財團法人海峽交流基金會與海峽兩岸關係協會聯繫。

六　協議履行及變更

雙方應遵守協議。

協議變更，應經雙方協商同意，並以書面方式確認。

七　爭議解決

因適用本協議所生爭議，雙方應儘速協商解決。

八　未盡事宜

本協議如有未盡事宜，雙方得以適當方式另行商定。

九　簽署生效

本協議自雙方簽署之日起七日後生效。

本協議於十一月四日簽署，一式四份，雙方各執兩份。

財團法人海峽交流基金會　　海峽兩岸關係協會
董事長　江丙坤　　會長　陳雲林

食品法典（CODEX ALIMENTARIUS）

食品法典委員會（Codex Alimentarius Commission, CAC）的成立可追溯1961年第11屆的聯合國糧食和農業組織（Food and Agriculture Organization, FAO）大會以及1963年第16屆世界衛生組織大會（World Health Organization, WHO）分別通過了共同創建CAC的決議。因之，1963年聯合國的兩個組織遂共同創建了FAO/WHO食品法典委員會。CAC秘書處目前設在羅馬FAO食品政策與營養部食品標準處。Codex Alimentarius 是拉丁語，意爲食物的法律或食物的規則，故稱作「食品法典」。因此，各國政府和企業將「食品法典」稱爲 CODEX。CAC爲一個促進消費者健康、維護消費者經濟利益、鼓勵公平的國際食品貿易組織。易言之，該組織的宗旨在於保護消費者健康，確保食品貿易的公正性，並且負責所有食品標準制定相關的協調工作。

CODEX已成爲全球消費者、食品生產商、各國食品管理機構和國際食品貿易唯一和最重要的基本參照標準。CODEX的內容主要包括：食品產品標準、生物技術規範、農藥評估、農藥殘留限量、污染物準則、食品添加劑的評估、動物用藥的評估等。

資料來源：

<http://www.Codexalimentarius.net/web/standard_list.do?lang=en>。

相關出版物則可參考：

<http://www.fao.org/icatalog/inter-e.htm>。

<http://www.fao.org/docrep/011/a0850c/a0850c00.HTM>。

UNDERSTANDING THE CODEX ALIMENTARIUS
FOOD AND AGRICULTURE ORGANIZATION OF THE UNITED NATIONS
WORLD HEALTH ORGANIZATION

Table of Contents

Editing, design, graphics and desktop publishing:
Editorial Group
FAO Information Division

The designations employed and the presentation of material in this publication do not imply the expression of any opinion whatsoever on the part of the Food and Agriculture Organization of the United Nations or of the World Health Organization concerning the legal status of any country, territory, city or area or of its authorities, or concerning the delimitation of its frontiers or boundaries.

M-83
ISBN 92-5-104248-9

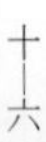

PREFACE

The Codex Alimentarius, or the food code, has become the seminal global reference point for consumers, food producers and processors, national food control agencies and the international food trade. The code has had an enormous impact on the thinking of food producers and processors as well as on the awareness of the end users - the consumers. Its influence extends to every continent, and its contribution to the protection of public health and fair practices in the food trade is immeasurable.

The Codex Alimentarius system presents a unique opportunity for all countries to join the international community in formulating and harmonizing food standards and ensuring their global implementation.

It also allows them a role in the development of codes governing hygienic processing practices and recommendations relating to compliance with those standards.

The significance of the food code for consumer health protection was underscored in 1985 by the United Nations Resolution 39/248, whereby guidelines were adopted for use in the elaboration and reinforcement of consumer protection policies. The guidelines advise that "Governments should take into account the need of all consumers for food security and should support and, as far as possible, adopt standards from the ... Codex Alimentarius" of FAO and the World Health Organization.

The Codex Alimentarius has relevance to the international food trade. With respect to the ever-increasing global market, in particular, the advantages of having universally uniform food standards for the protection of consumers are self-evident. It is not surprising, therefore, that the Agreement on the Application of Sanitary and Phytosanitary Measures (SPS) and the Agreement on Technical Barriers to Trade (TBT) both encourage the international harmonization of food standards. A product of the Uruguay Round of multinational trade negotiations, the SPS Agreement cites Codex standards, guidelines and recommendations as the preferred international measures for facilitating international trade in food. As such, Codex standards have become the benchmarks against which national food measures and regulations are evaluated within the legal parameters of the Uruguay Round Agreements.

The purpose of this booklet is to foster a wider understanding of the evolving food code and of the activities carried out by the Codex Alimentarius Commission - the body responsible for compiling the standards, codes of practice, guidelines and recommendations that constitute the Codex Alimentarius.

The Codex system: FAO, WHO and the Codex Alimentarius Commission

The Codex Alimentarius Commission was born of necessity.
Its carefully crafted Statutes and Rules of Procedure ensure it pursues its clearly defined objectives in a disciplined, dispassionate and scientific way.

THE COMMISSION

The Eleventh Session of the Conference of FAO in 1961 and the Sixteenth World Health Assembly in 1963 both passed resolutions to establish the Codex Alimentarius Commission. The two bodies also adopted the Statutes and Rules of Procedure for the Commission.

The Statutes provide the legal basis for the Commission's work and formally reflect the concepts behind and reasons for its establishment. Article 1 of the Statutes provides the Commission with its purposes, terms of reference and objectives. Article 2 defines eligibility for membership of the Commission which is open to all Member Nations and Associate Members of FAO and WHO. In 1998, membership comprised 163 countries, representing 97 percent of the world's population.

The Rules of Procedure of the Codex Alimentarius Commission describe and formalize working procedures appropriate to an intergovernmental body. They provide for:

- conditions of membership of the Commission;
- the appointment of Commission officers, including the chairperson, three vice-chairpersons, regional coordinators and a secretary, and prescribe their responsibilities;
- the establishment of an executive committee to meet between Commission sessions, to act on behalf of the Commission as its executive organ;
- the frequency and operation of Commission sessions;
- the nature of agendas for Commission sessions;
- voting procedures;
- observers;
- preparation of Commission records and reports;
- the establishment of subsidiary bodies;
- the procedures to be adopted in the elaboration of standards;
- the allocation of a budget and estimates of expenditure;
- languages to be used by the Commission.

Representation. The Commission is truly an international body. Since it was formed, it has held 22 sessions, with *chairpersons* from Canada

France, Germany, Hungary, Indonesia, Mexico, the Netherlands, Switzerland, Thailand, the United Kingdom and the United States. *Vice-chairpersons* have been drawn from Australia, Canada, Costa Rica, Denmark, France, Ghana, Hungary, Indonesia, Iraq, Kenya, Mexico, the Netherlands, New Zealand, Nigeria, Norway, Poland, Senegal, the Sudan, Switzerland, Thailand, the United Kingdom and the United States.

Regional representatives to the Commission have been provided by the Governments of Argentina, Australia, Brazil, Cameroon, Canada, Cuba, the former Czechoslovakia, France, Germany, Ghana, India, Kenya, the Republic of Korea, Malaysia, the Netherlands, New Zealand, Poland, Senegal, Thailand, Tunisia, the United Kingdom, the United States and the former USSR.

The Commission meets every two years, alternately at FAO headquarters in Rome and at WHO headquarters in Geneva. Plenary sessions are attended by as many as 500 people. Representation at sessions is on a country basis. National delegations are led by senior officials appointed by their governments. Delegations may, and often do, include representatives of industry, consumers' organizations and academic institutes. Countries that are not yet members of the Commission sometimes attend in an observer capacity.

A number of international governmental organizations and international NGOs also attend in an observer capacity. Although they are "observers", the tradition of the Codex Alimentarius Commission allows such organizations to put forward their points of view at every stage except in the final decision, which is the exclusive prerogative of Member Governments.

To facilitate continuous contact with member countries, the Commission, in collaboration with national governments, has established country *Codex Contact Points* and many member countries have *National Codex Committees* to coordinate activities nationally.

Interest in Codex Alimentarius activities has been growing steadily since the Commission began, and the increasing involvement of developing countries in its work has been a highlight of the progress made as well as a vindication of the foresight shown by the founders of the Commission.

Statutes of the Codex Alimentarius Commission

ARTICLE 1

The Codex Alimentarius Commission shall ... be responsible for making proposals to, and shall be consulted by, the Directors-General of the Food and Agriculture Organization (FAO) and the World Health Organization (WHO) on all matters pertaining to the implementation of the Joint FAO/WHO Food Standards Programme, the purpose of which is:

(a) protecting the health of consumers and ensuring fair practices in the food trade;

(b) promoting coordination of all food stan-dards work undertaken by international governmental and non-governmental organizations;

(c) determining priorities and initiating and guiding the preparation of draft standards through and with the aid of appropriate organizations;

(d) finalizing standards elaborated under (c) above and, after acceptance by governments, publishing them in a Codex Alimentarius either as regional or world wide standards, together with international standards already finalized by other bodies under (b) above, wherever this is practicable;

(e) amending published standards, after appropriate survey in the light of developments.

The purposes or objectives embraced by Article 1 resulted from a long process of fashioning and refining. Based on a deep insight into and understanding of events that led to the Commission's establishment, they encapsulate the intentions of the Commission's founders.

法規名稱索引

法規名稱索引

法規名稱索引

法規名稱索引

國家圖書館出版品預行編目資料

食品安全法規 / 財團法人資訊工業策進會科技法律研究所作. -- 三版. -- 臺北市 : 五南, 2018.05
面 ; 公分

ISBN 978-957-11-9665-7（平裝）

1. 食品衛生法規 2.食品衛生管理

412.25 107004438

4T75

食品安全法規

作　　者　財團法人資訊工業策進會科技法律研究所
主　　編　陳世傑、鄭嘉文
執行編輯　林佩瑩、林冠宇、許祐寧、游于萱、盧怡靜
顧　　問　李政達、李寧修

五南圖書出版股份有限公司
發 行 人　楊榮川
總 經 理　楊士清
出 版 者　五南圖書出版股份有限公司
地　　址　台北市大安區（106）和平東路二段339號4樓
電話：(02)27055066　傳眞：(02)27066100
網　　址　http://www.wunan.com.tw
電子郵件　wunan@wunan.com.tw
劃撥帳號　01068953
戶　　名　五南圖書出版股份有限公司
法律顧問　林勝安律師事務所　林勝安律師

出版日期　2015年 1 月初版一刷
2016年 3 月二版一刷
2018年 5 月三版一刷

定　　價　300元